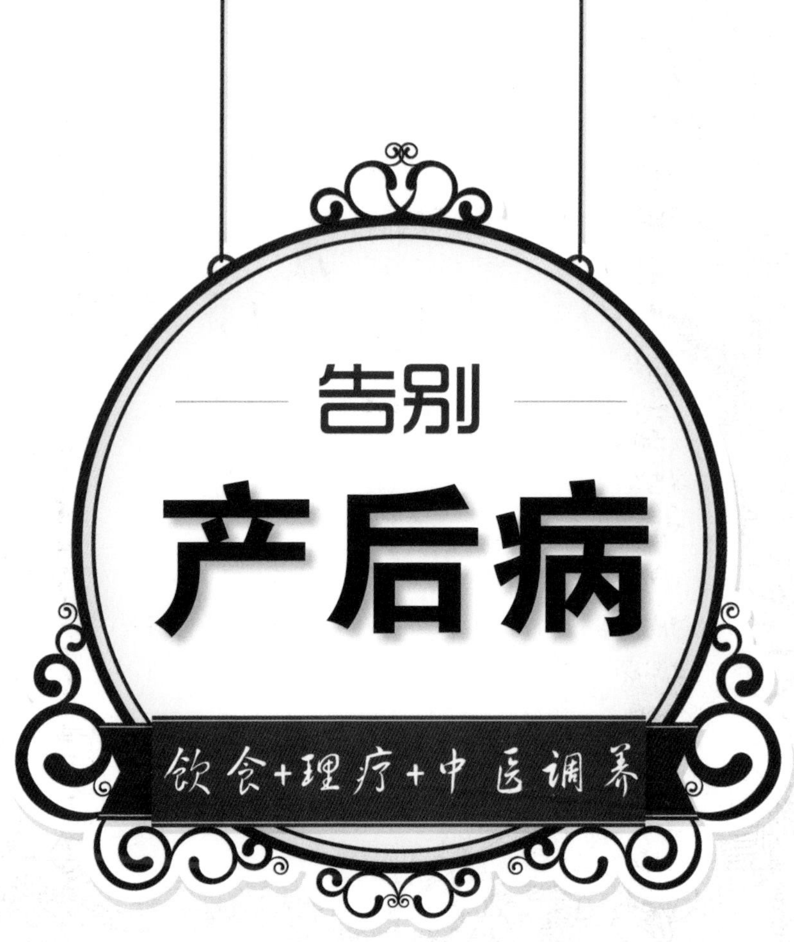

赵春杰　主编

华龄出版社
HUALING PRESS

责任编辑：郑建军
责任印制：李未圻

图书在版编目（CIP）数据

告别产后病 / 赵春杰主编. -- 北京 : 华龄出版社，2020.1

ISBN 978-7-5169-1494-6

Ⅰ. ①告… Ⅱ. ①赵… Ⅲ. ①产科病—中医治疗法 Ⅳ. ①R271.4

中国版本图书馆CIP数据核字（2019）第246532号

书　　名：告别产后病
作　　者：赵春杰

出 版 人：胡福君
出版发行：华龄出版社
地　　址：北京市东城区安定门外大街甲57号　　邮　　编：100011
电　　话：010-58122246　　传　　真：010-84049572
网　　址：http://www.hualingpress.com

印　　刷：德富泰（唐山）印务有限公司
版　　次：2020年1月第1版　　2020年1月第1次印刷
开　　本：710×1000　1/16　　印　　张：14
字　　数：200千字
定　　价：68.00元

目录

第一章 认识产后不适——做幸福妈妈

第一节 产后护理常识早知道

第二节 产后的精神调养

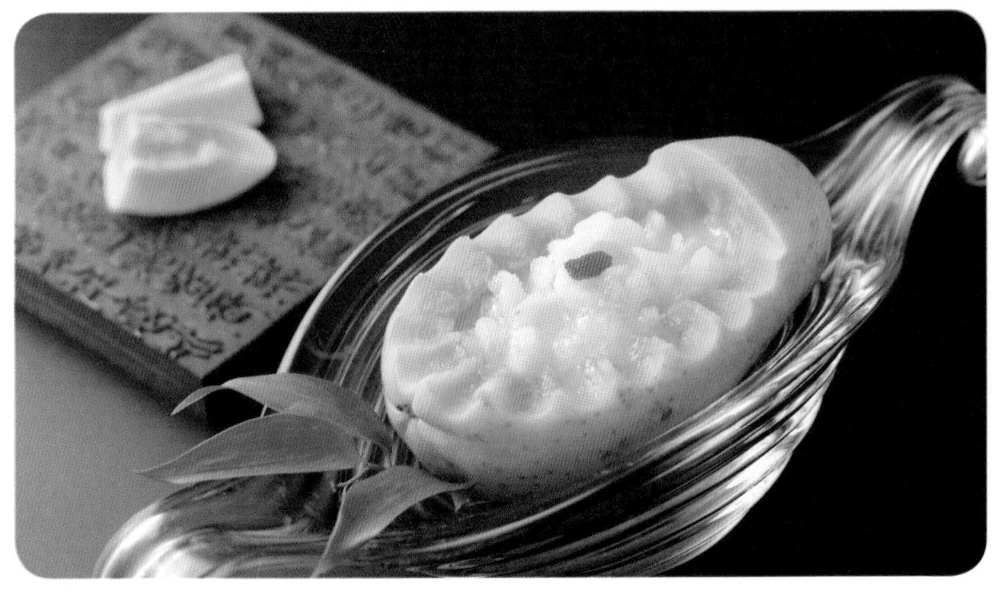

第二章 饮食调补——这些食材让你远离产后病

第一节 产后饮食早知道

第二节 养血补血的食材

第三节 补虚益气的食材

第四节 催乳利尿的食材

第五节 养颜护肤的食材

第六节 芳香开胃安神食材

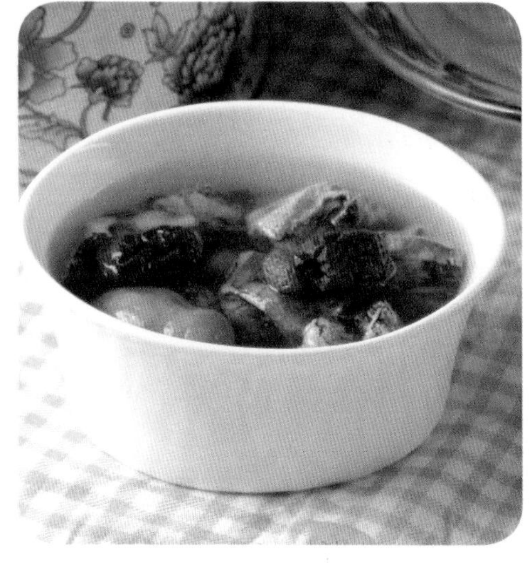

第二节　防治产后病胸腹部特效穴

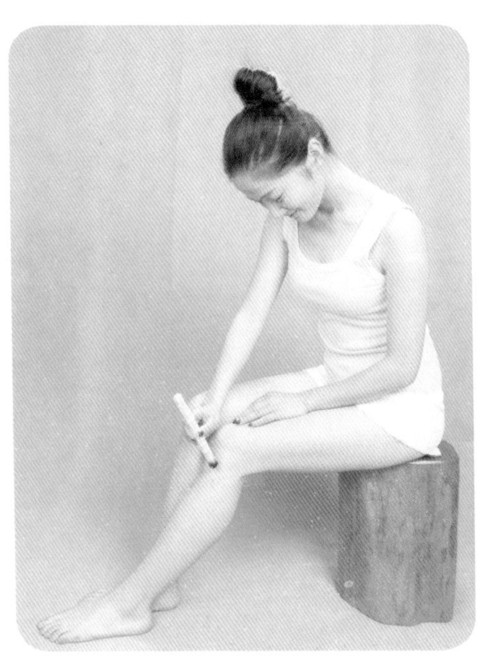

第三节　防治产后病背部特效穴

第四节　防治产后病四肢特效穴

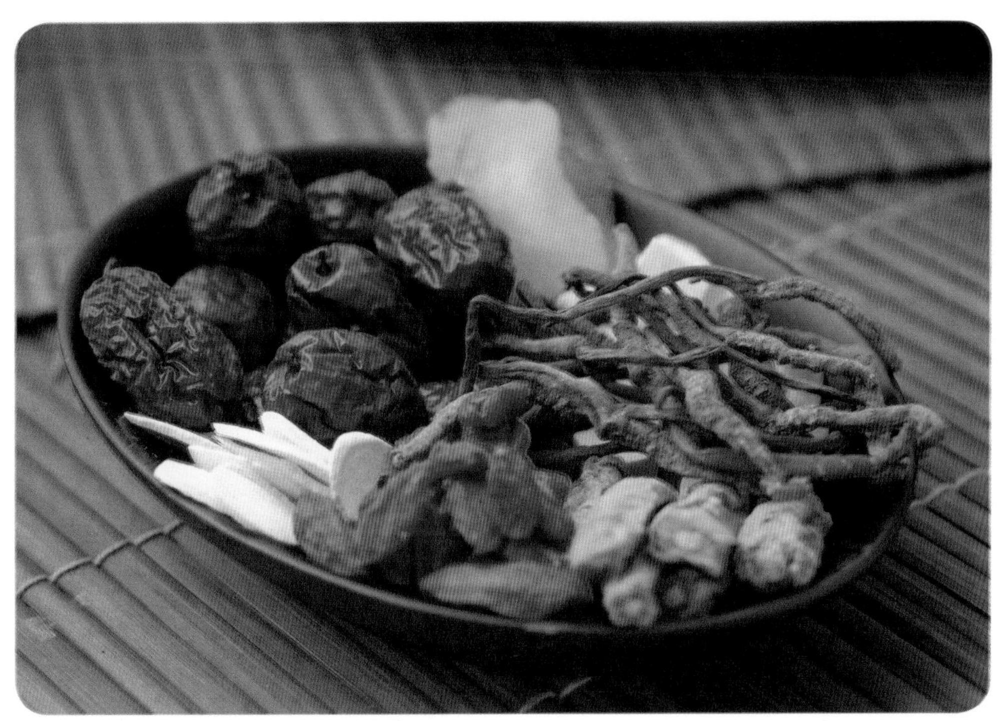

第五章 中医辨证论治九大产后病

第一章

认识产后不适——做幸福妈妈

第一节 产后护理常识早知道

什么是产褥期

妊娠期间，孕妇的全身各系统发生了一系列的变化，尤其是生殖系统变化显著。待胎儿、胎盘娩出后，产妇全身各器官除乳腺外，恢复或接近正常状态所需的一段时间，称产褥期，亦称“产后”。一般为 6 ~ 8 周。人们所说的新产后多指分娩后 7 日内。人们所俗称的“坐月子”是指分娩后的 28 天内。

古人有“弥月为期”“百日为度”之说，俗称“小满月”与“大满月”，即产后 1 个月（弥月）为小满月，也就是通常所说的“月子”；产后 3 个月（百日）为大满月。

古人认为产后元气、津血俱伤，腠理疏松，所谓“产后百节空虚”，生活稍有不慎或调摄失当，均可使气血不调、营卫失和、脏腑功能失常、冲任损伤而致产后诸疾。

如果产妇在新产后及产褥期内发生的与分娩或产褥有关的疾病，则称之为“产后病”。常见的产后病有：产后血晕、产后痉病、产后发热、产后小便不通、产后小便淋痛、产后腹痛、产后身痛、产后恶露不止、产后汗症、缺乳、产后乳汁自出、产后抑郁、产后血劳等。因此产褥期应特别注意起居调养。

产后住院需要多长时间

若是顺产，宝宝与产妇都没有异常情况，一般住院 24 小时就能够出院；假如产妇行会阴切开分娩，一般要待到 4 ~ 5 日，等会阴切口拆线、愈合较好后听医生吩咐再出院。做剖宫产的产妇住院的时间要更长一些，约 8 日左右。如果产妇有妊娠或者分娩并发症，需要视病况、遵医嘱决定住院时间。

产后多长时间可以下床活动

顺产的产妇在产后 6 ~ 12 小时，可以起床略微活动，包括坐在床边、扶着床边走，24 小时后就能够下床活动。会阴侧切的产妇要稍晚一些下床活动。剖宫产的产妇一般第一个 24 小时需要绝对卧床休息，次日可以在床上活动或者扶着床边走，第三四日可以下床，之后活动量要渐渐增多，拆线后可以做产后操、仰卧起坐、缩肛运动等。

为什么产后出汗相当多

产后的女性容易出汗，是因产后女性的皮肤排泄功能较旺盛，因此出汗多，特别是睡后与初醒时，更为明显。产后将怀孕期间身体内积聚的大量水分通过皮肤出汗予以排除，属于正常生理现象，这类汗叫作褥汗，经常在几日以后会自然好转，不需要治疗。

但是要随时用干手巾擦汗，最好每夜用温水擦澡一次，还要勤换内衣裤，以防感冒。

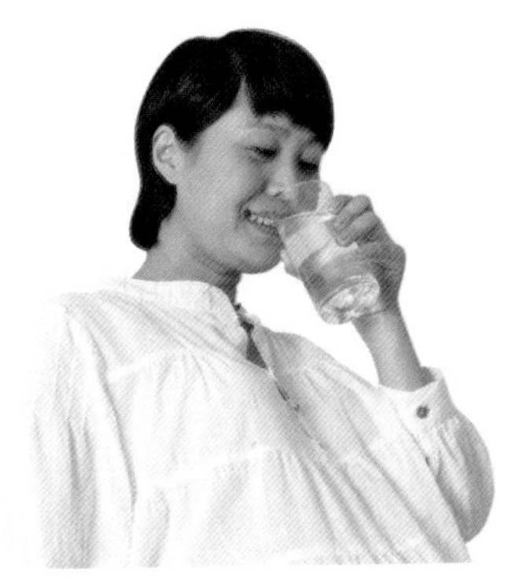

产妇在分娩后，体重马上就可以减少约 8 ~ 9 千克，此后一星期以内，因大量出汗、利尿与子宫复旧等，体重可再减少几千克，所以，这类体重的减少属于正常生理现象，并不是病态。

产后发热是不是感染

产后 3 ~ 4 天因乳房血管淋巴充盈，乳房膨胀，也可引起发热，但一般不超过 38 度，且多在产后 24 小时内降至正常，不属于病态。假如产后 24 小时内体温 2 次达到或超过 38 度，或者持续时间过长，约 2~10 天之间，应考虑由感染引起。国外有报道，产后 24 小时内体温达到或者超过 38 度者，之后出现临床感染的占 93%。

所以，产后发热的产妇要及时请医生检查，鉴别发热是否由感染引起。

什么是恶露

产后从阴道内排出的液体分泌物叫作恶露。恶露包含血液、黏液与坏死的蜕膜组织等。正常的恶露为血腥味，产后最初几日恶露量较多，颜色鲜红，叫作血性恶露；5 ~ 7 日后恶露量较前减少，颜色渐渐变浅，呈粉红色，叫作浆液性恶露；产后 2 星期左右恶露量渐渐减少，颜色呈淡黄色或者黄白色，叫作白色恶露；一般于产后 3 ~ 4 星期恶露干净。恶露持续时间的长短因人而不同，只要没有臭味，不黏稠，不是因白色忽然变为红色，白色恶露持续到 5 ~ 6 星期也属于正常现象。

观察恶露变化有哪些意义

注意恶露的量、色、气味变化，可以估计子宫恢复得快慢，有无异常。如果血性恶露多，淋漓不净半月以上，就要怀疑胎盘剥离处有轻度炎症或有部分胎盘或者胎膜的剩余，它不仅会影响子宫复原，延长恶露时间，还可能骤然发生大出血；假如恶露发臭，颜色暗褐、污浊，掉出膜样或肉样组织块，要保留给大夫看；如果有下腹疼或者压痛，伴有发热，应考虑子宫内膜炎或者子宫肌炎。

产后注意卫生，经常换洗衣裤，保持外阴清洁，用消毒卫生巾，能够预防感染。若无异常，早下地活动可以促进子宫复原，有利恶露准时排净。

产后喝红糖水可活血化瘀，使恶露排流畅通。

产褥期感染有哪些表现

产褥期感染通常是指分娩时和产褥期生殖道受病原体感染时导致的局部或者全身性炎症变化，多发生于产后10日以内。产褥期感染的发生与发展，和产妇的抵抗力和细菌的类别、毒性、数量与治疗是否及时有一定的关系。轻者仅为会阴部伤口或者阴道局部的感染，假如抵抗力强，治疗又及时，炎症会很快消失；假如抵抗力弱，并且局部病变严重，又不积极治疗，则病况可能恶化。细菌经宫颈侵入子宫内的胎盘剥离面，导致子宫颈炎，继续扩展到整个子宫内膜与肌层，从而引起子宫内膜炎，还可以向外扩散引起盆腔结缔组织炎、输卵管炎、腹膜炎、血栓性静脉炎、脓毒血症或败血症等，严重的可发生感染性休克，甚至死亡。

产妇的身体什么时候才可以恢复正常

产妇要使身体及早恢复，必须注意休息、营养与锻炼。分娩后次日，产妇就能够下床在屋子里活动了。在第一周，要尽可能多休息，产妇各个器官在两个月内就可恢复正常，而身体至少要在产后6个月才可完全复原。

分娩后，产妇阴道分泌物逐渐由粉红色转变为黄白色，在6星期内停止。人工喂养宝宝的妈妈，一般在6～12星期内开始来月经；母乳喂养宝宝的妈妈来月经的时间非常不一致，有产后自然分娩一周就来的，同样有产后2年才来的。因产妇在分娩40日后开始排卵，因此即使没有月经，同样有怀孕的可能。

有许多的产妇只注意补充产后所需的营养，却忽视了产后的锻炼。假如产妇可以在分娩6星期以后，在医生指导下坚持体操运动，会恢复至产前的体形。

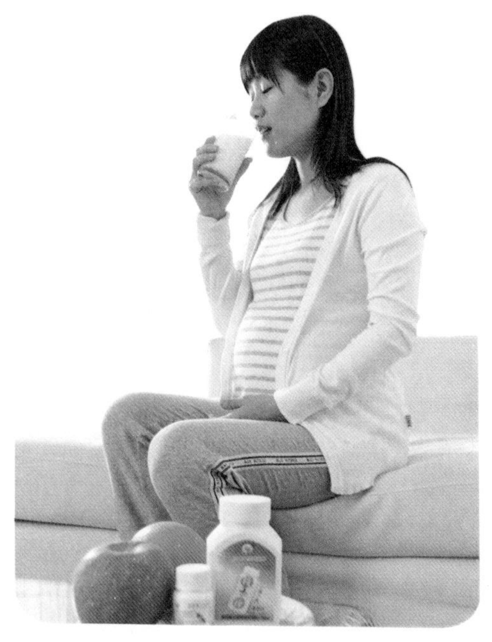

为什么产妇要勤换衣服

产妇的皮肤排泄功能较旺盛，出汗多，汗液常会浸湿衣服、被褥。与此同时，乳房开始泌乳，有的产妇会有漏奶，乳汁不断外流，会使胸罩、内衣湿透一大片。另外，产后阴道排出的血性恶露，在最初几日量相当多，经常污染内裤、被褥，因此产后一周内，产妇的内衣、内裤要天天更换；当然卫生巾也是一样的，也要勤更换；被罩、床罩要勤换洗，保持清洁、干燥。

换下来的衣物要注意洗干净汗渍、血渍、奶渍。乳汁留在衣服上时间过长，会变成酸性物质，腐蚀织物纤维，内衣内裤最好选用吸水性强的纯棉织品，外衣外裤要宽松柔软，易于散热。

更换衣物时要预防感冒，但是不要因怕感冒而穿着脏而湿的衣服，产褥期和平时一样，要形成清洁卫生的好习惯。

产妇的衣着要如何选择

产后衣着的选择，直接影响产妇康复。产妇的衣裤应选用吸汗、透气性能好、无不良刺激的纯棉或者纯毛织品，特别是内衣内裤，最好选择纯棉织品，要宽大舒适。不能穿紧身衣裤，也不可以束胸，以免影响血液循环或乳汁的分泌，不利于身体的恢复。

产妇的穿着要适中。冬季可以穿厚点，但是夏季切忌穿得过厚，以免影响机体散热。假如怕见风，可以穿长袖衣裤，注意预防痱子或者产后中暑。此外产妇的盖被，冬季应选择轻软的、不过重过厚的被子，夏季可依据情况选择毛巾被或者薄被。

产后可以选择适当的腹带来裹紧腹部，以防腹壁松弛下垂，但是不可过紧，也不可过早，以免影响正常的生理功能，导致腹内压太高。

产妇的鞋子，应选择穿起来舒适而吸汗性能又好的平底布鞋，不要穿高跟鞋或者硬底鞋。因高跟鞋能令身体的重心改变，加重各肌肉群的负担，容易引起腰酸腿痛。此外，袜子应选择纯棉线或者毛线编织的，即便在夏季也不要赤脚，以免引起脚底痛。

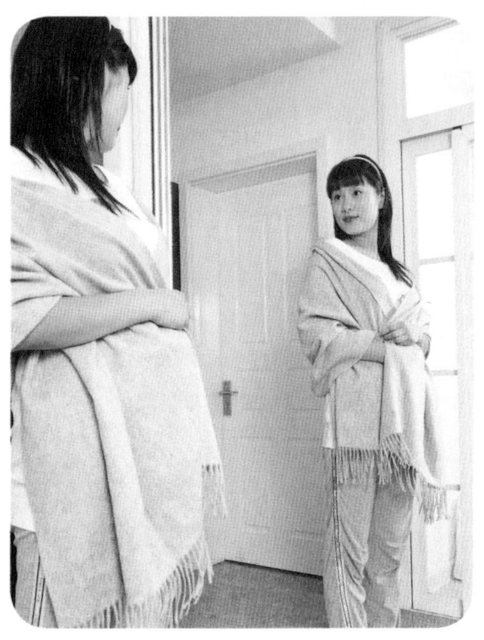

怎样防治产褥中暑

产褥中暑是在产褥期因高温、高湿、通风不良又体质虚弱条件下，导致中枢性体温调节功能障碍的急性发热。

产褥中暑重在预防，产妇居室要常换气通风，切忌关闭门窗，产妇衣着要恰当，以免影响散热。如果产妇有中暑表现，如口渴多汗，头晕恶心，全身长满痱子，要马上将产妇移到凉爽通风处，解开衣服，多饮水尤其是盐水。如果情况比较重或长时间不见好转，要立即送往医院。

产妇的居室要如何安排

首先屋里的空气要新鲜，要常常打开门窗换气通风。紧闭门窗的屋子，空气中有较多的菌落，而开窗换气通风，空气流通加快而使空气菌落下降。即使冬季也要定时短时间地开窗换气。但是要注意，门窗不要对流，不要让冷风直接吹到产妇和宝宝身上，以免着凉。屋里的温度、湿度要适宜。冬季屋里温度可保持在 20 ~ 22 度。没有暖气的家庭可用电热取暖器。注意，还要保持屋里相对湿度在 60% ~ 65%。夏季可用电风扇、空调、凉席等防暑降温，但是也要注意电风扇或空调的风不要直接吹到产妇和宝宝身上，以免着凉。

此外，产妇的屋子要卫生整洁，不要大声讲话，产妇和宝宝的东西要分类整理好，不要乱放或者乱用。

产后什么时候可以像正常人一样劳动与工作

分娩时胎儿通过产道，使骨盆底部的肌肉筋膜被牵拉伸张，并且向两边分离，甚至发生断裂，这样就使整个盆底与外阴部和妊娠前相比，不仅松弛，并且张力较差。这些变化都要在产褥期渐渐恢复。

一般在产后 6 星期左右，盆底组织基本恢复正常，没有完全恢复的，于 6 星期后也不会再进一步改善，并且那时全身各器官和各个系统在怀孕期间的变化也都基本恢复正常，因此一般在产后 8 星期就能够恢复正常工作。接受难产或者剖宫产手术的人，休息时间应该适当延长。于产后 10 星期左右可以恢复正常劳动。从事重体力劳动者要再适当延长。以上是按产后身体恢复情况而言。

产后可以看书刊、电视吗

某些哺乳期的女性有一边给宝宝哺乳一边看电视或看电脑的习惯。彩色电视和电脑会产生低剂量的放射性污染。尤其是产后哺乳期的产妇与宝宝，如果长时间受来自电视和电脑产生的放射性辐射，无疑是对身体不利的。产妇假如在身体还没有康复时，长期看书刊、电视、手机，易产生双眼疲劳，视觉模糊。产后女性身体虚弱，供血不足，非常容易引起眼病。眼部肌肉假如长时间处于紧张状态，调节过度则会出现头疼、胸闷、恶心、眼睛胀痛、畏光等眼病。

因此，产妇应该减少看电视和电脑的时间，使眼睛得到充分休息。

每日应该哺乳几次

妈妈给宝宝哺乳，每日要有一定的时间和次数，绝对不能因宝宝一哭闹，就立即哺乳，因为哭是宝宝的运动，未必是饿了。所以给宝宝喂奶，每日应有一定的次数和时间。宝宝出生后第一次吸吮乳头 5 分钟就行了。由初生到 2 个月，大约每 2 ~ 3 小时哺乳 1 次，每日大约 7 ~ 10 次。2 个月之后，每 4 个小时哺乳 1 次，每次哺乳 15 ~ 20 分钟。喂奶时，要以两个手指轻轻挟住奶头根部，防止呛奶，也可避免乳房堵住宝宝鼻孔。喂奶姿势以坐位为好，将宝宝抱在怀里，头侧稍抬高。最好不要侧卧喂奶，特别在夜里，不仅容易压着宝宝，乳房也容易堵塞宝宝口鼻，致使宝宝发生窒息。

产后什么时候来月经

绝大部分女性于产后哺乳的时候不来月经，这属于生理现象。产后什么时间来月经？常常和妈妈是否哺乳，哺乳时间的长短及妈妈的年龄这几方面有一定的关系。

一般女性于产后 1 个月，脑垂体对下丘脑刺激分泌激素的反应已经恢复正常，因此卵巢开始有新的卵泡生长、发育与成熟，继而发生排卵。大约在排卵后 2 星期左右就会有月经。所以不给宝宝哺乳的女性，上述变化可能发生得早，在产后 2 ~ 3 个月就有正常月经。

给宝宝哺乳的女性，产后 12 周约有四分之一的人会恢复排卵和月经，大多数哺乳女性要到产后 4 ~ 6 个月才完全恢复排卵功能，一般首次月经来潮前多有排卵。因此产后没有月经也应做好避孕措施。

产后多长时间可以恢复性生活

在产褥期，产妇的生殖器官要渐渐恢复正常，这些时间大约历时 6 ~ 8 星期，不适合过性生活，分娩后，子宫内膜需要修复，恶露没有排尽，假如这个时候同房，则会将男性外生殖器和女士会阴部细菌带入阴道，引起盆腔炎。同时因性生活的刺激，可能使还没有完全恢复的盆腔脏器充血，降低机体抵抗力，导致感染，严重的可能引起腹膜炎或者败血症，影响产妇的身体健康。

产褥期过后，经产后检查确定已恢复健康后方可恢复性生活。

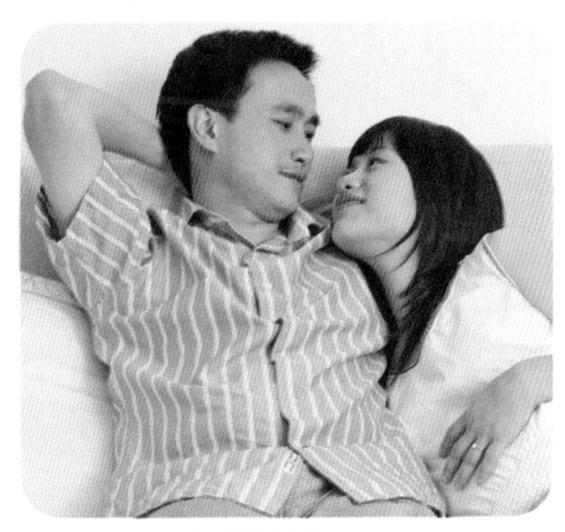

产后腹痛怎样办

一般产妇在产后 3 ~ 5 日，腹痛则会自然消失，个别痛得很厉害的可以吃一些止疼片与益母丸，益母丸遵医嘱服用。也可用热水袋或者热盐水袋放置在下腹部热敷，效果非常好。

不过，假如下腹部痛得厉害，同时伴有阴道流血，或伴有发热、恶露颜色发暗或有臭味，那就不正常了。应当尽早找大夫治疗，不可拖延。在没诊断清楚之前，不可滥用药物，以免延误治疗。

什么叫子宫复原不全

子宫复原不全是因为子宫收缩不好，迟迟不能恢复到原状。虽然分娩后已经比分娩前好许多，然而子宫还是较大而柔软，红色或者褐色的恶露一直持续不断。偶尔还有人出现下腹部疼痛。

这可能是因为子宫内剩余有胎膜与虹膜，服用子宫收缩剂或者压迫子宫的方法能够治疗。

假如如此这般还不行的话，那必需施行子宫内膜去除术（刮宫术）。

分娩后轻率地早期离床，或者在膀胱、直肠内存尿存便，不及早排除，也是引起子宫恢复迟缓的原因之一，必需要注意。

什么叫晚期产后出血，怎样治疗

晚期产后出血是分娩 24 小时至产后 42 天内发生的出血现象，这是由于剖宫手术处理不当，致子宫口再次裂开而引起的出血，需要立刻进行治疗。

晚期产后出血发生的时间因病而异。如胎盘剩余，出血一般多发生在产后 10 日左右；子宫壁切口裂开，出血时间多在剖宫产手术后的 2 ~ 3 星期；绒毛膜癌可于产后 1 个月发生大出血，可表现为小量持续的阴道流血，亦可骤然发生大出血。

假如产妇产后子宫有少许出血、淋漓不断要及时请教大夫帮助处理；忽然大量阴道流血者要马上去医院，以免耽误病情。

做好围生期保健，能够降低晚期产后出血的发病率。

第二节 产后的精神调养

不少年轻女性，在产褥期间到产后 3 个月内可发生精神改变，轻者情绪不稳，有神经官能症样表现；重者可表现精神病症状（产后抑郁病）。患产后抑郁病的人约占产褥期妇女总数的 2% ~ 3%：若包括神经官能症在内，可高达 40% 左右；而产后情绪反应更为多见，约有一半妇女在产后 15 日内有此表现。产后精神障碍可分以下几种类型。

产后情绪反应

特征是易疲劳、失眠、好哭、焦虑、注意力不集中等。一般患者对怀孕和分娩伴有一定的精神紧张，面临婴儿的抚养责任，对经济、健康、作息及家庭人员关系等有一系列的顾虑。这一时期对于一个女性来说，已兼有做女儿、妻子、母亲等多重身份，如何扮演好各种角色，成为心理上的重大负担。这种心境反应为时短暂，因而不成为医疗问题。通过静心调养与亲人体贴照顾，适应一段时间自然会平静。

产后抑郁性神经官能症

主要表现为慢性疲劳、食欲不振、睡眠不深、内心郁闷、多梦，且伴有头痛、头胀、心慌、腰背部不适、烦躁不安、易哭泣等。无原因地对抚养婴儿感到焦虑，不知所措，甚至后悔结婚生孩子等。了解这些妇女的既往史，多有精神创伤，在婚前或未怀孕时也可能出现过神经衰弱症状。对于此类患者，原则上给予鼓励、劝告和指导，用亲切和同情的态度给予耐心疏导，使她们谈出内心的顾虑，感受亲人的关怀。如果效果不好，可求助于心理咨询医生。

产后内源性忧郁症

主要表现为情绪低落，思维活动缓慢，言语动作减少，终日忧心忡忡，唉声叹气，兴趣索然，不愿见人，懒于修饰自己，更无心顾及婴儿，甚至自责自罪，认为自己丧失了工作、生活能力，成为废人，夸大微不足道的小事，给自己罗列种种罪名，整天泪水满脸，甚至有轻生的举动。如发现上述症状，应立即住院治疗。

产后精神障碍以初产妇为多见。了解患者的家庭背景，往往可发现在三代直系血缘亲属中有类似患者或其他精神障碍的人。从后天条件看，婚姻不顺利，缺乏丈夫的关爱，对生男生女有分歧，对做妈妈有心理困难和矛盾，性格不成熟以及家庭人与人之间关系欠佳等，也是致病的原因。

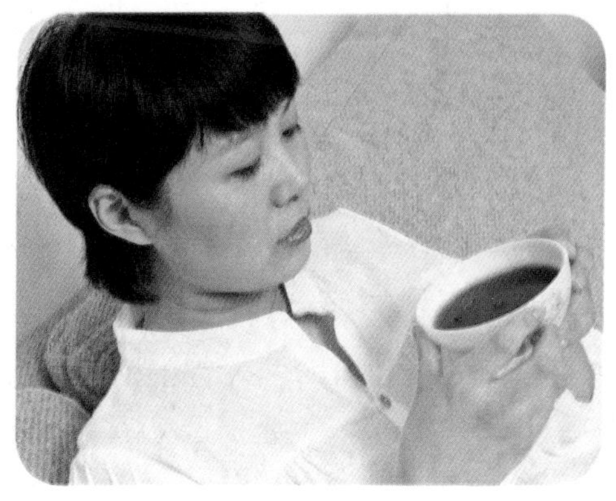

第二章

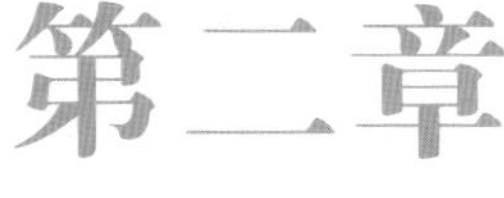

饮食调补——这些食材让你远离产后病

第一节　产后饮食早知道

如何注意产后营养

产后，产妇既要弥补生产的损失，恢复身体健康，又要哺育宝宝，一人的饭分给两人吃。因此，饮食要求一要富于营养，二要易于消化。哺乳的产妇胃口极佳，除了不应吃辛辣与戒除烟酒以外，没有特殊忌口的必要。产后如果不注意饮食调节，或者过饥、过饱，或者偏食、过杂，或者过冷、过热，或者过食辛辣厚味均会损伤脾胃，导致各类肠胃疾病。因此，产后营养要求高热量、高蛋白质，保证钙等无机盐的补充和充足的水分。

如何安排产妇的饮食

产妇产后需要大量营养，然而饮食不是愈多愈好，要依据营养成分的搭配与现实情况来确定。

产后 1 ~ 2 日，产妇消化能力较弱，最好吃一些清淡易消化的饮食，如牛奶、粥、面条等；之后再渐渐增加富含蛋白质、糖类和适量的脂肪的饮食，如蛋、鸡肉、鱼肉、肉汤、排骨汤、鸡汤等，不仅容易吸收，且能够促进乳汁分泌。产妇除每天 3 餐外，还可以适当加 2 次点心。产妇的饮食要多样化，除了吃细粮外还可以吃一些粗粮，多食蔬菜，餐后可吃适量水果，如苹果、橘子、香蕉等，一定要记住不偏食、不忌口。

假如不注意产褥期的营养，对产妇和宝宝均会带来不利的影响。因此要更加重视与合理安排产妇的饮食。

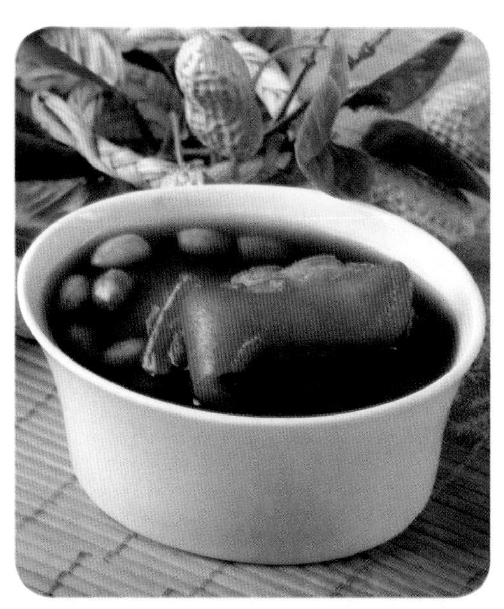

月子期间的七大饮食原则

原则一：依体质“量身打造”

自古以来中医就有“药食同源”的理论，即某些食物在为人体提供能量和营养的同时，并具有一定的药用价值。尤其是在产后，新妈妈若能合理饮食，完全可以达到预防疾病的作用。而如何科学饮食，则是要运用中医体质辨证的理念，根据虚、实、寒、热四种类型，慎选性质不同的食物来促进产后调整。这里为新妈妈们介绍三种产后常见体质的简单自测方法，以及专家的饮食建议。如果您的症状较严重，还是建议去医院就诊。

气虚型妈妈：这种类型的新妈妈产后面色偏黄，目光少神，口唇色淡，动辄出汗，头晕健忘，大便正常，或有便秘但不结硬，或大便不成形，便后仍觉未尽，小便正常或偏多。常情绪不稳定，经常对宝宝或自己的身体状况过分担忧。

专家建议：产后气虚者宜食用具有补气作用的食物，性平、味甘或甘温之物，再配以营养丰富易于消化的平补食物。

阳虚型妈妈：若新妈妈产后出现腰膝酸软、畏寒惧冷、下肢冷痛、头晕耳鸣、尿意频数等症状即属阳虚体质。

专家建议：阳气为生命之本，阳虚体质者养生首要的就是扶阳固本，温阳散寒。中医认为“肾阳为根，脾阳为继”。产后阳虚质者宜适当多吃一些温阳的食物，以温补脾肾阳气为主。平时应少生冷黏腻之品，即使在盛夏也不要过食寒凉之品。

血虚型妈妈：血虚主要是机体失血过多或生血不足所致。妊娠期间孕妇对铁的需要量成倍增长，有的孕妇会出现生理性贫血。分娩过程中及产后的失血，加重了产妇贫血严重程度。若产后出现头晕眼花、心悸少眠、四肢麻木、面色发白或萎黄、肌肤无光泽、口唇指甲淡白、奶水质稀量少等症皆属血虚型。

专家建议：养生重在养肝、健脾、补血。产后血虚者宜适当多吃甘、平、辛温食物，可选富含铁质的动物肝脏及血制品为主，再加含量丰富的蛋白质、维生素 C 等食物配合调养。

原则二：依阶段调整滋补重点

新妈妈在产后月子期，身体分为四个恢复阶段，应该根据每个阶段不同的恢复需求，结合新妈妈的个人恢复状况进行“排、调、补、养”全面的膳食调理。

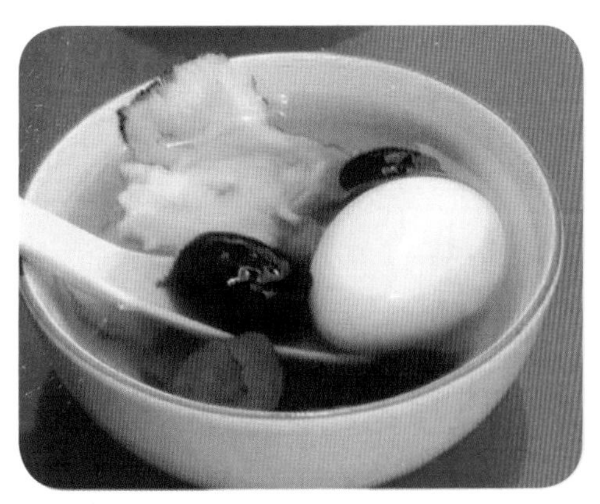

第一阶段（产后第一周）：排

排除恶露、愈合伤口：此阶段内，由于生宝宝的过程中，身体的相关脏器存在瘀血、废物和毒素，排毒和愈合伤口是主要任务，饮食应以清淡为主，过早进补反而影响通乳。刚刚分娩完的新妈妈食欲低，所以饮食分量要小，少食多餐为佳。餐食的主要功效是补气血，愈合撕裂的创口，但在菜肴汤羹中尽量不要添“党参”“黄芪”等补气血的药材，因为在排除恶露的阶段使用活血药会增加产妇产后出血量，要等到恶露颜色减淡后再行添加和食用。

第二阶段（产后第二周）：调

修复组织、调理脏器，增乳强身，修复怀孕期间承受巨大压力的各个组织器官。此阶段伤口慢慢愈合，乳腺也较通畅了，哺乳期的妈妈每天需要大量的热量来提供给自身，食欲和食量也相应增加，饮食方面还是遵守少食多餐的原则，食材可选用能强身健体的牛肉、杜仲、羊肉、猪肝、猪腰、枸杞子；补血益气的红枣、当归。

第三阶段（产后第三周）：补

增强体质、滋补元气、促进乳汁分泌，调整人体内环境、增强体质，使机体尽量恢复到健康状态。此阶段，各种营养元素都应均衡，补充要充分，食物既要补益精血，又要促进母乳的分泌，强筋健体，同时为产后瘦身做准备。

第四阶段（产后第四周）：养

健体修身、美容养颜、恢复体力（进一步调整产后的健康状况，增强免疫力）。此阶段的饮食结构和上一阶段相差不大，增强机体活力，提高抵抗力，促进乳汁分泌都是侧重点。

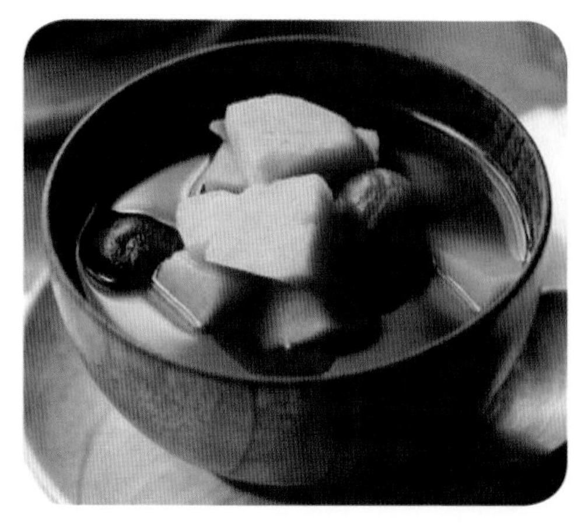

原则三：多元食材，营养均衡

每种食物所含的营养成分不同，挑食、偏食的不良饮食习惯在月子里都要改掉，每天的食物品种要丰富。整个哺乳期都建议新妈妈们在饮食上讲究“荤素搭配、粗细搭配、五色搭配、干稀搭配”。

荤素搭配　荤菜和素菜合理的搭配才能保质保量的坐月子；荤菜、素菜的营养成分相互补充；荤菜补充人体所需氨基酸、蛋白质、锌等微量元素；素菜补充维生素，同时可增加肠胃蠕动，减少便秘的发生。

干稀搭配　干者可保证营养的供给，稀者则可提供足够的水分，所以汤里面的肉也要吃掉，营养才能全面！

粗细搭配　经常吃些粗粮、杂粮，补充粗纤维，对于改善产后新妈妈常见的便秘也有好处。

五色搭配　食物五色分为绿、红、黄、白、黑，对应人体“肝、心、脾、肺、肾”，五色搭配，均衡补养。

原则四：少食多餐，定时定量

产妇在孕期时胀大的子宫对其他的器官都造成了压迫，产后的胃肠功能还没有恢复正常，所以要少吃多餐，可以一天吃 5 ~ 6 次，既保证营养，又不增加胃肠负担，让身体慢慢恢复。

新妈妈们最好能够每日定点定量用餐，这样才能让身体尽快恢复，也更有利于乳汁分泌，所以为了自己的健康和宝宝的“口粮”，新妈妈们千万不要错过用餐时间。

专家建议新妈妈的进餐时间：早餐 7:30，上午加餐 9:30，午餐 12:00，下午餐点：15:30，晚餐：18:00，睡前餐点：20:00。

原则五：少油少盐，清淡为宜

月子里的饮食应清淡适宜，即用调味料上，如葱、姜、大蒜、花椒、酒应少于一般人的量，因为过多过杂的香辛料或者原材料，会影响产妇奶水的分泌，引起虚火上升，产生便秘、口舌生疮等症，并且通过乳汁还可能导致婴儿内热；食盐也以少放为宜，但并不是不放。为了食物容易消化，营养保留全面，在烹调方法上多采用蒸、炖、焖、煮，不采用煎、炸的方法。

原则六：只增营养不增脂肪

“吃”是很多产后妈妈的一块心病，就是因为营养和脂肪之间的纠结。吃多了，怕身体发胖，不利于妈妈的健康和身材恢复；吃少了，又担心妈妈的元气无法恢复，母乳中的营养也会不够。所以如果月子里的饮食能够只增加营养不增加脂肪，那就当然最完美啦！

有一个小方法可以大致计算一下每日摄入的热量。哺乳期的新妈妈需要比孕前的正常状态每天多摄入 500 千卡的热量，也就是说比孕前每天多吃 500 千卡热量的食物即可。通常按份计算更容易理解，能提供 90 千卡热量的食物有：半两粮、一斤菜、一个蛋、一两肉、半袋奶、四两水果等。这样新妈妈就能大概知道哺乳期需要增加多少食量了。

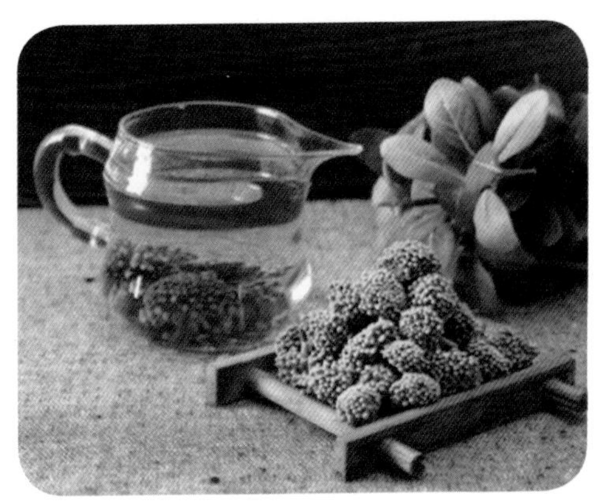

原则七：春夏秋冬，顺时而养

人和自然是统一的整体，所以人体的脏腑功能活动，气血运行与四时变化息息相关。四季的变化时常影响着人体生物钟的运转，所以在进行合理食疗时，一定要顺应四季而适寒暑，充分利用自然界中的有利因素，抵抗自然变化的不利因素，从而拥有一个健康的体魄。

夏季天气炎热，气压低，人体容易受到暑气的干扰，出现多汗、食欲不振、身倦乏力、心气不足等症状。因此夏天要注意多吃青菜、苦瓜、黄瓜、西瓜等绿叶蔬菜和瓜类食物，少吃羊肉、牛肉、辣椒、葱、姜等油腻辛辣的食物。

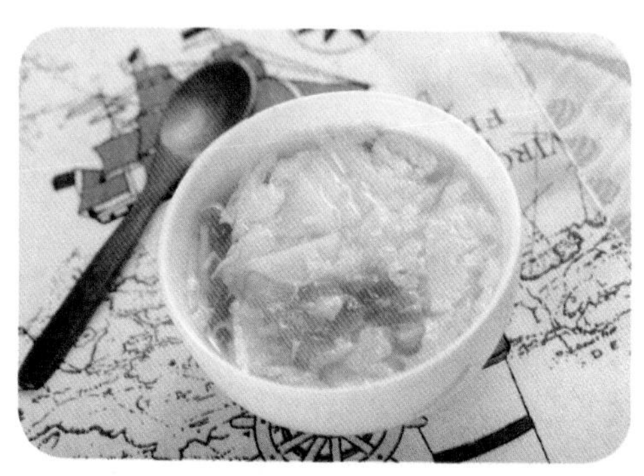

番茄鸡蛋汤

产妇饮食的误区

误区一：产后多吃母鸡可以强身增乳

依据传统的风俗习惯，产后吃母鸡，特别是老母鸡，一直被认为营养价值高，可以增强体质，增强食欲，促进乳汁分泌，是产妇必备的营养食物。但是科学证明，多食母鸡不仅不能增乳，反而会出现回奶现象。原因是产后身体里雌激素浓度降低，这个时候催乳素才发挥催乳作用，促进乳汁形成，而母鸡体里含较多的雌激素，所以产后大量食用母鸡会加大产妇体里雌激素的含量，致使催乳素功能减弱甚至消失，造成回奶。

误区二：产后要多食红糖

红糖是一种没有经过精炼的蔗糖，其含铁钙均较白糖高出 2 倍左右，其他矿物质的含量亦比白糖多。传统中医认为红糖性温，有益气、活血、化食的功效，所以一直以来被当作产后不可缺少的补品。但研究发现，过多的食用红糖反而对身体不利，因目前的母亲多为初产妇，产后子宫收缩比较好，恶露亦比较正常。而红糖有活血作用，如食入较多，易引起阴道出血增多，发生严重后果。因此产后红糖不宜久食，食用 10 日左右就可以停止。

误区三：产后不适合食用水果、蔬菜

一直以来人们认为蔬菜、水果比较生冷，产后进食会对胃肠产生不良影响，不适合食用，其实这是一种错误的看法。因产妇产时失血、生殖器损伤及产后哺乳等需要，需要大量、全面的营养，其来源除了多吃肉、蛋、鱼以外，水果蔬菜亦是不能缺少的，要多吃用包含大量维生素、植物蛋白、碳水化合物、矿物质、钙、铁、碘等水果蔬菜以达到营养均衡。例如，大豆芽、海带、黄花菜、白菜、大枣、龙眼等。产妇食用水果时，用开水暖

温水果即可。

另外，产后并不是吃得愈多身体恢复愈快，奶水愈好。如处理不当，反而会引起胃肠功能紊乱等症。并且产妇活动比较少，食入太多会引起身体肥胖，让母亲们增添新的烦恼。

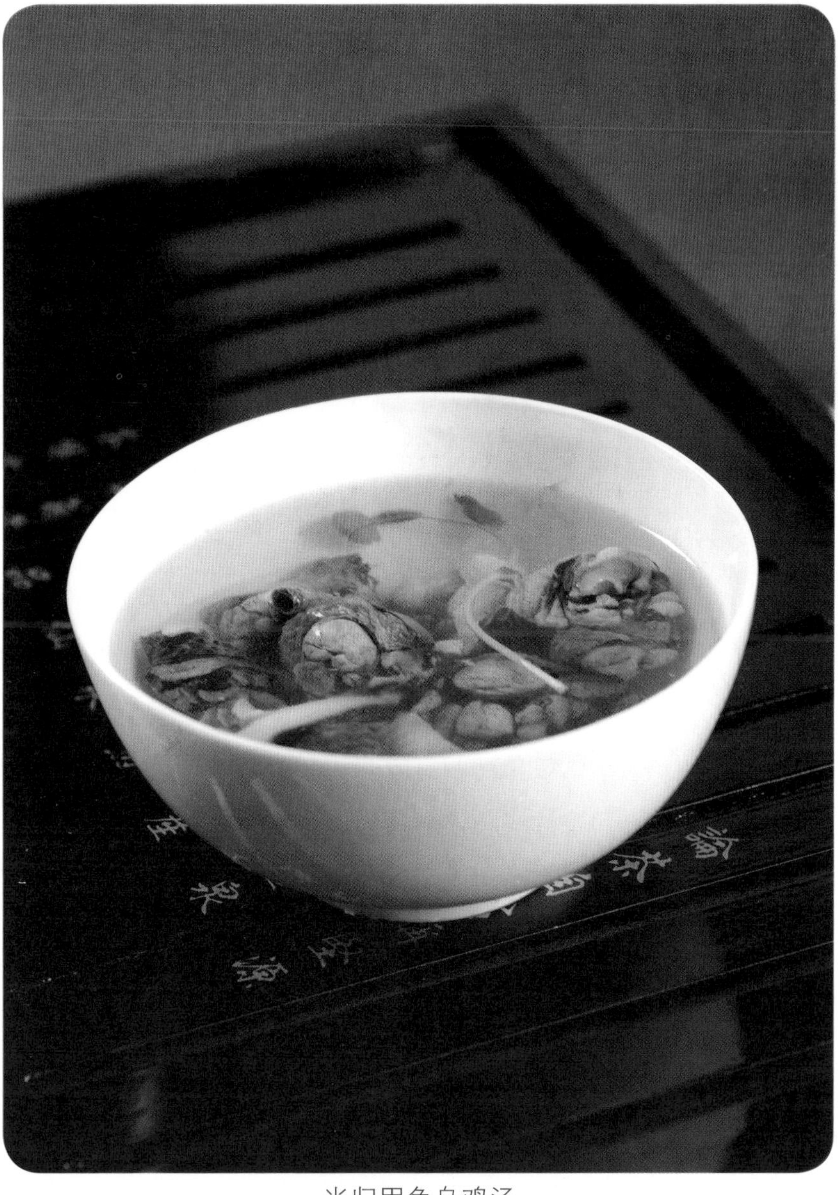

当归甲鱼乌鸡汤

第二节　养血补血的食材

红糖

补血活血的“东方巧克力”

别　　名　砂糖、赤砂糖、紫砂糖、片黄糖。

性味归经　味甘甜，性温润；归肝、脾经。

建议食用量　每日30克。

营养成分

苹果酸、核黄素、胡萝卜素、烟酸和锰、锌、铬等各种微量元素。

防治产后病原理

红糖是用甘蔗制成的粗制糖，且包含胡萝卜素、核黄素、烟酸和锌、锰、铬、钙、铜等多种微量元素，有利于产后营养、能量与铁质的补充。中医认为，性温的红糖常通过“温而通之，温而散之”来发挥补血作用。而且，红糖还具有活血化瘀作用，喝红糖水可以增进子宫复旧与恶露排出。但是，产妇在生产后服用红糖10天，即可停止，不可长时间服用。

食用疗效

红糖含有95%左右的蔗糖，保留了较多甘蔗的营养成分，也更加容易被人体消化吸收，因此能快速补充体力、增加活力，所以又被称为“东方巧克力”。每100克红糖含钙90毫克，含铁4毫克，还含有少量的核黄素和胡萝卜素。日本科研人员还从红糖中提取了一种叫作“糖蜜”的多糖，实验证明它具有较强的抗氧化功效，对抗衰老有明显的功效。

食用宜忌

宜：产妇、月经不调、年老体弱、大病初愈的人宜食。

忌：糖尿病、便秘、口舌生疮的患者。另外，在服药时，也不宜用红糖水送服。

良方妙方

产后血亏：红糖50克，用清水化开，再煮鸡蛋2个至熟，顿服。

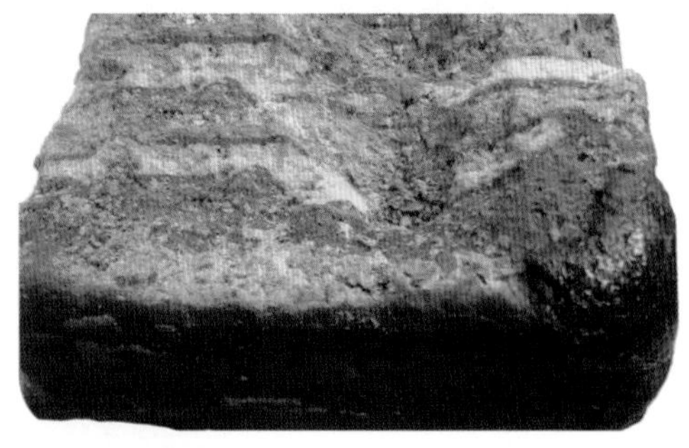

经典论述

《本草纲目》：“砂糖性温，殊于庶浆，故不宜多食……”

养生食谱

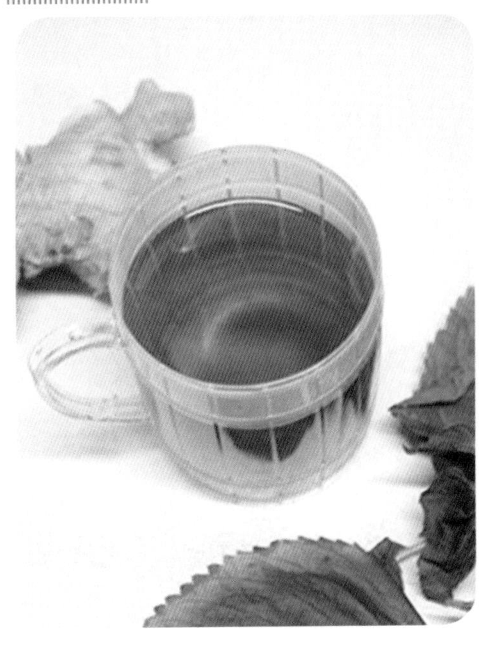

◆ 干姜红糖茶

主　料：干姜2片，红糖15克。

做　法：将干姜、红糖一起放入杯中，倒入沸水，盖上杯盖，泡约5分钟后饮用。

功　效：干姜性热，可以温中散寒、回阳通脉；红糖可以活血化瘀、益气补血、健脾暖胃、缓中止痛。

◆ 紫苏姜糖茶

主　料：紫苏叶10克，生姜5片，红糖适量。

调　料：蜂蜜适量。

做　法：将上述材料放入杯中，冲入沸水，盖上杯盖，泡约3分钟后饮用。

功　效：散寒暖身。

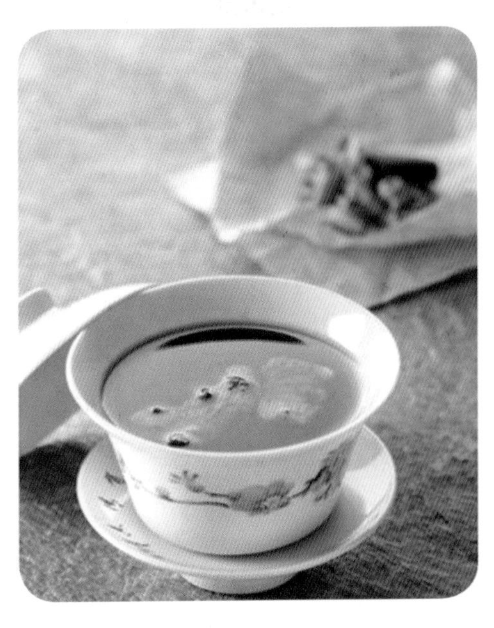

红枣

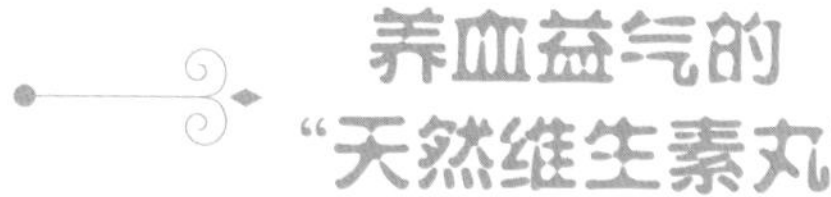

养血益气的“天然维生素丸”

别　　名　红枣、大枣、枣子。
性味归经　性平温，味甘；归脾、胃经。
建议食用量　每天 5 ~ 10 枚（50 ~ 100 克）。

营养成分

蛋白质、膳食纤维、糖类、维生素 C、磷、钾、钠、钙、桦木酸、山楂酸、光千金藤碱、N- 去甲基荷叶碱、黄酮苷、大枣皂苷等。

防治产后病原理

红枣是补气养血的圣品，所含的维生素和铁等营养成分丰富。中医认为，红枣味甘性温，有补中益气，养血安神，缓和药性的功效。可以提高产妇免疫力、缓解疲劳。

食用疗效

大枣性质平和，能培补脾胃，为调补脾胃之常用食品。因红枣所含的维生素含量非常高，有“天然维生素丸”的美誉，并具有滋阴补阳之效。鲜大枣含糖量达 20% ~ 30%，干枣达 55% ~ 60%，比甘蔗和甜菜的含糖量还高。维生素 B_2 含量较一般果品高。大枣甘温，少食健脾，多食碍脾。

食用宜忌

宜：脾胃虚弱、食欲不振、大便溏薄的人适用；气血不足、心悸失眠的人适用；过敏体质及过敏性疾病者适用。

忌：腹胀呕吐者忌食；腹内有寄生虫症者忌食；妇女生产前后不宜食用；黄疸、糖尿病患者忌食。

良方妙方

1. 产后虚弱：芡实 50 克，红枣 10 枚，花生 30 克，加入适量红糖，煮熟食用。

2. 脾胃虚弱，倦怠乏力，血虚萎黄，神志不安：红枣 10~20 枚，煎汤服用。

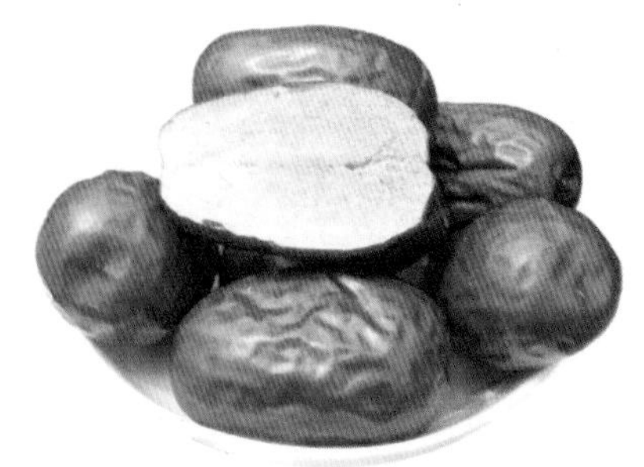

经典论述

1.《名医别录》：“补中益气，坚志强力，除烦闷，疗心下悬，除肠澼。”

2.《神农本草经》：“主心腹邪气，安中养脾，助十二经。平胃气，通九窍。补少气、少津液，身中不足，大惊，四肢重，和百药。”

养生食谱

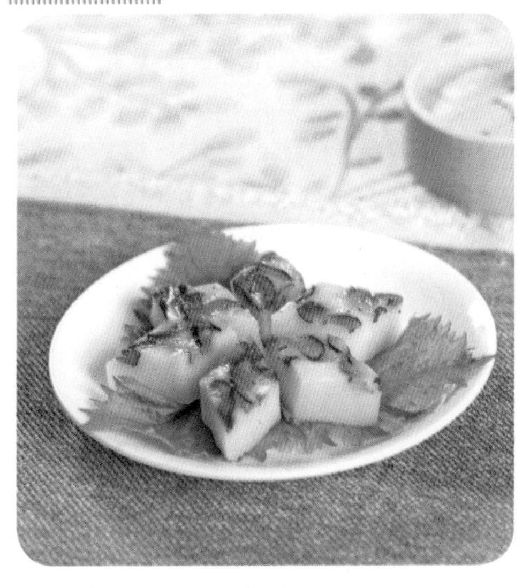

◆ 人参红枣茶

主　料：人参 3~5 克，大枣 10 颗。

做　法：在保温杯中放入人参片和去核的大枣，加沸水，闷泡 15 分钟即可。

功　效：补虚生血，补脾和胃，益气生津。

◆ 糯香枣皇糕

主　料：红枣 200 克，糯米粉 150 克。

辅　料：木薯粉 80 克，椰浆 2 瓶。

调　料：白糖 100 克。

做　法：

1. 红枣切成丝。

2. 糯米粉加木薯粉、椰浆、白糖和成糊，倒入托盘中，撒上枣丝蒸 10 分钟，熟后取出切成块即可。

功　效：补中益气，宁心安神。

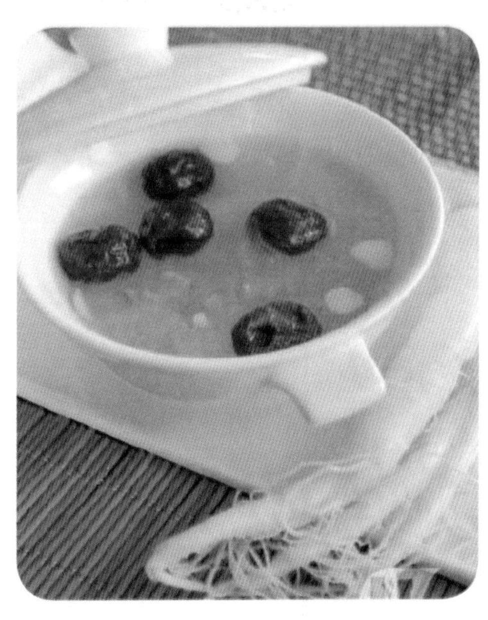

韭菜

温补理气血

别名	草钟乳、壮阳草。
性味归经	味辛，性温；归肝、胃、肾经。
建议食用量	每次 50 ~ 100 克。

营养成分

膳食纤维素、挥发性精油、含硫化合物、胡萝卜素、维生素 C、蛋白质、脂肪、糖类、磷、钙、铁、维生素 B_1、维生素 B_3、维生素 PP 等。

防治产后病原理

韭菜味辛，有补肾助阳的功效，有助于扶助产妇正气，还能散瘀活血、行气理血，适用于产后多瘀之症。并且韭菜含有大量维生素和粗纤维，能促进胃肠蠕动，防治产后便秘，即有润肠通便之效。

食用疗效

色、香、味俱佳的韭菜，历来受到我国人民的喜爱。一来它是调味的佳品，二来它还含有丰富的营养成分。古代医书中，就曾经提到韭菜具有益肝健胃的功效。现代医学研究证明，韭菜中含有丰富的纤维素，能增强肠胃蠕动，对预防肠癌有积极作用。而且韭菜中含有的挥发性精油和含硫化合物，具有降低血脂的功效。

食用宜忌

宜：适宜便秘、产后乳汁不足女性、寒性体质等人群。

忌：阴虚内热及疮疡、目疾患者均忌食。另外，韭菜忌过夜食用，忌酒后服用，忌多食，且忌生食。

韭菜忌蜂蜜，韭菜含有丰富的维生素 C，容易被蜂蜜中的矿物质铜、铁等离子氧化而破坏。

良方妙方

产后血晕：韭菜（切）入瓶内，注热醋，以瓶口对鼻。（《妇人良方》）即米醋煮韭菜，趁热倒入壶中，壶嘴对准产妇鼻，以热气熏之。

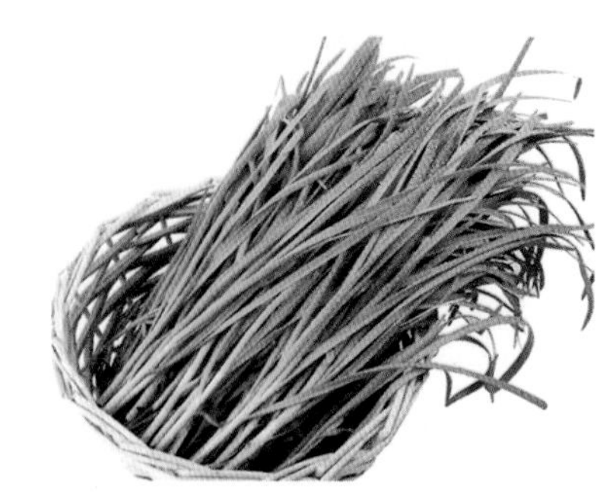

经典论述

《本经逢原》：“韭，昔人言治噎膈，唯死血在胃者宜之。若胃虚而噎，勿用，恐致呕吐也。”

养生食谱

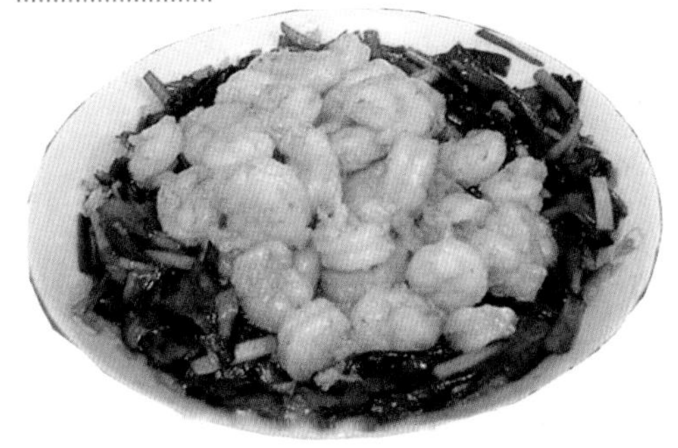

◆ 韭菜炒虾仁

主　料：韭菜 300 克，虾肉 150 克。

调　料：葱丝、姜丝、蒜瓣、精盐、味精、料酒、高汤、香油、食用油各适量。

做　法：

1. 虾肉洗净，去虾线，沥干水分；韭菜择洗干净，切成长段。

2. 锅放食用油后烧热，下葱丝、姜丝、蒜瓣炝锅，炸出香味后，放入虾肉煸炒 2~3 分钟，烹料酒、精盐、高汤稍炒，然后放入韭菜，急火炒 4~5 分钟，淋入香油，加少许味精炒匀即成。

功　效：补气血，暖肾，降血压。

◆ 韭菜炒鸡蛋

主　料：韭菜 150 克，鸡蛋 3 个，黑木耳（水发）20 克。

调　料：花生油 15 克，盐 5 克。

做　法：

1. 将韭菜洗净切成段，鸡蛋打散，黑木耳洗净切成丝。

2. 锅内倒花生油后烧热，下入打散的鸡蛋，用小火炒至五成熟。

3. 加入韭菜段、黑木耳丝，调入盐，再用小火炒熟即可。

功　效：行气止痛，补胃虚。

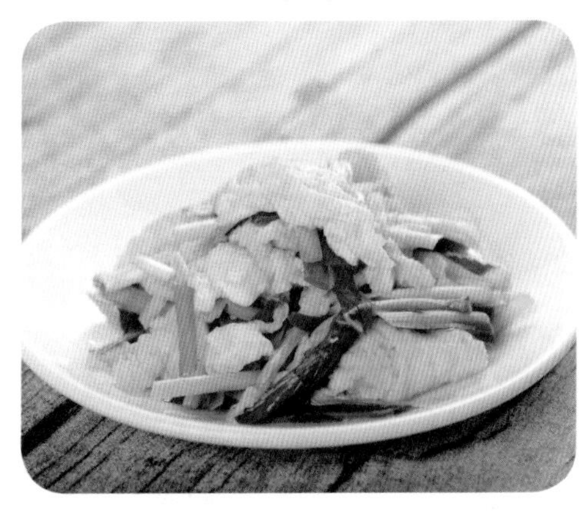

菠菜

补血润燥通便样样行

别　　名　赤根菜、波斯草、鹦鹉菜、鼠根菜、角菜。

性味归经　味甘辛，性凉；归小肠、胃经。

建议食用量　每餐 100 ~ 250 克。

营养成分

胡萝卜素、维生素 C、钙、磷、铁、维生素 E 铁、维生素 E、芸香苷、辅酶 Q_{10} 等。

防治产后病原理

菠菜作为一种缓和的补血滋阴之品，营养丰富，能供给人体多种营养物质，促进新陈代谢，加快产后恢复。它所含的维生素 E，具有抗衰老、美容养颜的功效。含有大量的植物粗纤维，具有促进肠道蠕动的功效，有助于改善产后便秘。

食用疗效

中医认为，菠菜有养血止血，敛阴润燥的功效。菠菜含有大量粗纤维，可促进胃肠蠕动。菠菜所含的胡萝卜素对视力也有保护作用。众所周知，菠菜所含的铁质，对缺铁性贫血有良好辅助作用。

菠菜中所含的微量元素，能促进人体新陈代谢，增强身体免疫力；菠菜提取物具有促进培养细胞增殖的功效，既抗衰老又能增强青春活力。

食用宜忌

生菠菜不宜与豆腐共煮，以免妨碍消化影响疗效。可将其用沸水焯烫后便可与豆腐共煮。

电脑工作者、爱美的人也应常食菠菜；糖尿病患者(尤其 2 型糖尿病患者)经常吃些菠菜有利于血糖保持稳定；同时菠菜还适宜便秘、贫血、维生素 C 缺乏病患者和皮肤粗糙者、过敏者。

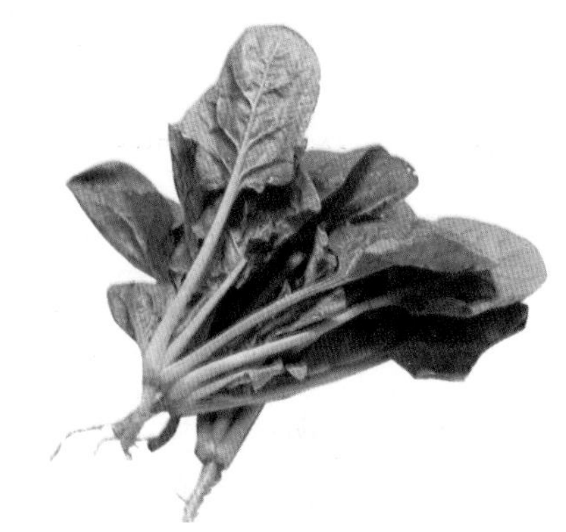

良方妙方

便秘：鲜菠菜 250 克，水煎服。

经典论述

1.《食疗本草》：“利五脏，通肠胃热，解酒毒。”

2.《随息居饮食谱》：“菠薐，开胸膈，通肠胃，润燥活血，大便涩滞及患痔人宜食之。”

养生食谱

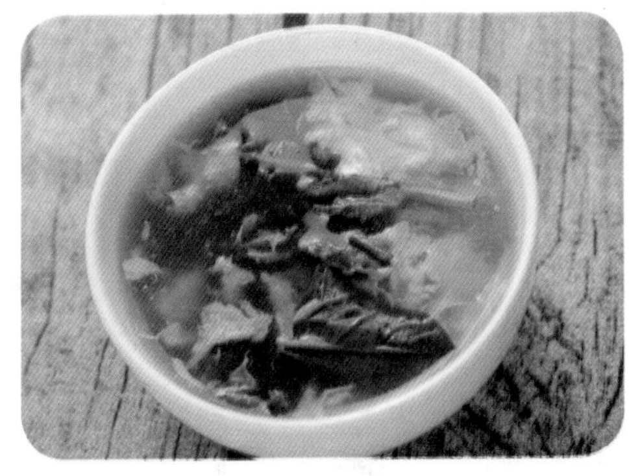

◆ 菠菜蛋汤

主　料：羊肝 200 克，菠菜 100 克，鸡蛋 1 个。

调　料：盐、味精、葱花、姜末、植物油、羊肉汤各适量。

做　法：

1. 羊肝洗净，切片；菠菜择洗净，切成段，焯烫；鸡蛋磕入碗中搅匀。

2. 植物油入锅烧热，煸香葱花和姜末，加入羊肝片煸炒一下，倒入羊肉汤和盐，煮到羊肝片熟烂。

3. 把菠菜段和鸡蛋液倒入锅中煮熟，撒入味精调味即可。

功　效：养肝明目，补血养血。

◆ 山药菠菜汤

主　料：山药 20 克，菠菜 300 克，猪瘦肉 100 克。

调　料：植物油、盐、味精、水各适量。

做　法：

1. 山药发透，切薄片；菠菜洗干净，去泥沙，切成长段；猪瘦肉切片。

2. 将炒锅置武火上烧热，加入植物油，烧至六成热时，下入猪瘦肉，炒变色，加入水适量，烧沸，下山药，煮 20 分钟，下菠菜煮熟，加入盐、味精即成。

功　效：清热润燥，健脾补血。

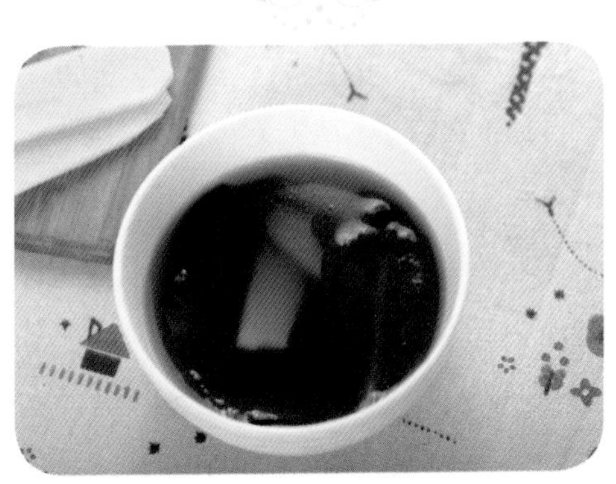

黑木耳

养血驻颜的“素中之王”

别　　名　木耳、云耳、桑耳、松耳。

性味归经　味甘，性平；归胃、大肠经。

建议食用量　干木耳每餐约5克，泡发木耳每餐约50克。

营养成分

蛋白质、脂肪、碳水化合物、粗纤维、维生素B_1、维生素B_2、烟酸、钙、磷、铁等。

防治产后病原理

黑木耳被誉为“素中之荤”和“素中之王”，能滋阴补血，活血化瘀，预防产后贫血。所含的黑木耳多糖能增强免疫力，降脂降压，防治产后高血压。丰富的纤维素能促进肠蠕动，利于产后排气排便。

食用疗效

中医认为，黑木耳有清肺润肠、滋阴补血、活血化瘀和明目养胃的功效。自古以来，黑木耳就是食用菌和药用菌，并可用于防治崩漏、痔疮、贫血及便秘等症。

黑木耳有养血驻颜之效，服之可令人肌肤红润，并可防治缺铁性贫血；黑木耳中的胶质可把残留在人体消化道内的灰尘、杂质吸附集中起来排出体外，从而起到清胃涤肠的功效。

食用宜忌

鲜黑木耳含有一种叫卟啉的光感物质，人食用未经处理的鲜黑木耳后经太阳照射可引起皮肤瘙痒、水肿，严重的可致皮肤坏死。干黑木耳是经暴晒处理的成品，在暴晒过程中会分解大部分卟啉，而在食用前，干黑木耳又经水浸泡，其中含有的剩余卟啉会溶于水，因而水发的干黑木耳可安全食用。

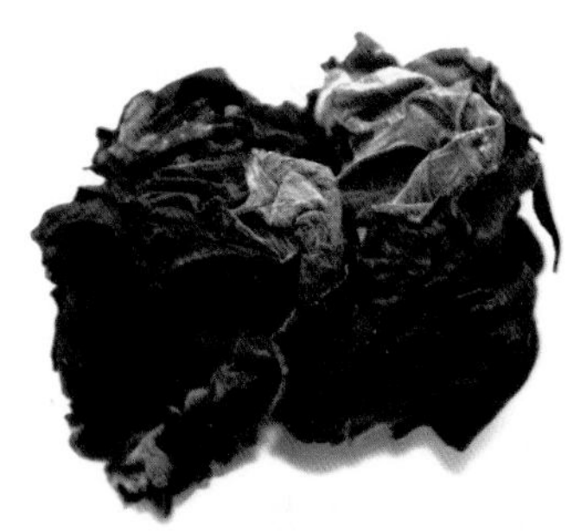

良方妙方

便秘：黑木耳3～6克，柿饼30克同煮烂，作点心吃。

经典论述

《神农本草经》：“盛气不饥，轻身强志。”

养生食谱

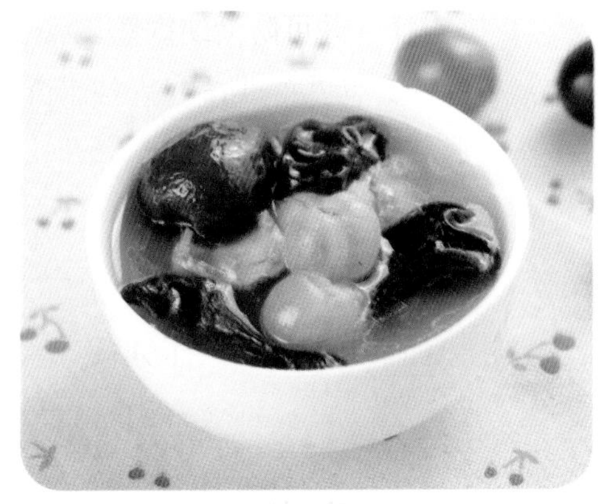

◆ 黑木耳煲猪腿肉

主　料：猪腿肉块 300 克，水发黑木耳 40 克。

辅　料：红枣 10 克，桂圆、姜片、枸杞子各 5 克。

调　料：清汤、盐、味精、料酒、胡椒粉各适量。

做　法：

1. 黑木耳洗净，撕小朵；红枣、桂圆、枸杞子分别洗净；猪腿肉块入沸水中焯烫。

2. 锅内加入猪腿肉块、料酒、黑木耳、红枣、桂圆、枸杞子、姜片、清汤，煲 2 小时，调入盐、味精、胡椒粉，再煲 15 分钟即可。

功　效：温中补虚。

◆ 凉拌核桃黑木耳

主　料：黑木耳 150 克，核桃碎 50 克。

辅　料：红绿辣椒适量。

调　料：姜末、蒜末、盐、味精各适量。

做　法：

1. 黑木耳洗净撕小块，红绿辣椒切丝，姜蒜切末。

2. 黑木耳、红绿辣椒丝焯水，备用。

3. 核桃碎用小火炒香。

4. 碗中放入黑木耳、红绿辣椒丝、核桃碎和姜末、蒜末，加入盐、味精拌匀。

功　效：凉血止血，补脑抗癌。

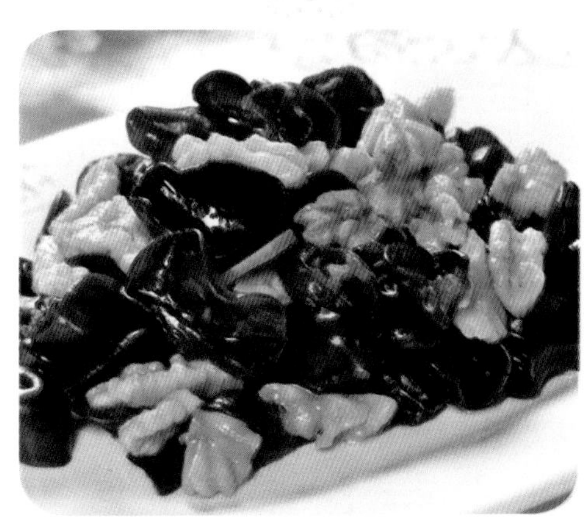

羊肉

温中暖宫擅补虚

性味归经　味甘，性温、热；归脾、胃、肾、心经。

建议食用量　内服：煮食或煎汤，125 ~ 250 克。

营养成分

蛋白质、脂肪、无机盐、钙、磷、铁以及维生素 B 、A 和烟酸等。

防治产后病原理

羊肉味甘而不腻，性温而不燥，能暖宫温经、通络止痛。羊肉肉质细腻，较猪肉和牛肉的脂肪、胆固醇含量少，适合产妇补充身体所需营养。

食用疗效

羊肉性味甘热，可暖中补虚，益胃气，健脾胃，历来作为补阳佳品，尤以冬月食之为宜。它的热量比牛肉高，冬天吃羊肉可促进血液循环，以增温御寒，因此，吃羊肉有益老年人、体弱者、阳气虚而手足不温者。

食用宜忌

宜：适合产后妇女、老年人和体虚的男人。

忌：外感时邪或有宿热者禁服。孕妇不宜多食。

良方妙方

1. 产后血虚：精羊肉 120 克，生姜、当归各 15 克，同煮，每日服食 1 次。

2. 产后虚损：羊肉 100 克，生姜 15 克共切片，与豆腐 500 克煮烂，盐调味即可，饮汤吃肉和豆腐。

3. 产后血晕：羊肉 500 克，党参、黄芪、当归各 25 克，葱、姜、盐、料酒、味精各适量。炖烂，吃肉喝汤。分 2 次服，每日 1 次，连服 3 ~ 4 次。

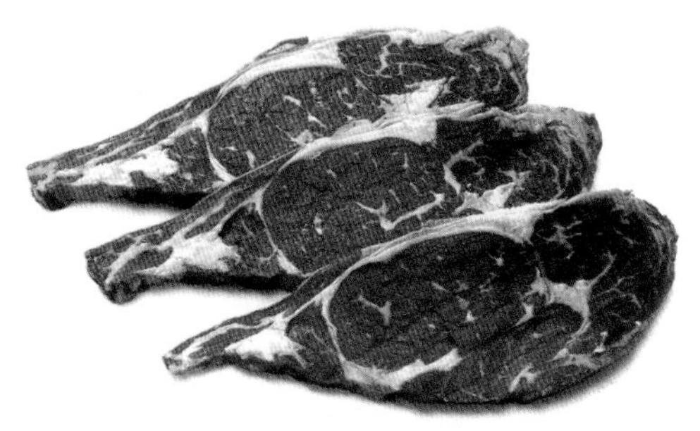

经典论述

1.《本草纲目》：“羊肉补中益气，性甘，大热。”

2. 李杲：“羊肉甘热，能补血之虚，有形之物也，能补有形肌肉之气。”

3.《医学发明》：“补可去弱，人参、羊肉之属也。夫人参之甘温，能补气之虚；羊肉之甘热，能补血之虚；羊肉，有形之物也，能补有形肌肉之气。凡气味与人身、羊肉同者，皆可以补之。故云属也。人参补气，羊肉补形，形气者，有无之象也。”

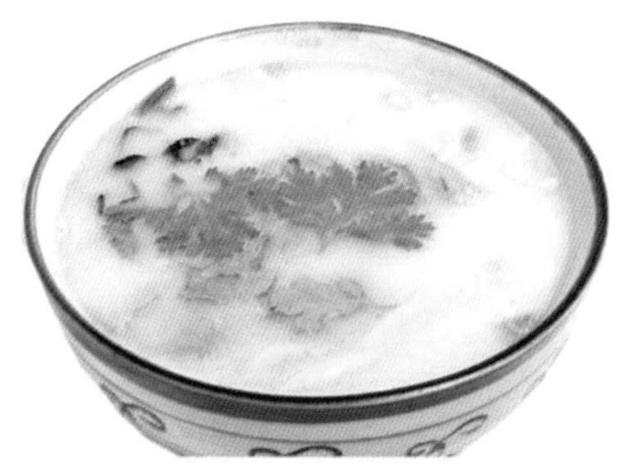

◆ 番茄豆花小肥羊

主　料：小肥羊肉片 250 克，番茄 100 克，嫩豆腐 150 克。

调　料：食用油、葱、姜各 10 克，番茄沙司 25 克，盐 4 克，鸡粉 3 克，糖、胡椒粉各 2 克，鸡汤、酱油各适量。

做　法：

1. 番茄改刀成滚刀块，嫩豆腐用勺挖成块。

2. 将嫩豆腐焯水放入汤碗中，小肥羊肉片放入开水中烫一下放在豆腐上。

3. 锅内放入少许的食用油，煸香葱、姜，放入番茄沙司和番茄块煸炒出红油，加酱油、鸡汤、盐、糖、胡椒粉、鸡粉调好味淋入碗中即可。

功　效：补气滋阴，暖中补虚。

◆ 干姜羊肉汤

主　料：羊肉 150 克，干姜 30 克。

调　料：水、盐、葱末、花椒粉各适量。

做　法：羊肉切块，与干姜加水共炖至肉烂，调入盐、葱末、花椒粉即可。

功　效：温里，散寒，补虚。

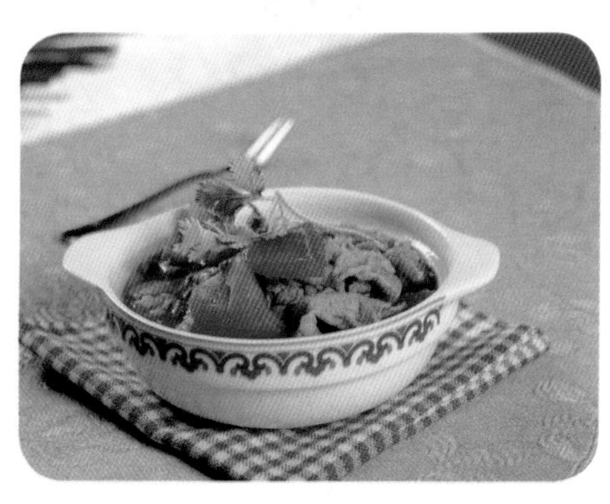

桂圆

补血健脾安心神

别　　名　益智、龙眼、比目、荔枝奴、亚荔枝、木弹、骊珠、燕卵、鲛泪。

性味归经　味甘，性温；归心、脾经。

建议食用量　每天5颗左右。

营养成分

葡萄糖、酒石酸、蛋白质、脂肪、维生素C、维生素K、维生素P、灰分、铁、钙、磷、钾、氨基酸、皂素、鞣质、胆碱等。

防治产后病原理

桂圆的糖分含量很高，且含有能被人体直接吸收的葡萄糖，产妇吃桂圆有利于补血健脾、养心安神，是重要的调补食品。

食用疗效

补益心脾，养血安神。用于气血不足，心悸怔忡，健忘失眠，血虚萎黄。

食用宜忌

宜：妇女产后体虚者、年老气血不足的人适用；贫血、神经衰弱、健忘等人适用。

忌：火气大者忌食；龙眼忌多食，过食容易滞气；肺热有黏痰者不宜食用；糖尿病患者慎食；孕妇慎食。

良方妙方

1. 产后血晕：桂圆肉、莲子各15克，大枣15枚，粳米50克。熬粥，晨起空腹温食。每日1剂，连食3日。

2. 产后汗出异常：淮小麦30克，红枣6枚，甘草6克，桂圆肉5克，水煎喝汤，吃枣和桂圆肉。

3. 产后浮肿：龙眼干、生姜、大枣各适量，水煎服。本方出自《泉州本草》。

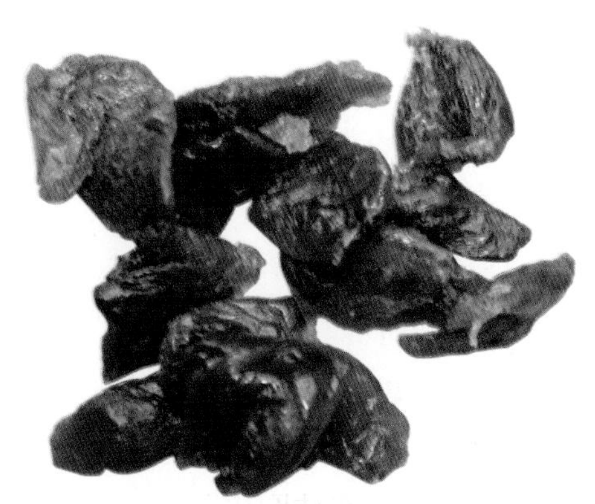

经典论述

1.《日用本草》:“益智宁心。”

2.《得配本草》:“益脾胃，葆心血，润五脏，治怔忡。”

3.《泉州本草》:“壮阳益气，补脾胃。”

养生食谱

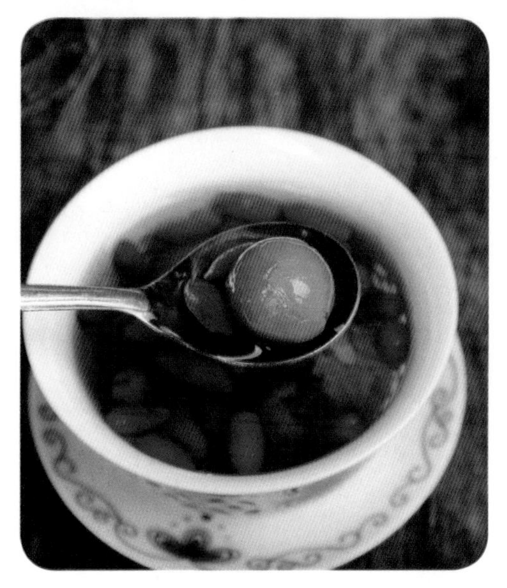

◆ 小米桂圆粥

主　料：小米 200 克，桂圆 20 克，红糖 10 克，清水适量。

做　法：小米和桂圆洗净，将锅置火上，放入适量清水、小米，先用大火煮沸，加入桂圆，改用小火煮至粥熟，调入适量红糖即可食用。

功　效：养血安神，补虚长智。

◆ 枸杞桂圆茶

主　料：桂圆肉 10 克，红枣 10 枚，枸杞子 3 粒，莲子 20 克，清水、红糖适量。

做　法：将桂圆肉、红枣、枸杞子、莲子一起放入锅中，倒入适量清水，大火烧沸，小火煎煮至莲子软烂，调入红糖后服用。

功　效：祛寒，养血活血。

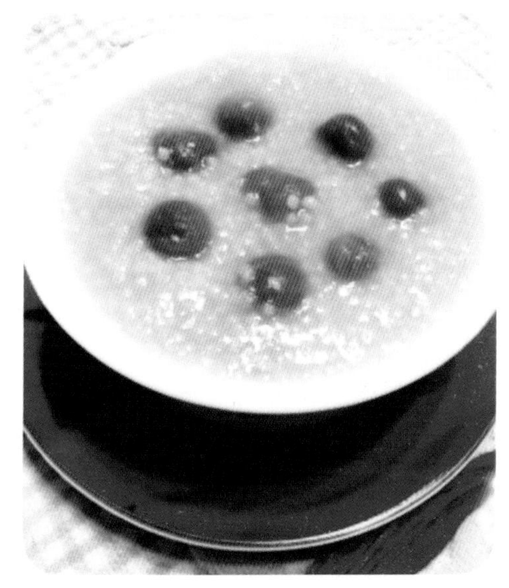

第三节　补虚益气的食材

鸡蛋

滋补阴血解热毒

别　　名　鸡卵、鸡子。

性味归经　蛋清甘，凉；蛋黄甘，平；归心、肾经。

建议食用量　每天1～2个。

营养成分

卵白蛋白、卵球蛋白、卵磷脂、固醇类、钙、磷、铁、维生素A、维生素D及B族维生素等。

防治产后病原理

鸡蛋含蛋白质丰富且利用率高，还含有卵磷脂、卵黄素及多种维生素和矿物质，尤其是含有的脂肪易被吸收，有助于产妇恢复体力，维护神经系统的健康，减少抑郁情绪。适用于产后虚弱、贫血、抽搐、缺乳等。

食用疗效

蛋黄中的卵磷脂、甘油三酯、胆固醇和卵黄素，对神经系统和身体发育有很大的功效。鸡蛋中的蛋白质对肝脏组织损伤有修复作用，蛋黄中的卵磷脂可促进肝细胞的再生，还可提高人体蛋白量，增强机体的代谢功能和免疫功能；卵磷脂能促进汗腺分泌，改善皮肤营养，促进皮肤生长与再生，对皮肤有保护作用。

食用宜忌

有痰饮、积滞及宿食内停者慎服。

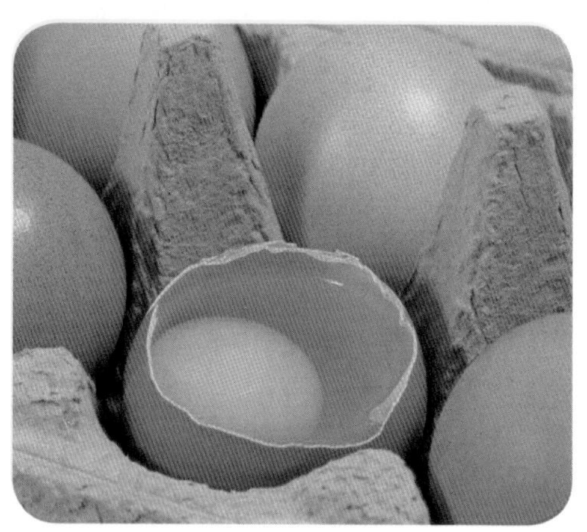

良方妙方

作酒，止产后血晕，并暖水脏，缩小便，止耳鸣。本方出自《日华子本草》。

经典论述

1.《本草纲目》：“鸡蛋黄，补阴血，解热毒，治下痢。”

2.《本草求真》：“卵黄微温，行专利产、安胎。但多食则滞。”

养生食谱

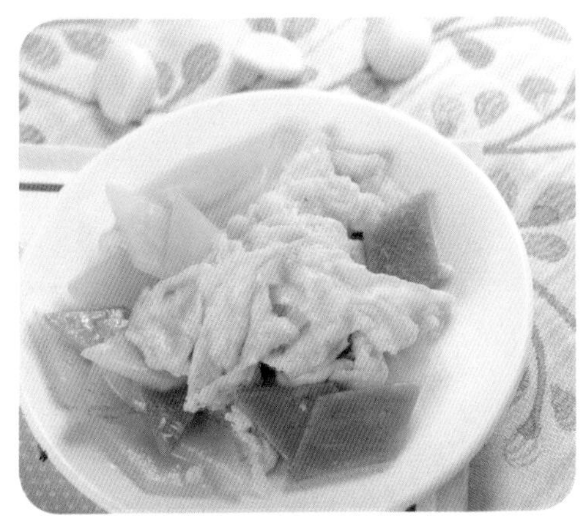

◆ 莴笋炒鸡蛋

主　料：莴笋100克、鸡蛋4个，火腿片适量。

调　料：盐、花生油适量。

做　法：

1. 先把莴笋去皮洗净，切成菱形片。鸡蛋磕入碗中打散，搅拌均匀。

2. 鸡蛋过花生油滑炒一下，盛出来备用。

3. 锅中留底花生油，放入莴笋片、火腿片、盐翻炒1分钟，再加入滑好的鸡蛋翻搅匀，出锅装盘即可。

功　效：滋阴润燥，益气养血。

◆ 鸡蛋羹

主　料：虾皮10克，鸡蛋2个。

调　料：盐、温水、香油，香葱各适量。

做　法：

1. 把虾皮洗净，沥干备用；香葱切末；鸡蛋磕入碗中。

2. 把鸡蛋打散，加入少量的盐、虾皮、香油、香葱末，把温水加入蛋液中，水和鸡蛋的比例约为2∶1。然后朝一个方向搅拌均匀。

3. 锅置火上，加适量温水烧沸，将蛋羹碗放入锅内，加盖，用大火蒸5分钟即可。

功　效：补心宁神，清热解毒。

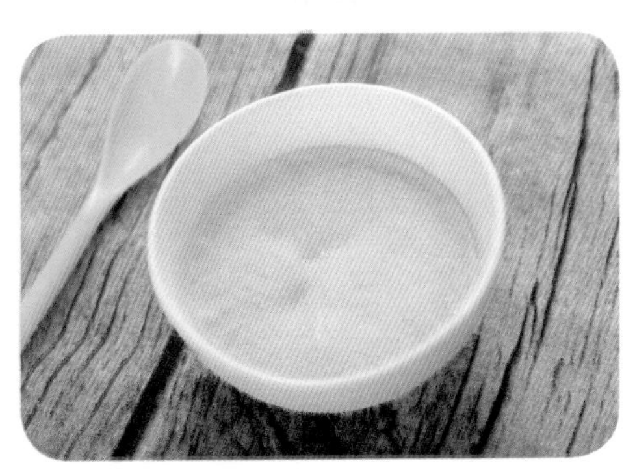

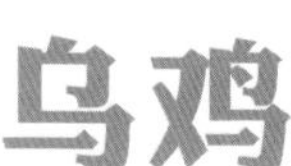

乌鸡

补益气血补肝肾

别　　名　乌鸡、药鸡、武山鸡、羊毛鸡、黑脚鸡。

性味归经　味甘，性平；归肝、肾、肺经。

用法用量　内服：煮食，适量；或入丸、散。

营养成分

蛋白质、脂肪、碳水化合物、硫胺素、核黄素、烟酸、维生素 E、钙、磷、钠、镁、硒、铜、钾、胆固醇等。

防治产后病原理

乌鸡的营养价值和滋补效果一流，含有 18 种氨基酸，包括 8 种人体必需氨基酸，其中乌鸡所含胡萝卜素和维生素 C 均高于普通肉鸡，因此，乌鸡能促进产后气血的恢复。

食用疗效

乌鸡入肾经，具有温中益气、补肾填精、养血乌发、滋润肌肤的功效。凡虚劳羸瘦、面色无华、水肿消渴、产后血虚者，可将之作为食疗滋补之品。

食用宜忌

宜：老年人、儿童、妇女，特别是产妇、体虚血亏、肝肾不足、脾胃不健的人宜食。

忌：凡实证邪毒未清者不宜服。

良方妙方

1. 产后腰痛：乌鸡 1 只，当归 6 克，熟地黄 8 克，炙杜仲 10 克，香菇 20 克，葱白 10 克，生姜 3 片，料酒、食油、食盐、味精各适量。砂锅中炖烂，食肉喝汤。每日 1 剂，连食数日。

2. 产后虚弱：乌鸡 1 只，黄芪 30 克，党参 20 克，姜 2 片。将黄芪、党参洗净。将乌鸡宰杀，除去内脏，洗净，放入开水中煮 3 分钟取出。将鸡放入炖盅内，加入黄芪、党参、姜片，注入开水适量，盖好锅盖，入锅隔水炖 3 小时，调味即可。食鸡肉喝汤。

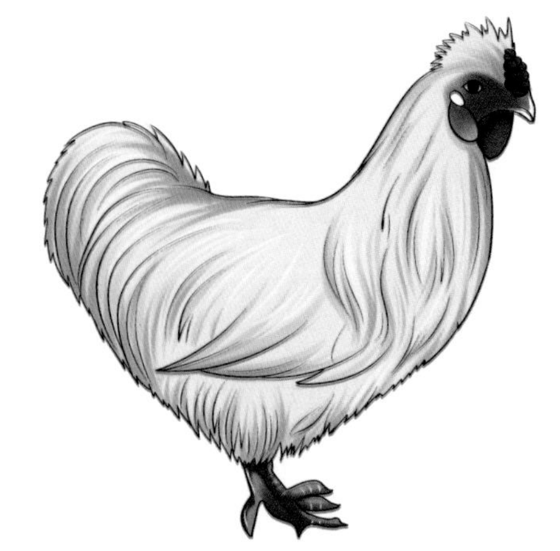

经典论述

1.《本草再新》：“平肝祛风，除烦热，益肾养阴。”

2.《滇南本草》：“乌骨者，补中止渴。”

3.《本草通玄》：“补阴退热。”

养生食谱

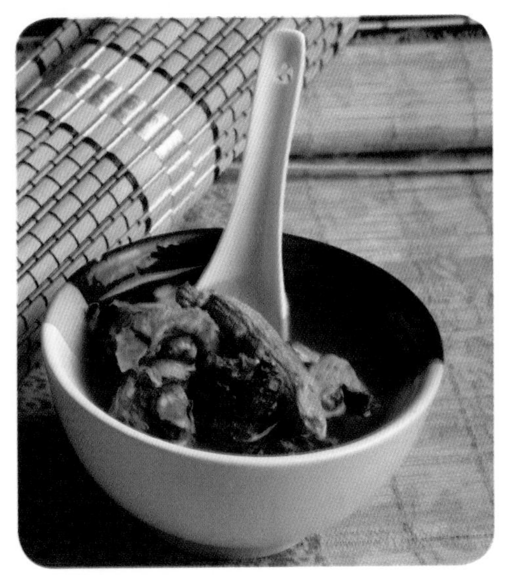

◆ 大枣炖乌鸡

主　料：大枣 8 枚，乌鸡 1 只，党参 30 克。

调　料：葱、姜、料酒、盐、味精、胡椒粉各适量。

做　法：大枣洗净、党参洗净切段，乌鸡洗净切块，将大枣、党参、乌鸡、葱、姜、料酒同入锅内烧开后再用小火炖 30 分钟，放入盐、味精、胡椒粉即可。

功　效：养血安神，益气生津。

◆ 西洋参淮山炖乌鸡

主　料：西洋参 10 克，淮山药 20 克，乌鸡 1 只。

调　料：清汤、葱、姜各适量。

做　法：

1. 西洋参切片，淮山药用水泡软，乌鸡剁成块飞水。

2. 把上述原料一起放到盆里，加入清汤和适量的葱姜，上笼蒸至鸡肉软烂即可。

功　效：补气养阴，活血化瘀，养血补脾。

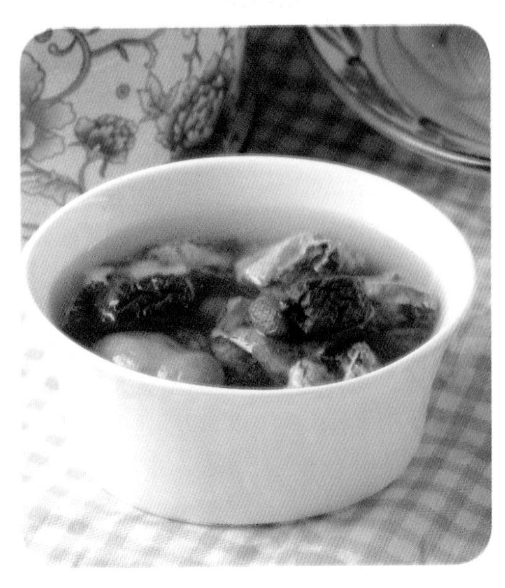

猪肝

补气养血以明目

性味归经　味甘、苦，性温；归脾、胃、肝经。

用法用量　内服：煮食或煎汤，60 ~ 150克。

营养成分

蛋白质、脂肪、碳水化合物、钙、磷、铁、锌、硫胺素、核黄素、烟酸、抗坏血酸等。

防治产后病原理

猪肝是最理想的补血佳品之一，含有丰富的铁、磷，是造血不可缺少的原料，可缓解产后贫血。富含蛋白质、卵磷脂和多种微量元素，有利于补充生产耗损，促进新陈代谢。

食用疗效

中医认为，猪肝味甘、苦，性温，有补肝明目，滋阴养血的功效。《千金·食治》说其“主明目”。猪肝中含有丰富的维生素A，具有维持正常生长和生殖机能的作用；能保护眼睛，维持正常视力，有效地防止眼睛干涩、疲劳，维持健康的肤色，对皮肤的健美具有重要意义。

适用人群

宜：适宜气血虚弱，面色萎黄，缺铁性贫血者食用；适宜肝血不足所致的视物模糊不清者食用。

忌：患有高血压、冠心病的人，因为猪肝胆固醇含量较高，因此应忌食猪肝。体内变色或有结节的猪肝忌食。

注意事项

不宜与维生素C同食；服用猪肝时不能同时服用酶制剂药类。

良方妙方

1. 产后气虚、乏力：猪肝100克，与小米50克同煮1小时，食之。

2. 夜盲症：猪肝90 ~ 120克切碎，夜明砂15克煎汤，去渣后，烫熟猪肝，饮汤食肝。每天1剂。

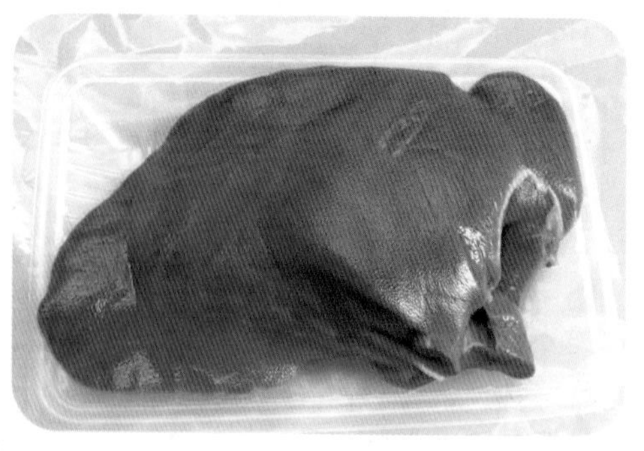

经典论述

1.《本经逢原》：“治脱肛。”

2.《本草再新》：“治肝风。”

养生食谱

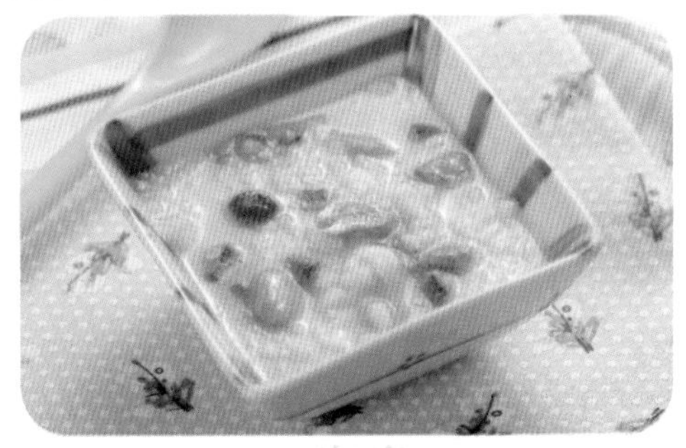

◆ 猪肝花生粥

主　料：大米200克，鲜猪肝100克，花生仁50克，胡萝卜、西红柿、菠菜各适量。

调　料：盐、香油、鸡汤各适。

做　法：

1. 鲜猪肝洗净切末；胡萝卜、西红柿分别洗净，切碎；菠菜焯烫后，切碎。

2. 将大米、花生仁淘洗干净，放入电饭锅中煮成粥。

3. 将猪肝、胡萝卜放入锅内，加鸡汤煮熟后，与西红柿、菠菜一起放入煮好的花生仁粥内。煮至粥稠，加盐、香油调味即可。

功　效：养血明目，安神养颜。

◆ 芹菜炒猪肝

主　料：猪肝300克，芹菜100克，木耳50克。

调　料：葱、姜、淀粉、色拉油、料酒、盐、生抽、老抽、米醋、白糖、味精、蛋清各适量。

做　法：

1. 猪肝切成片加盐、味精、料酒、蛋清、淀粉腌制上浆。

2. 芹菜洗净切成薄皮焯水。

3. 锅内放色拉油烧热，下猪肝滑熟捞出控去油。

4. 锅内放少许色拉油煸香葱、姜，放入猪肝和芹菜，烹料酒、生抽、老抽、盐、白糖调好口，翻炒均匀，烹米醋出锅装盘。

功　效：补肝养血，清热明目，补气安神。

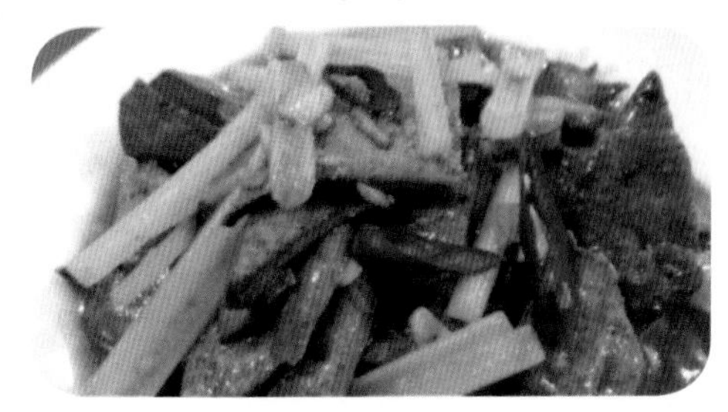

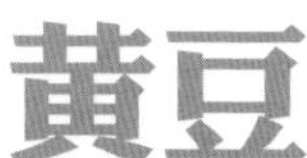

黄豆

健脾宽中益气血

别　　名　黄大豆、豉豆。
性味归经　味甘，性平；归脾、大肠经。
建议食用量　每天约40克。

营养成分

蛋白质、优质脂肪、氨基酸和磷、钙、铁、锌等。

防治产后病原理

黄豆含有大豆异黄酮，能调节体内雌激素水平，促进产后子宫复旧和恶露排出。黄豆富含优质蛋白，不饱和脂肪酸及维生素、矿物质等，有利于人体吸收，能补充产妇所需营养。

食用疗效

最近研究发现黄豆中所含的蛋白质可以软化因年老而变脆的血管，而且，黄豆脂肪中所含的不饱和脂肪酸具有清除沉积在血管壁上的胆固醇的功效；黄豆还能提供延缓机体老化的维生素和皂苷；黄豆中的钾元素，可减轻盐对人的危害，有预防高血压病的功效。中医认为，黄豆具有益气养血、健脾宽中、下气利大肠、润燥消肿的功效。

饮食宝典

大豆可以加工豆腐、豆浆、腐竹等豆制品，还可以提炼大豆异黄酮。其中，发酵豆制品包括腐乳、臭豆腐、豆瓣酱、酱油、豆豉、纳豆等。而非发酵豆制品包括水豆腐、干豆腐、豆芽、卤制豆制品、油炸豆制品、熏制豆制品、炸卤豆制品、冷冻豆制品、干燥豆制品等。另外，豆粉是代替肉类的高蛋白食物，可制成多种食品，包括婴儿食品。

良方妙方

习惯性便秘：每日以黄豆皮20克，水煎，分3次服。

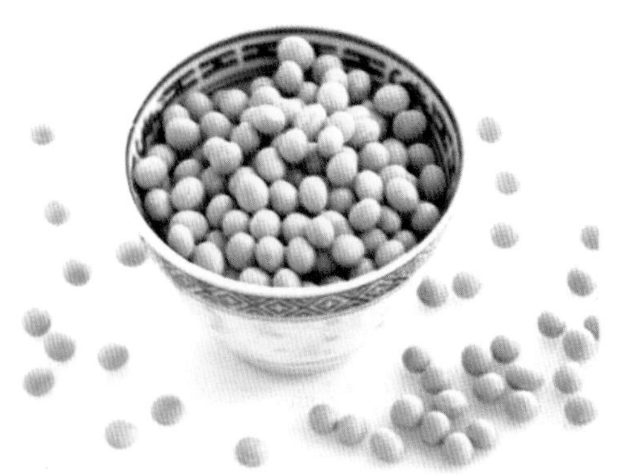

经典论述

1.《食疗本草》："益气润肌肤。"

2.《本草汇言》："煮汁饮，能润脾燥，故消积痢。"

3.《日用本草》："宽中下气，利大肠，消水胀，治肿毒。"

养生食谱

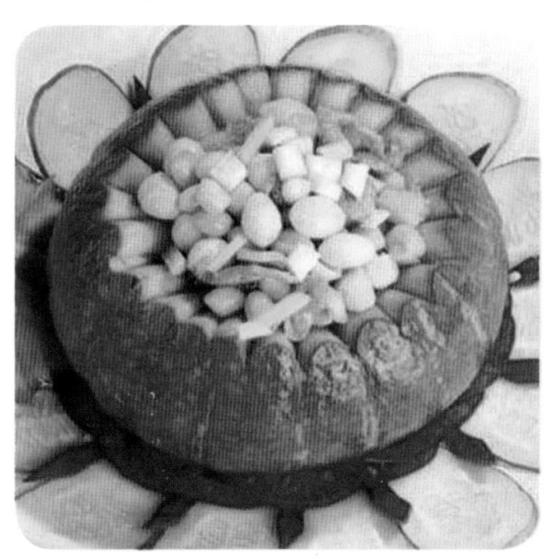

◆ 黄豆蒸南瓜

主　料：黄豆100克，南瓜100克。

调　料：香油、葱、蒜各适量。

做　法：

1. 黄豆浸泡至泡发，洗净备用。

2. 南瓜做成盅，将南瓜和黄豆摆盘，并撒入葱、蒜，放入蒸锅内蒸15分钟左右。

3. 出锅前淋上香油即可食用。

功　效：健胃消食，补脾益气，消热解毒。

◆ 黄豆排骨汤

主　料：黄豆150克，排骨600克。

调　料：大头菜、生姜各1片，清水适量，盐少许。

做　法：

1. 黄豆放入锅内略炒，不加油，洗干净，淋干水。

2. 大头菜切小片，浸透，去咸味，洗干净。生姜洗干净，去皮，切小片。

3. 排骨洗干净，斩段，放入沸水中煮5分钟。

4. 瓦煲内加入清水猛火煲至水沸后放入食材，至水再沸起，改用中火继续煲至黄豆熟透，以少许盐调味即可。

功　效：健脑益神，养血宁心。

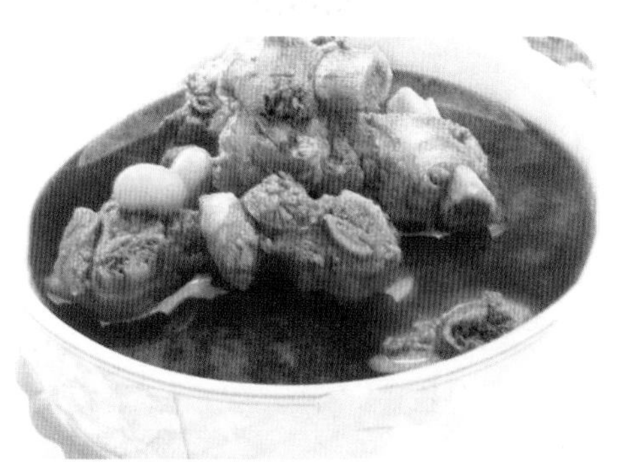

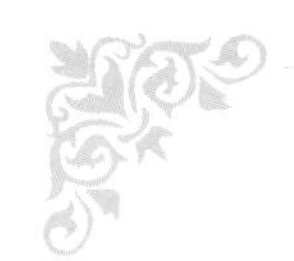

小麦

和血养心益脾肾

别　　名　麸麦、浮麦、浮小麦、空空麦。

性味归经　味甘，性微寒；归心、脾、肾经。

建议食用量　每餐 80 ~ 100 克，或根据自己的食量调节。

营养成分

淀粉、蛋白质、脂肪、矿物质、钙、铁、硫胺素、核黄素、烟酸、维生素 E 及维生素 B 等。

防治产后病原理

小麦是补充热量和植物蛋白的重要来源，富含 B 族维生素、矿物质，对缓解产后心烦抑郁、失眠健忘有一定的功效。所含的膳食纤维有助于产后排气排便。

食用疗效

日常食用小麦可补养心脾，养肝益肾，健脾养胃。适于气血虚弱体质者食用。

小麦蛋白质占麦粒的 10% 以上，但是氨基酸组成中缺少赖氨酸，因此，食用时可补充其他含赖氨酸丰富的食物，如黄豆类食物。

中医认为，小麦有养心、益肾、除热止渴的功效。小麦的麸皮含有丰富的膳食纤维、B 族维生素、维生素 E，少量的精氨酸、淀粉酶、卵磷脂等，营养丰富。但婴幼儿和体弱的老年人因为胃肠功能不完善，应禁食或少食含麦麸的食物。

食用宜忌

宜：心血不足、心悸不安、善太息、失眠多梦、喜悲伤欲哭以及脚气病、末梢神经炎、体虚、自汗、盗汗、多汗等症患者适宜食用。此外，妇人回乳也适宜食用。

忌：患有糖尿病等病症者不适宜食用。

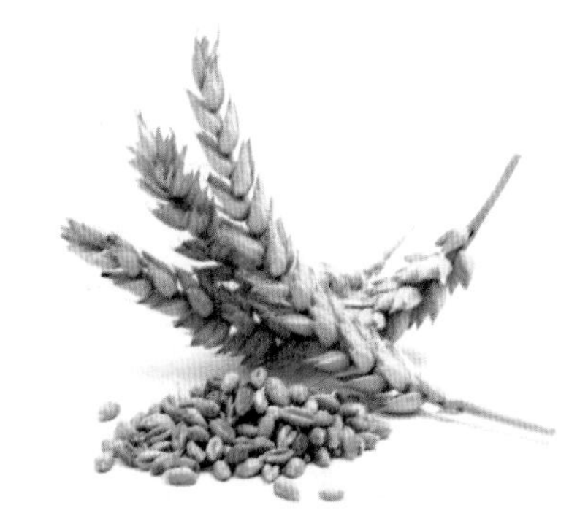

良方妙方

产后回乳：小麦麸 60 克，红糖 30 克。麦麸炒黄后加水及红糖煎服。每日代茶饮用。

经典论述

《本草拾遗》："小麦面，补虚，实人肤体，厚肠胃，强气力。"

养生食谱

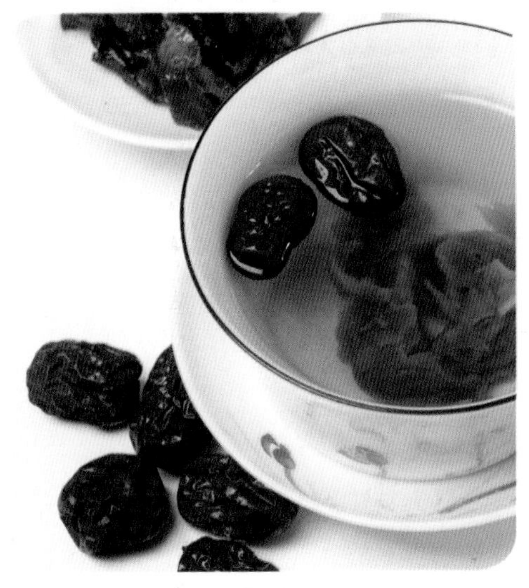

◆ 小麦大枣粥

主　料：甘草10克，大枣5枚，小麦10克。

做　法：将上述三种食材用冷水浸泡后，小火煎煮，半小时为1煎，共煎煮2次，然后合并煎液。每日2次，早晚温服，喝汤食枣。

功　效：甘润滋补，平燥助眠。

◆ 甘麦大枣茶

主　料：小麦、大枣各30克，甘草、洞庭碧螺春各6克。

辅　料：蜂蜜适量。

做　法：

1. 将甘草、小麦研成粗末。

2. 将上述粗末、大枣、洞庭碧螺春放入保温杯中，用沸水冲泡15分钟后，加蜂蜜即可。

3. 每日1剂，不拘时，代茶饮。

功　效：养心安神，补肝除烦。

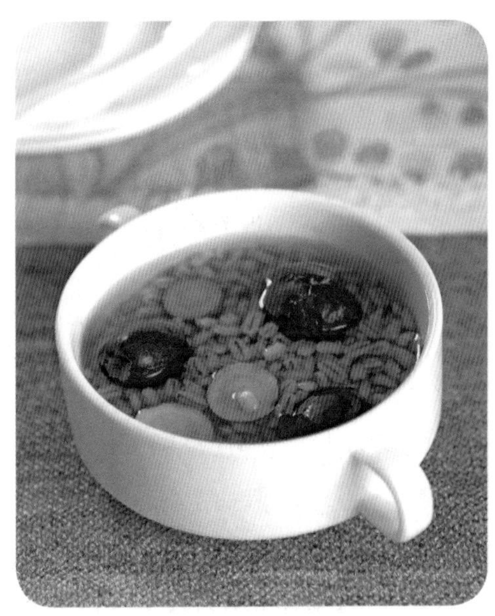

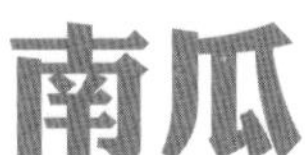

南瓜

补中益气又降脂

别　　名　麦瓜、番瓜、倭瓜、金瓜、饭瓜、北瓜。
性味归经　味甘，性温；归脾、胃经。
建议食用量　每次 200 ~ 500 克。

营养成分

蛋白质、膳食纤维、碳水化合物、烟酸、维生素 C、氨基酸、活性蛋白、类胡萝卜素、维生素 A、钙、钾、磷、镁、铁、铜、锰、铬、硼等。

防治产后病原理

南瓜中含有多种营养成分，其中，南瓜多糖是一种非特异性免疫增强剂，能提高机体免疫力；类胡萝卜素在人体内可转化为维生素 A，对上皮组织分化、促进骨骼发育具有重要生理功能；不仅如此，南瓜中所含的多种氨基酸也对产妇身体恢复大有益处。其所含粗纤维有通便排毒的功效，对产妇产后便秘、肥胖也有一定疗效。

食用疗效

中医认为，南瓜性温味甘，有补中益气、解毒杀虫之效。南瓜中的果胶能调节胃内食物的吸收速率，使糖类食物吸收减慢，可溶性纤维素推迟胃内食物排空，从而控制餐后血糖上升，达到调节血糖的目的。

此外，果胶进入人体后，可以与多余的胆固醇黏结在一起，排出体外，降低血清中胆固醇含量，起到防治动脉粥样硬化的功效。

食用宜忌

宜：适宜肥胖者、糖尿病患者和中老年人食用。

忌：南瓜性温，胃热炽盛者、湿热气滞者少吃。

良方妙方

1. 产后乳少：生南瓜子 15 ~ 18 克取仁，捣泥，开水送服。每天 1 次，连服 3 ~ 5 天。

2. 产后手脚浮肿：南瓜子 30 克炒熟，水煎服。

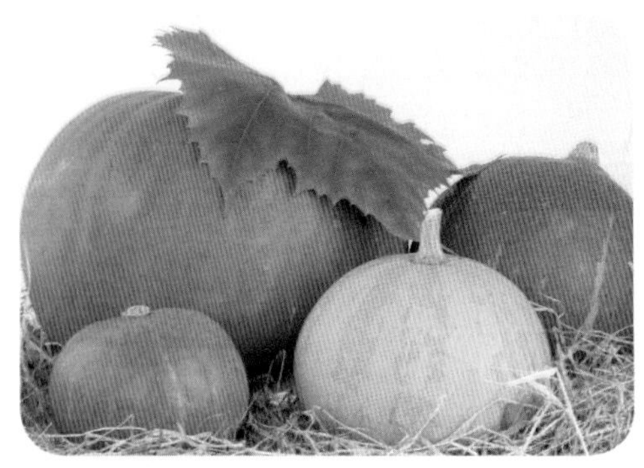

经典论述

1.《本草纲目》：“甘，温，无毒。补中益气。”

2.《滇南本草》：“横行经络，利小便。”

养生食谱

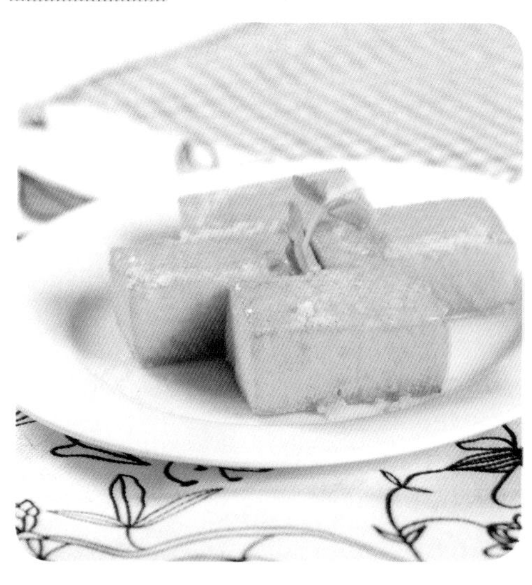

◆ 百合炒南瓜

主　料：南瓜 300 克。

辅　料：百合 50 克。

调　料：盐 4 克，鸡粉 3 克，水淀粉 10 克，植物油少许。

做　法：

1. 将南瓜去皮改刀成象眼片，百合去根洗净备用。

2. 将南瓜和百合分别焯水。

3. 锅内放入少许的植物油，再放南瓜百合加盐、鸡粉炒熟，用水淀粉勾欠即可。

功　效：养阴清热，滋补精血。

◆ 蜂蜜芝士烤南瓜

主　料：南瓜 350 克。

辅　料：芝士 30 克。

调　料：蜂蜜 20 克。

做　法：

1. 将南瓜去皮改刀成长约 6 厘米、宽约 4 厘米的长方块入烤箱烤 20 分钟外干内软（烤箱温度 180℃）

2. 烤好的南瓜上刷上蜂蜜，放入芝士片再烤 5 分钟，芝士片软化上色即可。

功　效：滋阴润燥，补中益气。

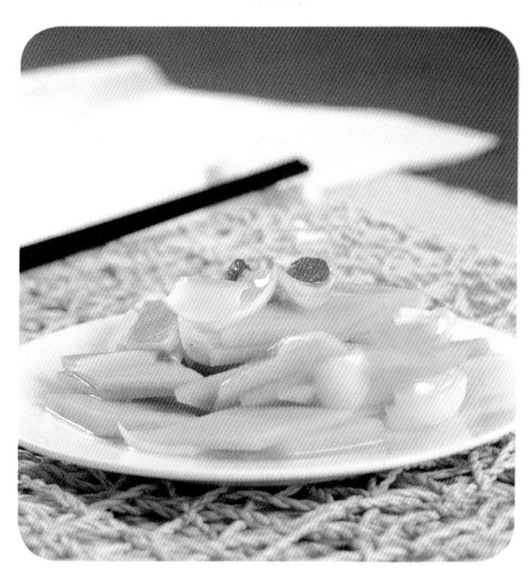

第四节　催乳利尿的食材

丝瓜

解毒通乳的"美人水"

别　　名　天罗、绵瓜、布瓜、天络瓜。

性味归经　味甘，性凉；归肝、胃、肺经。

建议食用量　每餐 100 ~ 300 克。

营养成分

蛋白质、脂肪、碳水化合物、钙、磷、铁及维生素 B_1、维生素 C、皂苷、植物黏液、木糖胶、丝瓜苦味质、瓜氨酸等。

防治产后病原理

中医认为，丝瓜味甘性凉，有清热化痰、止咳平喘、通络的作用。因此，丝瓜适用于产后乳汁淤积不通。除此之外，丝瓜还适用于带下病、崩漏等。

食用疗效

丝瓜中含防止皮肤老化的 B 族维生素、增白皮肤的维生素 C 等成分，能保护皮肤，使皮肤洁白、细嫩，是不可多得的美容佳品，因此丝瓜汁有"美人水"之称；丝瓜藤茎的汁液具有保持皮肤弹性的特殊功效，能美容去皱；在丝瓜组织培养液中还提取到一种具抗过敏作用的物质。

饮食宜忌

宜：月经不调者，身体疲乏、痰喘咳嗽、产后乳汁不通的妇女适宜食用。

忌：体内虚寒，脾胃虚寒、腹泻者不宜多食。

良方妙方

1. 产后乳少：丝瓜汁 30 克，煮水服之。

2. 痛经：干丝瓜 1 条，加水 1 碗，水煎服。

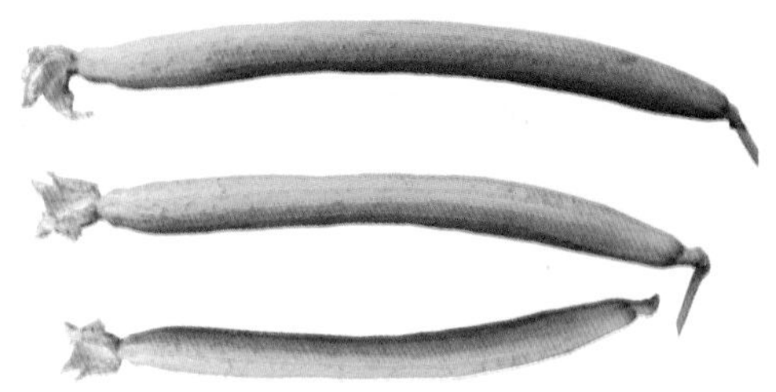

经典论述

《本经逢原》："丝瓜嫩者寒滑，多食泻人。"

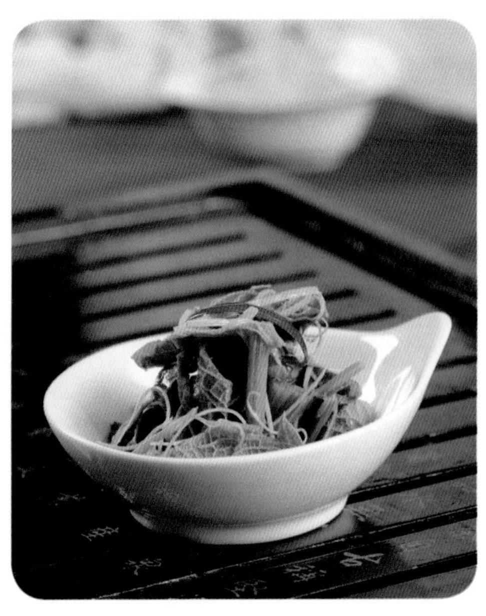

◆ 碧绿丝瓜尖

主　料：丝瓜藤尖200克。

辅　料：红椒10克，黄椒10克。

调　料：盐、味精、香油、花椒油各1克。

做　法：

1. 将丝瓜尖去老根洗净焯水备用。

2. 丝瓜尖加盐、味精、香油、花椒油拌匀即可。

功　效：舒筋活络，祛痰，美容养颜。

◆ 肉末烧丝瓜

主　料：丝瓜400克，瘦猪肉100克。

调　料：食用油20克，香菇10克，姜丝、料酒、味精各5克，水淀粉30克。

做　法：

1. 猪肉剁碎，先将香菇去蒂洗净切丝，丝瓜去皮洗净切片。

2. 锅烧热，加入食用油和姜丝，再加丝瓜片、香菇、料酒，煮沸至香菇、丝瓜入味，用水淀粉勾芡，放盐、味精，调匀即成。

功　效：益气血，通经络。

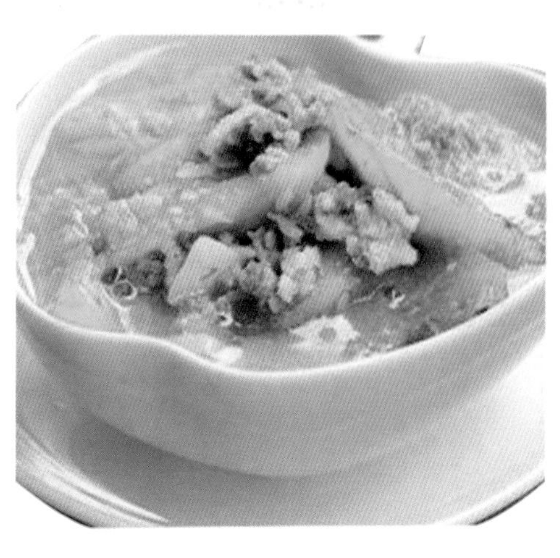

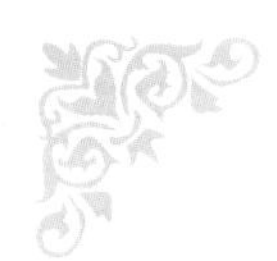

茭白

下乳利尿祛烦渴

别　　名　菰菜、茭瓜、茭笋。

性味归经　味甘，性微寒；归肝、脾、肺经。

建议食用量　内服：煎汤，30 ~ 60克。

营养成分

蛋白质、脂肪、糖类、维生素 B_1、维生素 B_2、维生素 E、微量胡萝卜素和矿物质等。

防治产后病原理

茭白性微寒有清热解毒，生津止渴，利尿除湿的功效，可用于产后乳汁淤积不通。茭白所含的豆醇能清除体内活性氧，抑制酪氨酸酶活性，从而阻止黑色素生成，它还能软化皮肤表面的角质层，使皮肤润滑细腻，是产妇产后恢复的佳品。

食用疗效

茭白既能利尿祛水，辅助治疗四肢浮肿、小便不利等症，又能清暑解烦，具有祛热、生津、止渴、利尿、除湿、通利的功效。主治暑湿腹痛、中焦痼热、烦渴、二便不利以及乳少等症。秋季食用尤为适宜。茭白含较多的碳水化合物、蛋白质、脂肪等，能补充人体的营养物质，具有健壮机体的功效。此外，茭白还能退黄疸，对于黄疸型肝炎有益。

食用宜忌

吃茭白也有禁忌人群，肾功能不全者要少吃，因为它所含有的草酸较多。脾胃虚寒、腹泻的人也不宜多吃，《本草汇言》中明确指出："脾胃虚冷作泻者勿食。"

经典论述

1.《食疗本草》："利五脏邪气，酒面赤，白癞疡，目赤等效。然滑中，不可多食。热毒风气，卒心痛，可盐、醋煮食之。"

2.《本草拾遗》："祛烦热，止渴，除目黄，利大小便，止热痢，解酒毒。"

3.《日华子本草》："菰叶，利五脏。"

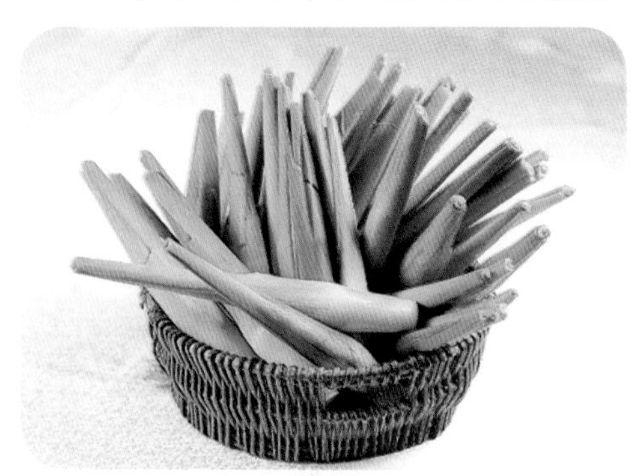

良方妙方

1. 催乳：茭白 15 ~ 30 克，通草 9 克，猪脚煮食。(《湖南药物志》)

2. 大便秘结、心胸烦热：茭白 30 ~ 60 克，旱芹菜 30 克。水煎服。

养生食谱

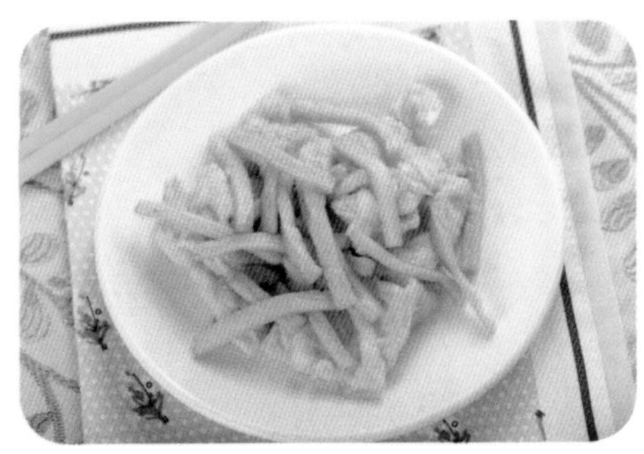

◆ 茭白炒鸡蛋

主　料：鸡蛋 50 克，茭白 100 克。

调　料：熟猪油 10 克，精盐、味精、葱花、高汤各适量。

做　法：

1. 将茭白去皮，洗净，切成丝。

2. 鸡蛋磕入碗内，加入精盐调匀。将熟猪油放入锅中烧热，葱花爆锅，放入茭白丝翻炒几下，加入精盐和高汤，炒干汤汁，待熟后盛入盘内。

3. 另起锅放入熟猪油烧热，倒入鸡蛋液，同时将炒过的茭白放入一同炒拌，鸡蛋熟后点入味精装盘即可。

功　效：解热毒，除烦渴，利小便。

◆ 口蘑烧茭白

主　料：干口蘑 20 克，茭白 500 克。

调　料：精盐 3 克，黄酒 5 克，生姜 5 克，素鲜汤 750 克，水淀粉 10 克，香油 5 克，植物油 500 克（实耗约 50 克），味精、白糖、葱各适量。

做　法：

1. 茭白切成均匀的条；干口蘑用温水泡软后洗净，切片；葱切段，姜切片。

2. 锅中加植物油大火烧热，至五成热时下入茭白条滑透，起锅倒入漏勺控油。

3. 锅底留少许油，下入葱段、姜片，炸至呈金黄色时烹入素鲜汤，加入黄酒、精盐、白糖。锅开后下入口蘑片，茭白条、味精烧透，用水淀粉勾芡，淋香油，起锅装盘即可。

功　效：清热除烦，滋阴润燥，通利肠胃。

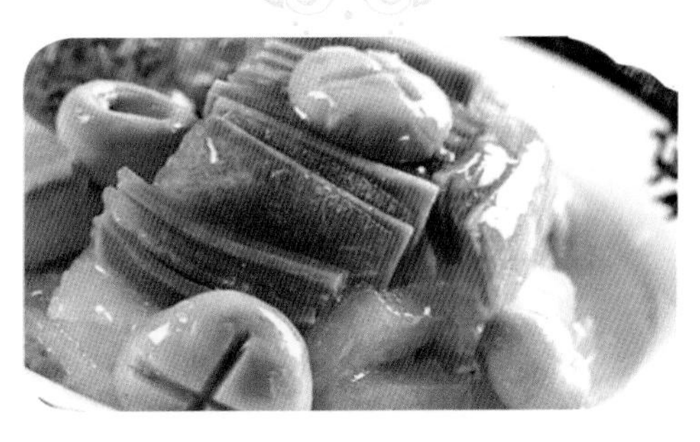

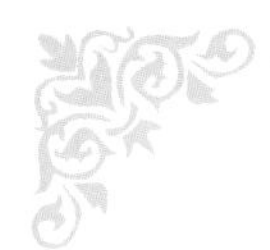

木瓜

通乳丰胸缓疼痛

别　　名　乳瓜、木梨、文冠果。
性味归经　性平、微寒，味甘；归肝、脾经。
建议食用量　每次1/4个左右。

营养成分

氨基酸、木瓜蛋白酶、番木瓜碱、维生素C、苹果酸、柠檬酸、皂苷等。

防治产后病原理

木瓜中的凝乳酶有通乳作用。其所含的蛋白分解酵素能分解蛋白质和淀粉，促进产后进食和消化吸收。木瓜所含的番木瓜碱具有缓解产后疼痛的功效。也可用于产后消化不良、乳汁不通、皮肤粗糙、失眠等。

食用疗效

中医认为，木瓜性酸味温，有舒筋活络、化湿和胃、清热祛风的功效。既可舒筋活络而缓和足腓肠肌痉挛，又可化湿和胃而止吐泻。

食用宜忌

宜：消化不良、营养缺乏等人适宜食用。

忌：内有郁热，小便短赤者不宜食用；精血虚、真阴不足的腰膝无力者不宜食用；伤食脾胃未虚、积滞多者，不宜食用。

良方妙方

1. 产后腰痛：木瓜15克，桂枝6克，干姜2克，羊肉250克，葱白6克，食油、食盐、味精各适量。将羊肉洗净，切成块；木瓜、桂枝、干姜用纱布包扎好；将羊肉、药包、葱白、料酒放入锅中，加清水适量煲至羊肉烂熟时，去药包，加入食油、食盐、味精调味即可。食肉喝汤。每日1剂，可连食数日。

2. 产后缺乳：木瓜1个，花生100克，大枣10颗，红糖适量。先将木瓜去皮、去核、切块；再将木瓜、花生、大枣放入瓦罐内，加适量水，大火煮沸；煮沸后加入红糖，改用文火煲熟即可。

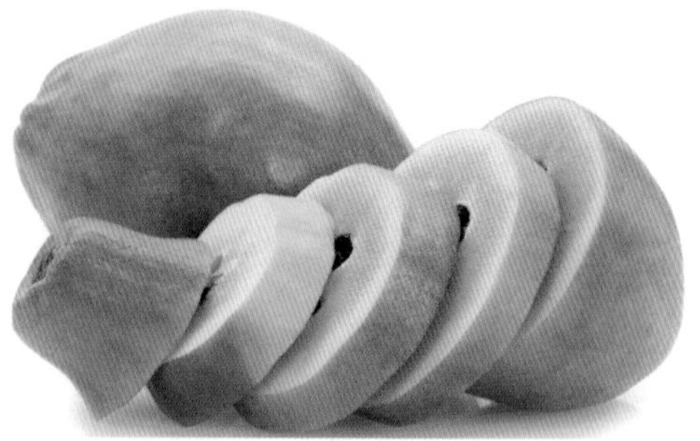

经典论述

《本草纲目》："木瓜所主霍乱吐痢转筋、脚气，皆脾胃病，非肝病也。肝虽主筋，而转筋则由湿热、寒湿之邪袭伤脾胃所致，故筋转必起于足腓，腓及宗筋皆属阳明。"

养生食谱

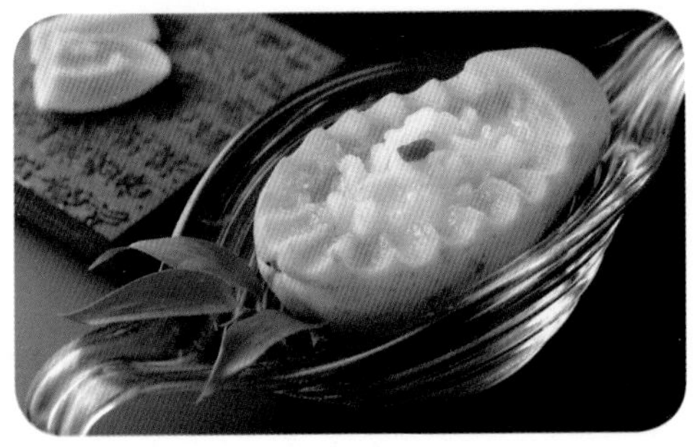

◆ 木瓜炖雪蛤

主 料：木瓜1个（约750克重），雪蛤油2～3克。

辅 料：鲜奶1杯，水1杯，冰糖适量。

做 法：

1. 雪蛤油泡发至白色半透明的状态，备用。

2. 木瓜洗干净外皮，在顶部切出2/5作盖，木瓜盅切成锯齿状，挖出核和瓤，木瓜放入炖盅内。

3. 冰糖和水一起煲溶，然后添雪蛤膏煲30分钟，再加鲜奶，待滚，滚后注入木瓜盅内，加盖，用牙签插实木瓜盖，隔水炖至水开之后20分钟左右即可。

功 效：健脾消食，润肤养颜。

◆ 木瓜泥

主 料：木瓜1个，牛奶适量。

做 法：

1. 木瓜洗净，去皮、去籽，上锅蒸7～8分钟，至筷子可轻松插入时，即可离火。

2. 用勺背将蒸好的木瓜压成泥，拌入牛奶即可。

功 效：平肝和胃，舒筋活络。

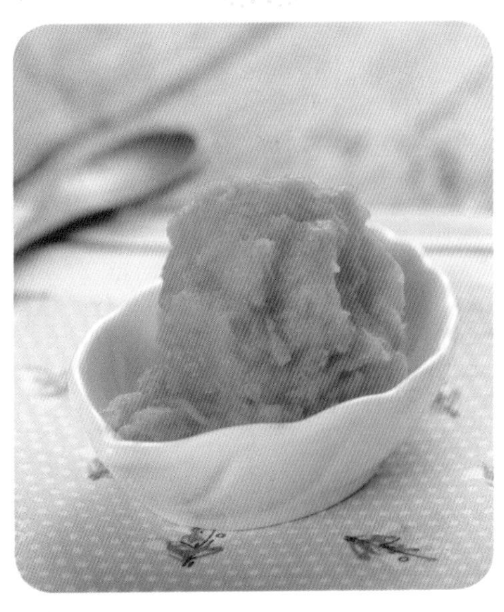

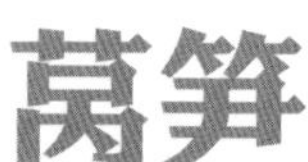

莴笋

清热利尿可通乳

别　　名　莴苣、春菜、生笋、茎用莴苣、青笋、莴菜、香马笋。

性味归经　味甘、苦，性凉；归肠、胃经。

建议食用量　每次 100 ~ 200 克。

营养成分

钙、胡萝卜素、维生素 C 和微元素铁、蛋白质、脂肪、糖类、磷、钾和维生素 B_1、维生素 B_2、维生素 PP、苹果酸等。

防治产后病原理

莴笋含有多种营养成分，尤其含矿物质钙、磷、铁等较多，对身体有益。莴笋有清热、利尿、活血、通乳的作用，尤其适合产后少尿和无乳的产妇食用。

食用疗效

莴笋味道清新且略带苦味，可刺激消化酶分泌，促进食欲，其皮和肉之间的乳状浆液，可促进胃酸、胆汁等消化液的分泌，从而对消化功能减弱、消化道中酸性降低和便秘的病人尤其有利；莴笋所含的多种维生素和矿物质具有调节神经系统功能的作用，并能改善消化系统和肝脏功能。

莴笋含有大量植物纤维素，能促进肠壁蠕动，有助于排泄，可用于治疗各种便秘。

食用宜忌

宜：妇女产后缺奶或乳汁不通宜食用；小便不通、尿血及水肿、糖尿病和肥胖、神经衰弱症、高血压、心律不齐、失眠患者食用。

忌：多食使人目糊，停食自复，因此视力弱者不宜多食，有眼疾特别是夜盲症的人也应少食；脾胃虚寒、腹泻便溏之人不宜食用。

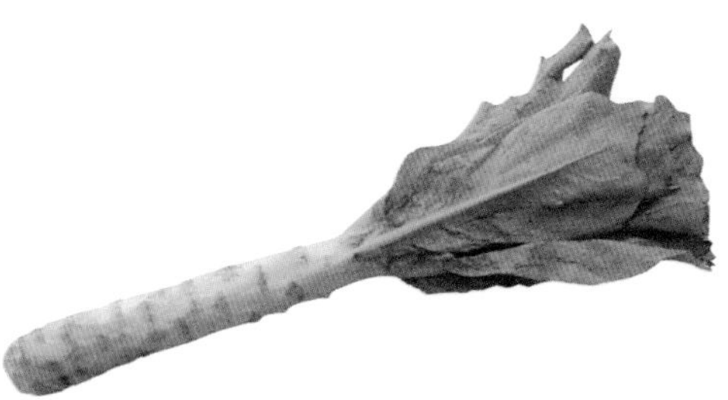

良方妙方

1. 产后无乳：莴笋三枚，研作泥，好酒调开服。

2. 小便不利：莴笋捣泥作饼食之。(《海上方》)

经典论述

《本草纲目》："通乳汁，利小便，杀虫、解蛇毒。"

养生食谱

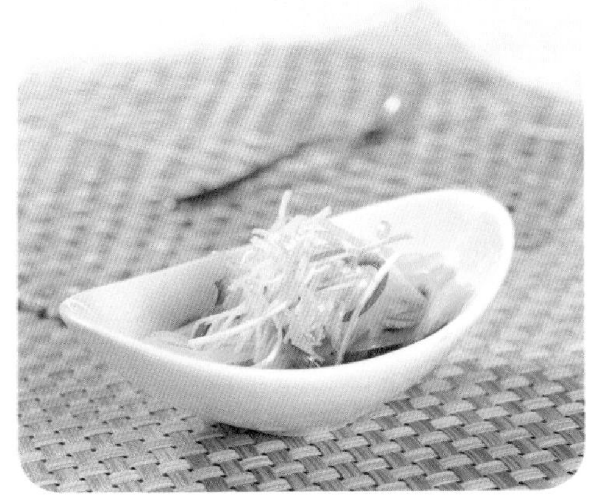

◆ 油泼莴笋

主　料：嫩莴笋500克。

辅　料：葱10克，姜5克，红辣椒3克，香油3克。

调　料：橄榄油5克，盐5克，生抽10克，花椒3克。

做　法：

1. 嫩莴笋去皮切成菱形片焯水放入盘中。

2. 红辣椒顶刀切碎。

3. 锅内放少许橄榄油，煸香花椒和红辣椒碎，放入葱、姜、生抽、盐、香油调成汁淋在青笋上即可。

功　效：开胃健脾，利尿通乳。

◆ 莴笋胡萝卜

主　料：胡萝卜2根，莴笋1根。

调　料：食用油、葱、姜、精盐、酱油、料酒、水淀粉、香油、清汤各适量。

做　法：

1. 将去皮莴笋、胡萝卜分别洗净，切成均匀小块，放入开水锅中烫一下，捞出；将葱切段、姜切片备用。

2. 炒锅上火，倒入食用油，加热后放入葱、姜，翻炒片刻，将葱、姜拣出，再加入清汤，随后把莴笋、胡萝卜倒入锅中，加精盐、酱油、料酒，用大火烧沸后，改用小火把莴笋和胡萝卜煨3～5分钟，再加入水淀粉勾芡，最后淋入香油，出锅即可。

功　效：利膈宽肠。

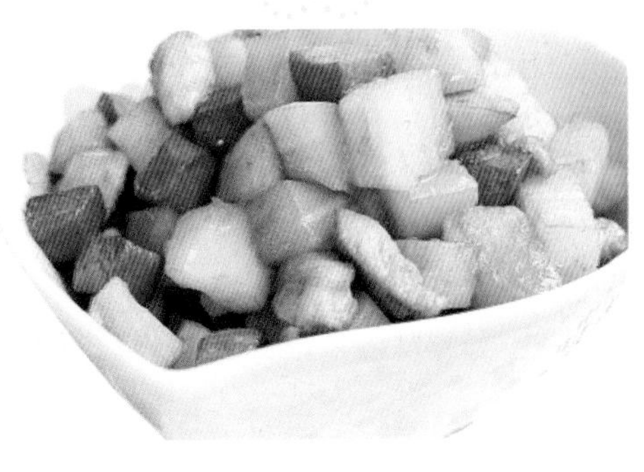

鲫鱼

健脾温中益乳汁

别　　名	河鲫、鲫瓜子、喜头鱼、海附鱼、童子鲫。
性味归经	味甘，性平；归脾、胃、大肠经。
建议食用量	每次约 100 克。

营养成分

蛋白质、脂肪、维生素 A、维生素 B_1、维生素 B_2、维生素 B_{12}、烟酸、磷、钙、铁、硫胺素、核黄素等。

防治产后病原理

鲫鱼富含优质蛋白、不饱和脂肪酸及其他营养成分，利于人体吸收利用，可助产妇身体恢复，对产妇产后恢复有很好的补益作用，使其乳汁富足而无肥胖之虞。

食用疗效

鲫鱼所含的蛋白质、氨基酸种类齐全，易于消化吸收，是肝肾疾病、心脑血管疾病患者的良好蛋白质来源，常食有益健康；鲫鱼有健脾利湿、和中开胃、温中下气之功效，对脾胃虚弱、水肿、溃疡等有很好的滋补食疗作用；鲫鱼肉嫩味鲜，可做粥、做汤、做菜、做小吃等，尤其适于做汤，鲫鱼汤不但味香汤鲜，而且具有较强的滋补作用，非常适合中老年人和病后虚弱者食用。

食用宜忌

宜：孕妇产后乳汁缺少者宜食；慢性肾炎水肿，肝硬化腹水，营养不良性浮肿者宜食；脾胃虚弱，饮食不香者宜食；痔疮出血，慢性久痢者宜食。

忌：鲫鱼补虚，诸无所忌。但感冒发热期间和过敏者不宜多吃。

良方妙方

下乳：鲜鲫鱼，加水不加盐煮汤，汤色呈乳白时饮服，也可食鱼肉。或鲜活鲫鱼 1 尾（约 100 克），猪蹄 1 只，共煮汤，烂熟后调味食肉饮汤。为了加强通乳效果，还可加通草 6 ~ 9 克，或加漏芦 6 克。

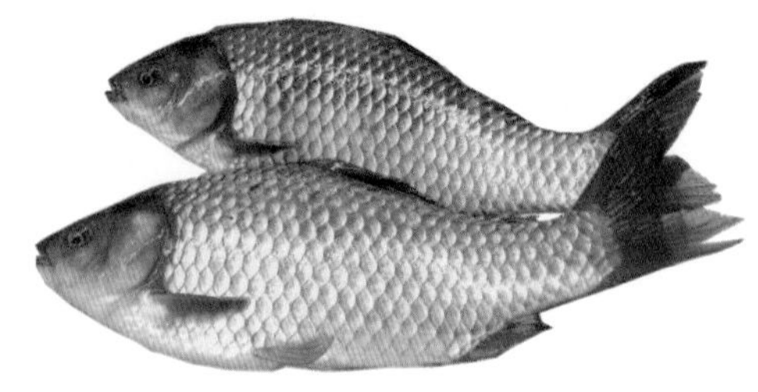

经典论述

《本草经疏》："鲫鱼调味充肠，与病无碍，诸鱼中惟此可常食。"

养生食谱

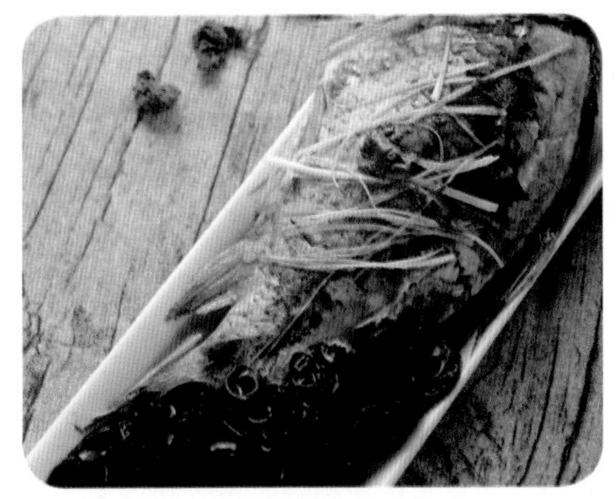

◆ 木耳清蒸鲫鱼

主　料：黑木耳100克，鲫鱼300克。

调　料：料酒、盐、白糖、姜、葱、植物油各适量。

做　法：

1. 将鲫鱼去鳃、内脏、鳞，冲洗干净；黑木耳泡发，去杂质，洗净，撕成小碎片；姜洗净，切成片；葱洗净，切成段。

2. 将鲫鱼放入大碗中，加入姜片、葱段、料酒、白糖、植物油、盐腌渍半小时。

3. 鲫鱼上放上碎木耳，上蒸锅蒸20分钟即可。

功　效：温中补虚，健脾利水。

◆ 莼菜鲫鱼汤

主　料：鲫鱼500克，莼菜200克。

调　料：植物油、盐、料酒、味精、胡椒粉、水各适量。

做　法：

1. 鲫鱼去鳞、鳃、内脏，洗净；莼菜洗净，去杂质，沥干；

2. 锅中下植物油，将鲫鱼两面煎黄，烹入料酒，加水煮开，大火煮20分钟，加入莼菜、盐、味精、胡椒粉，小火再煮约5分钟即可。

功　效：健脾开胃，清热解毒，利水除湿。

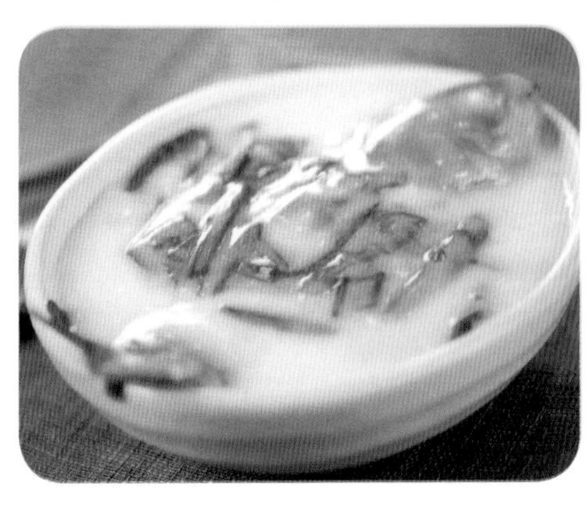

带鱼

滋阴养血又开胃

别　　名　刀鱼、裙带鱼、牙带、白带鱼、柳鞭鱼。

性味归经　味甘、咸，性微温；归肝、脾经。

建议食用量　每次约 100 克。

营养成分

蛋白质、脂肪、维生素 B_1、维生素 B_2 和烟酸、钙、磷、铁、碘等成分。鱼鳞中含 20%~25% 的油脂、蛋白质和无机盐。油脂中含多种不饱和脂肪酸。

防治产后病原理

带鱼的脂肪含量高于一般鱼类，且多为不饱和脂肪酸，如 DHA 和 EPA，对产妇尤宜；带鱼含有的镁元素，对心血管系统也有保护作用。但哺乳妈妈尽量不要多吃，以防宝宝过敏。除此之外，带鱼还有养肝补血、泽肤养发的功效。

食用疗效

中医认为，带鱼味甘、咸，性微温，有补脾益气、益血养肝的功效。其富含人体必需的多种矿物元素及维生素，为老人、儿童、孕产妇的理想滋补食品，且对改善记忆力，降血脂，美肤有一定作用。

食用宜忌

宜：一般人群均可食用。适宜久病体虚，血虚头晕，气短乏力，食少羸瘦，营养不良之人食用；适宜皮肤干燥之人食用。

忌：带鱼属动风发物，凡患有疥疮、湿疹等皮肤病或皮肤过敏者、红斑性狼疮、痈疖疔毒和淋巴结核、支气管哮喘等病症者不宜食用。

良方妙方

1. 病后体虚：带鱼、糯米各适量，加调味品，蒸熟内服。(《海洋药物民间应用》)

2. 呃逆：带鱼火烧存性，研末，用量 2 ~ 5 克。(《常见药用动物》)

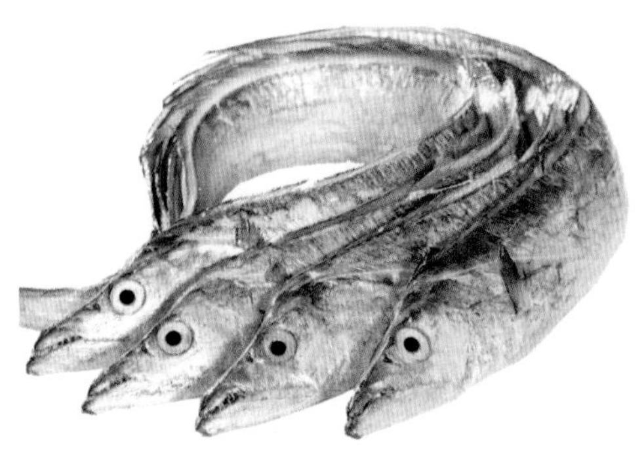

经典论述

《食物中药与便方》:“带鱼，滋阴、养肝、止血。急慢性肠炎蒸食，能改善症状。”

养生食谱

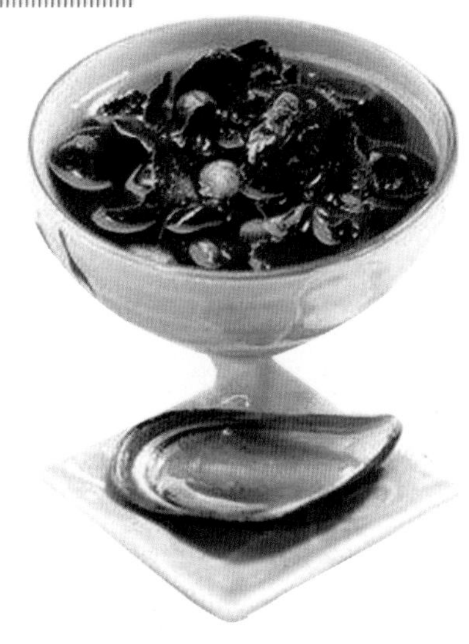

◆ 红枣带鱼粥

主　料：糯米 50 克，带鱼 60 克。

辅　料：红枣 5 个。

调　料：盐、味精、葱花、姜末、水各适量。

做　法：

1. 糯米洗净，泡水 30 分钟，带鱼切块，沥干水分备用。
2. 红枣、糯米加水熬成稠粥，放入带鱼烫熟，再拌入盐、味精，装碗后撒上葱花、姜末即可。

功　效：滋补脾胃，益气养血。

◆ 香酥带鱼

主　料：带鱼 300 克，鸡蛋 1 个。

调　料：花生油、精盐、淀粉、面粉、五香粉、椒盐、胡椒粉、白酒、姜片各适量。

做　法：

1. 将带鱼洗净切成块，放入盆内，用精盐和少量白酒、姜片腌制 20 分钟左右。
2. 将腌制好的带鱼沥干水分。
3. 将鸡蛋、淀粉，面粉、五香粉，胡椒粉和少许精盐调制成糊待用。
4. 锅内放植物油烧至七成热时，放入挂好糊的带鱼一块一块的放入油中炸至金黄即可。
5. 摆盘，洒上少许椒盐面即可。

功　效：养肝止血，和中开胃。

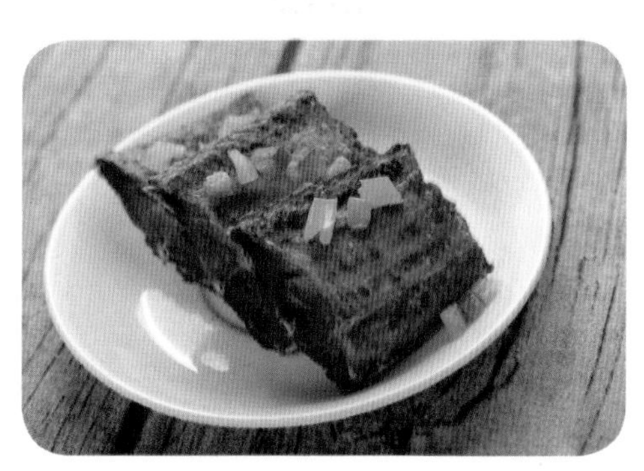

豆腐

补中宽中健脾胃

别　　名　水豆腐。

性味归经　味甘、咸，性寒；归脾、胃、大肠经。

建议食用量　每日 100 克。

营养成分

蛋白、脂肪、碳水化合物、纤维素、铁、镁、钾、烟酸、铜、钙、锌、磷、叶酸、维生素 B_1、卵磷脂和维生素 B_6。

防治产后病原理

豆腐营养丰富且含异黄酮，可补充产妇所需和调节体内雌激素水平，促进产后恢复。所含脂肪多为不饱和脂肪酸且无胆固醇，钙含量丰富，有利于预防产后骨质疏松症的发生。

食用疗效

中医认为，豆腐有宽中益气，调和脾胃的作用。除此之外，豆腐还有增加营养、帮助消化、增进食欲的功能，对齿、骨骼的生长发育也颇为有益；豆腐不含胆固醇，是高血压、高血脂、高胆固醇症及动脉硬化、冠心病患者的药膳佳肴，也是儿童、病弱者及老年人补充营养的食疗佳品；豆腐含有丰富的植物雌激素，对防治骨质疏松症有良好的功效。

食用宜忌

宜：妇女产后乳汁不足者宜食；身体虚弱、营养不良、气血双亏、年老羸瘦者宜食；高脂血症、高胆固醇、肥胖者及血管硬化者宜食；糖尿病人宜食；青少年儿童宜食。

忌：痛风病人和血尿酸浓度增高的患者忌食；脾胃虚寒，经常腹泻便溏者忌食。

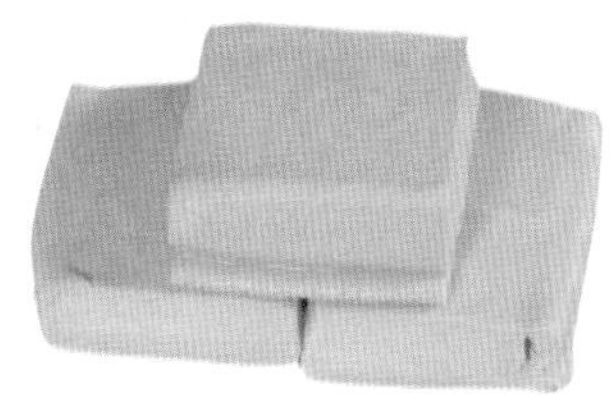

良方妙方

1. 通乳：鲜豆腐、黑糖各 120 克，煮数沸，1 次服。

2. 产后乳少：豆腐 500 克，炒王不留行 20 克，煮汤。喝汤吃豆腐。

3. 自汗：豆腐皮，每食一张，用热黑豆浆送下。

经典论述

1.《医林纂要》:“豆腐清肺热，止咳，消痰。”

2.《本草求真》:“治胃火冲击，内热郁蒸，症见消渴、胀满，并治赤眼肿病。”

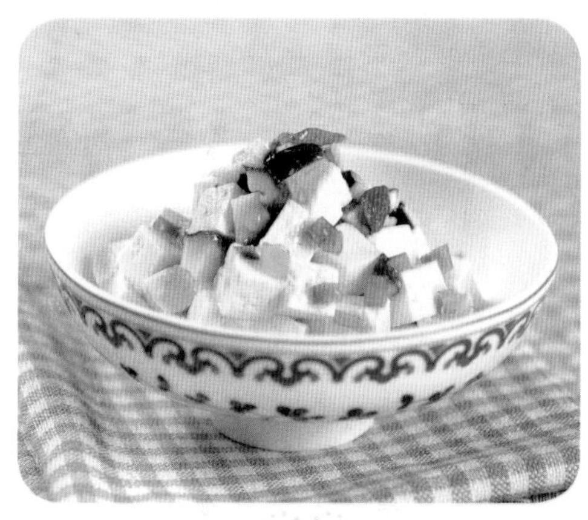

◆ 香菇豆腐

主　料：豆腐150克，鲜香菇150克。

辅　料：高汤100克，葱、姜各5克。

调　料：盐、鸡粉各2克，香油3克，胡椒粉适量。

做　法：

1. 将鲜香菇洗净去根，加葱、姜煮熟捞出切成粒备用。

2. 豆腐切成方块加盐、鸡粉、高汤煨入味。

3. 香菇粒加盐、鸡粉、胡椒粉、香油调好味撒在豆腐上即可。

功　效：健脾养胃。

◆ 锅塌豆腐

主　料：北豆腐450克。

辅　料：洋葱3克，鸡蛋3个，面20克。

调　料：盐4克，鸡粉3克，料酒5克，香油、植物油、葱、姜、水各适量。

做　法：

1. 将豆腐改刀成长方形的片备用；洋葱洗净切碎。

2. 将葱、姜切碎均匀地撒在豆腐上，加盐、料酒腌制5分钟。

3. 锅内放植物油将豆腐粘鸡蛋液炸制金黄色捞出。

4. 锅内留底植物油放入葱姜、料酒、水、盐、鸡粉调好味，再放入炸好的豆腐煨制入味，慢火汤汁收浓，加入洋葱、勾少许欠淋香油即可。

功　效：清热润燥，补中宽肠。

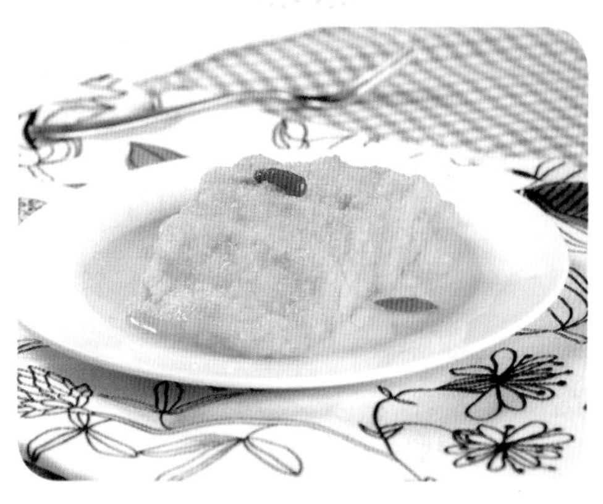

第五节　养颜护肤的食材

番茄

补血清热的美容佳蔬

别　　名　西红柿、洋柿子。
性味归经　味甘、酸，性微寒；归心、肺、胃经。
建议食用量　每天吃 2 ～ 3 个。

营养成分

蛋白质、脂肪、葡萄糖、蔗糖、维生素 B_1、维生素 B_2、维生素 C、纤维素和磷、钙、铁、锌等。

防治产后病原理

番茄富含矿物质和维生素，有清热解毒、补血养血、增进食欲的功效，产妇适当食用一些番茄，有助于消化，调整胃肠。长期食用，可以美白皮肤、美容养颜。

食用疗效

中医认为，番茄有生津止渴，健胃消食，清热解暑之效。番茄含有丰富的维生素、矿物质、碳水化合物、有机酸及少量的蛋白质，可以满足人体对几种维生素和矿物质的需要。番茄含有果酸，可以降低胆固醇含量；其含有的苹果酸、柠檬酸和糖类，有助于消化；番茄中的胡萝卜素可维持皮肤弹性，促进骨骼钙化，防治儿童佝偻病、夜盲症和眼睛干燥症。

食用宜忌

不要吃不成熟的番茄，因为青色的番茄含有大量有毒的龙葵碱，尤其是孕妇食用后，会出现恶心、呕吐、全身乏力等中毒症状，对胎儿发育有害；不宜生吃，尤其是脾胃虚寒和月经期间的妇女，不宜空腹吃，容易引起腹痛等不适。

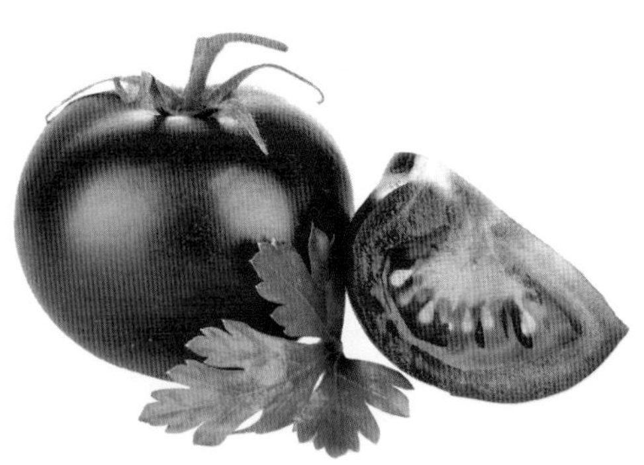

良方妙方

热病口渴：凉拌番茄或直接食用。

经典论述

《陆川本草》：“生津止渴，健胃消食。治口渴，食欲不振。”

养生食谱

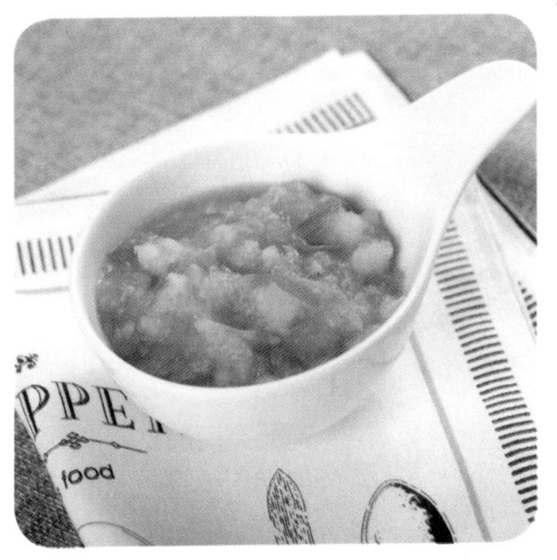

◆ 西红柿汁

主　料：西红柿 500 克，温开水适量。

做　法：

1. 把西红柿洗干净，用热水烫后去皮。
2. 再用纱布包好用手挤压出汁倒入杯中，再加入少许的温开水调匀，即可食用。

功　效：生津止渴，健胃消食。

◆ 西红柿土豆羹

主　料：西红柿、土豆各 1 个，肉末 20 克。

做　法：

1. 西红柿洗净，去皮，切碎；土豆洗净，煮熟，去皮，压成泥。
2. 将西红柿碎、土豆泥与肉末一起搅匀，上锅蒸熟即可。

功　效：健胃开脾，防治便秘。

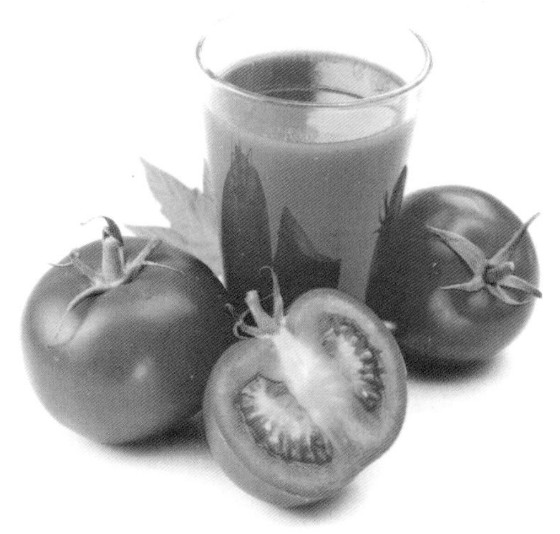

芹菜

润肠清热能消肿

别　　名　旱芹、药芹、香芹、蒲芹。
性味归经　味甘辛，性凉；归肺、胃、肝经。
建议食用量　每餐50克。

营养成分

膳食纤维素、多类维生素、蛋白质、脂肪、糖类和磷、钙、铁和芫荽苷、挥发油、甘露醇、肌醇等。

防治产后病原理

芹菜是高纤维食物，能润肠排毒，可适用于产后高血压或便秘人群服用，是一种理想的绿色减肥食品。它经肠内消化作用产生一种木质素或肠内脂的物质，具有抗氧化、保护血管、促进伤口恢复的作用，且含有利尿的有效成分，可适用于产后尿潴留。

食用疗效

芹菜中所含的芹菜苷或芹菜素成分有镇静安神、平肝降压的功效，有利于安定情绪，消除烦恼烦躁；叶茎中还含有芹菜苷、佛手苷内酯和挥发油，对动脉粥样硬化有一定辅助防治的功效。

食用宜忌

宜：适合高血压和动脉硬化的患者。

忌：高血糖、缺铁性贫血患者、经期妇女、成年男性、脾胃虚寒者慎食；血压偏低者慎用；计划生育的男性应注意适量少食。

良方妙方

1. 高血压：生芹菜去根洗净，捣绞汁，混以等量蜂蜜，每日服3次，每次40毫升；或芹菜汁加糖少许，每日当茶饮。

2. 失眠：芹菜根60克，水煎服。

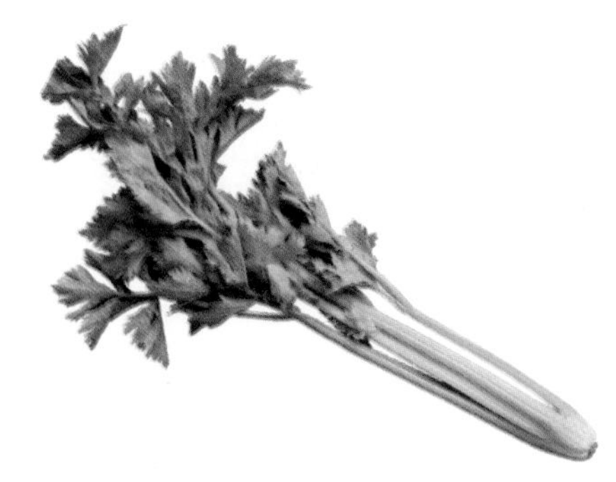

经典论述

1.《本草纲目》:“旱芹，其性滑利。”

2.《食鉴本草》:“和醋食损齿，赤色者害人。”

3.《本草推陈》:“治肝阳头痛，面红目赤，头重脚轻，步行飘摇等症。”

养生食谱

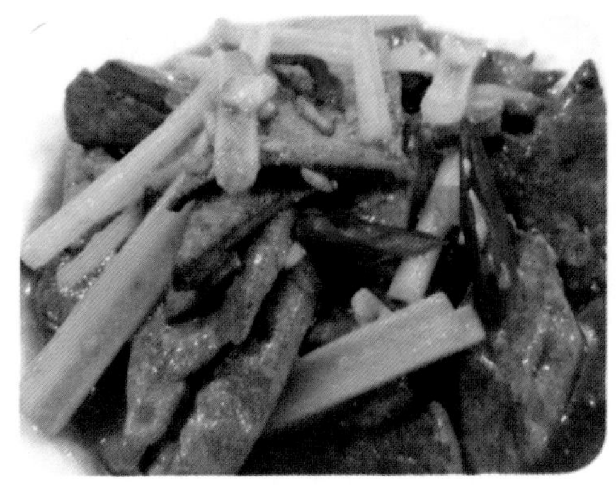

◆ 芹菜炒猪肝

主　料：猪肝 300 克，芹菜 100 克，木耳 50 克。

调　料：蛋清 5 克，色拉油 300 克，葱、姜、料酒、米醋、盐、生抽、老抽、味精、白糖、淀粉各适量。

做　法：

1. 猪肝切成片，加盐、味精、料酒、蛋清、淀粉腌制上浆；芹菜洗净切成薄片焯水。

2. 锅内放色拉油烧热，下猪肝滑熟捞出控去油。

3. 锅内放少许色拉油煸香葱、姜，放入猪肝和芹菜烹料酒、生抽、老抽、盐、白糖调好口，翻炒均匀，烹米醋出锅装盘。

功　效：平肝清热，养血益智。

◆ 芹菜粥

主　料：大米 100 克，芹菜 60 克。

调　料：姜末、盐、清水各适量。

做　法：

1. 大米淘洗净；芹菜择洗净，去叶留梗，切丁。

2. 大米与适量清水一同放入锅中，以大火煮沸，再转用小火熬煮至米粒将熟时，放入芹菜丁，再继续煮至米粒开花。

3. 粥成时加入适量的盐和姜末调味即可。

功　效：调养肝脏，降低血压，减少烦躁。

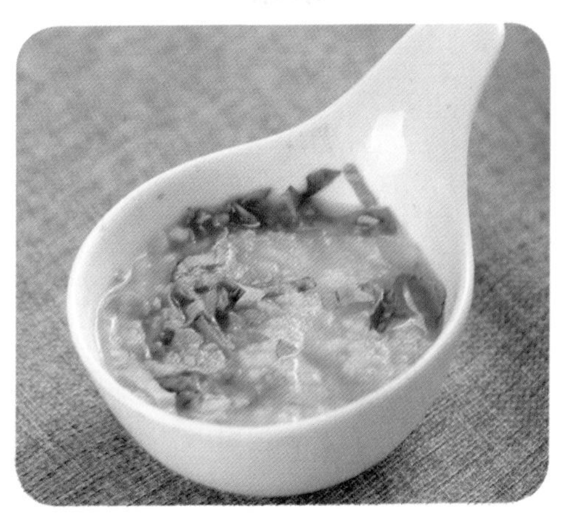

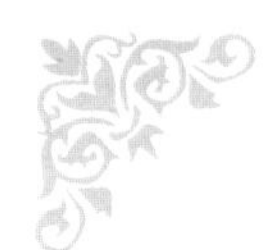

苦瓜

解毒明目又清心

别　　名　凉瓜、锦荔枝、癞葡萄、癞瓜。

性味归经　味苦，性寒；归心、肝、脾、胃经。

建议食用量　鲜品每次100～500克，干品每次50～100克。

营养成分

蛋白质、脂肪、碳水化合物、粗纤维、胡萝卜素、维生素B_1、维生素B_2、维生素C、维生素E及尼古酸等多类维生素，其中维生素C的含量每100克可达56毫克。

防治产后病原理

苦瓜含奎宁，可刺激子宫收缩，孕妇禁服，产妇可适当服用，用于加快产后子宫恢复及恶露排除，还有解毒退热的功效；其苦瓜苷和苦味素能增进食欲、健脾开胃；所含的蛋白质成分和大量维生素C能提高机体的免疫功能。

食用疗效

中医认为，苦瓜味苦性寒，有祛暑涤热，明目解毒的功效，苦瓜的新鲜汁液，含有苦瓜苷和类似胰岛素的物质，具有降血糖作用，适用于糖尿病患者；苦瓜含有粗纤维，能够加速肠道蠕动，帮助排便，有利于减轻胃肠负担。

食用宜忌

宜：适宜糖尿病、高血压、高脂血症患者。

忌：苦瓜性凉，脾胃虚寒者不宜多食。

良方妙方

1. 烦热口渴：鲜苦瓜一个，剖开去瓤，切碎，水煎服。

2. 糖尿病：鲜苦瓜50～100克，做菜吃，每天2～3次。

3. 中暑：鲜苦瓜1个，绿茶3克。将苦瓜去瓤切碎，与绿茶加水煎服。

4. 便血：鲜苦瓜根120克，水煎服。

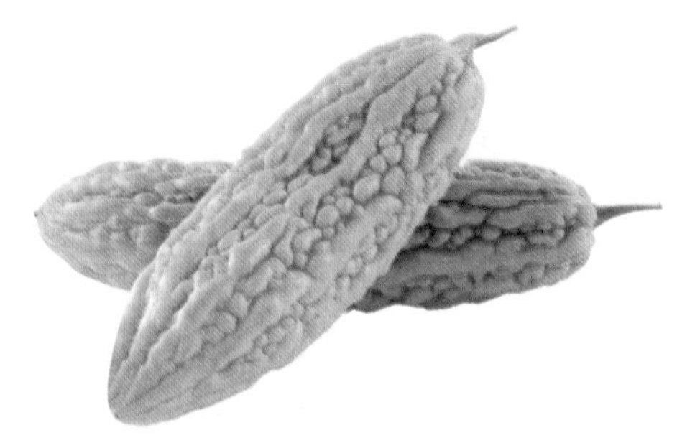

经典论述

《本草纲目》："除邪热，解劳乏，清心明目。"

养生食谱

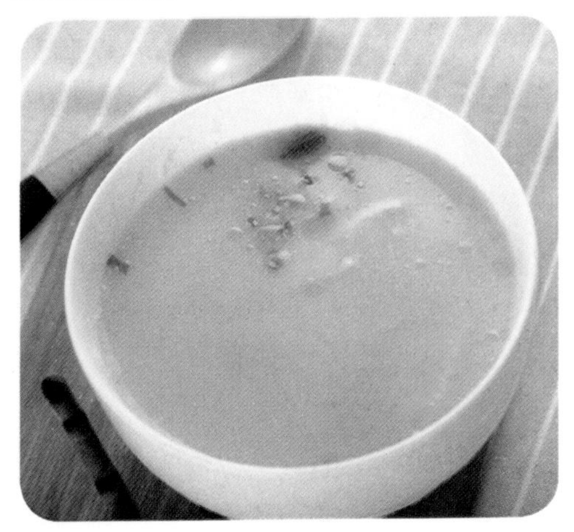

◆ 苦瓜排骨汤

主　料：排骨 350 克，苦瓜 100 克，陈皮 5 克。

调　料：姜、盐、白糖、胡椒粉、清水各适量。

做　法：

1. 将排骨洗净切段氽水，苦瓜切块，陈皮洗净，姜切片待用。

2. 净锅上火，放入清水、姜片、陈皮、排骨，大火烧开转小火炖 30 分钟再放入苦瓜炖 20 分钟，放入盐、白糖、胡椒粉调味即成。

功　效：清暑除热，明目解毒。

◆ 苦瓜拌芹菜

主　料：芹菜 150 克，苦瓜 150 克。

调　料：芝麻酱 50 克，精盐、味精、酱油、蒜泥各适量。

做　法：

1. 先将苦瓜去瓤，切成细丝，用开水氽烫一下，再用凉开水过一遍，沥掉水分；

2. 然后将芹菜、苦瓜同拌，加入芝麻酱、精盐、味精、酱油、蒜泥调匀即可。

功　效：凉血清肝。

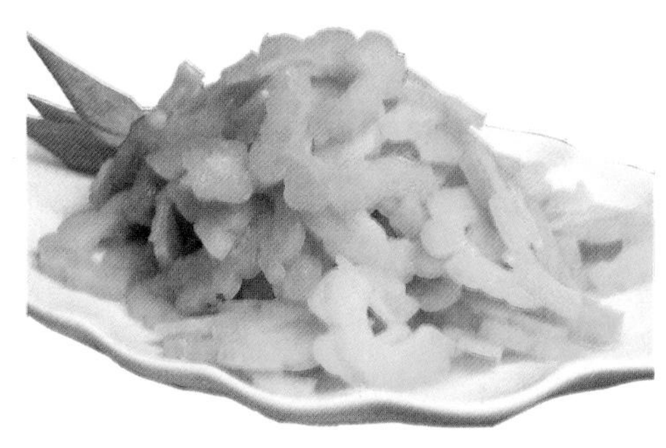

洋葱

增进食欲，提高骨密度

别　　名　洋葱头、玉葱、圆葱、球葱、葱头。

性味归经　性温，味辛甘、微辛；归肝、脾、胃、肺经。

建议食用量　每餐 50 ~ 100 克。

营养成分

蛋白质、粗纤维、糖类、维生素 A、维生素 B、维生素 C、磷、钙、铁，及多类氨基酸与咖啡酸、柠檬酸、槲皮酸、苹果酸等。

防治产后病原理

洋葱含有葱、蒜辣素，香气浓郁，可刺激胃酸分泌，促进食欲，帮助食欲不佳的产妇消化食物。同时，洋葱还可以提高骨密度，对骨质疏松或钙流失的产妇有很好的食疗效果。

食用疗效

中医认为，洋葱性温味辛甘，具有健胃理气，解毒杀虫的功效。

洋葱中含有植物杀菌素如大蒜素等，有很强的杀菌能力，能有效抵御流感病毒、预防感冒。这种植物杀菌素经由呼吸道、泌尿道、汗腺排出时，能刺激这些位置的细胞管道壁分泌，所以又有祛痰、利尿、发汗以及抑菌等作用。

洋葱是所知唯一含前列腺素 A 的蔬菜。前列腺素 A 能扩张血管、降低血液黏度，因而会产生降血压、增加冠状动脉的血流量，预防血栓形成的功效。

食用宜忌

洋葱不可过量食用，因为它易产生挥发性气体，过量食用会导致胀气和排气过多，给人造成不快。

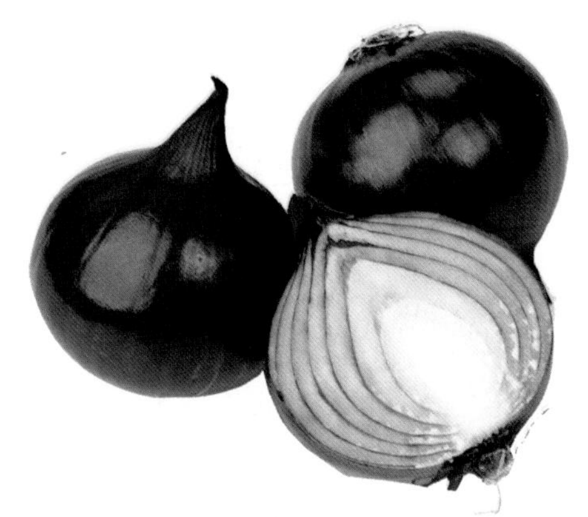

温馨贴士

根据皮色，洋葱可分为白皮、黄皮和紫皮三种。从营养价值的角度评估，紫皮洋葱的营养更好一些。这是因为紫皮洋葱相对于其他两个品种的洋葱味道更辛辣，这就意味着其含有更多的蒜素。此外，紫皮洋葱的紫皮部分含有花青素和更多的槲皮素。

养生食谱

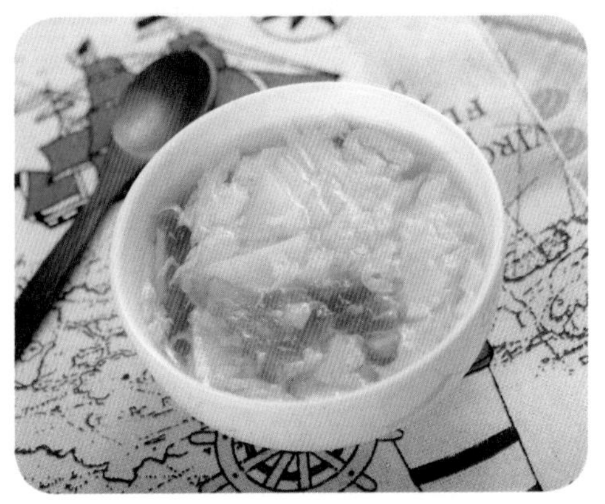

◆ 西红柿洋葱鸡蛋汤

主　料：西红柿、洋葱各50克，鸡蛋1个。

调　料：海带清汤、盐、白糖、酱油各适量。

做　法：

1. 将西红柿洗净，焯烫后去皮，切块；洋葱洗净，切碎；鸡蛋打散，搅拌均匀。

2. 锅置火上，放入海带清汤大火煮沸后加入洋葱、酱油，转中火再次煮沸后，加入西红柿，转小火煮2分钟。

3. 将锅里的西红柿和洋葱汤煮沸后，加入蛋液，搅拌均匀加盐、白糖调味即可。

功　效：健胃消食。

◆ 洋葱煎蛋饼

主　料：鸡蛋150克，洋葱（白皮）50克，青椒15克，红椒15克。

调　料：黄油25克，精盐2克，胡椒粉2克，植物油100克。

做　法：

1. 青椒、红椒、洋葱均洗净，切丝。

2. 将鸡蛋的蛋清与蛋黄分离，先将蛋清搅打至浓厚，再加入蛋黄拌匀，煎盘内加植物油50克，高火4分钟。

3. 倒入青椒、红椒、洋葱爆香，加入精盐、胡椒粉拌匀。

4. 圆形盘中加植物油50克，高火加热。

5. 倒入蛋汁，煎成一块厚蛋皮，加入上述所有料，再加黄油，高火半分钟即可。

功　效：增进食欲，促进消化。

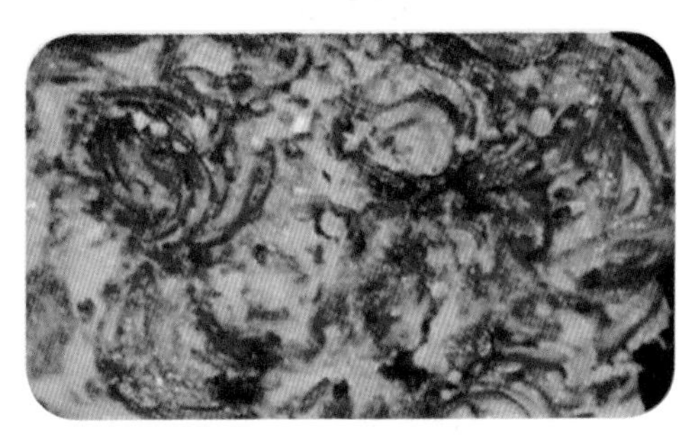

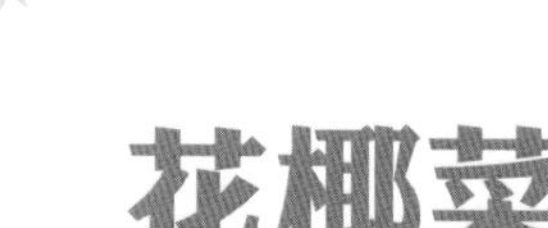

花椰菜

凉血排毒的“天赐良药”

别　　名　菜花、花甘蓝、洋花菜、球花甘蓝、西兰花。

性味归经　性平，味甘；归肾、脾、胃经。

建议食用量　每餐 100 ~ 200 克。

营养成分

蛋白质、脂肪、碳水化合物、食物纤维、多种维生素和钙、磷、铁等矿物质。

防治产后病原理

花椰菜有白、绿两种，绿色的也叫西兰花。两者的营养价值基本相同，花椰菜热量低，食物纤维含量很高，还含有丰富的维生素和矿物质，因此它又被称为“天赐的良药”。花椰菜含类黄酮较多，而类黄酮是一种良好的血管清理剂，对产后体虚易感冒、大便不通、肥胖等有良好的食疗作用。

食用疗效

花椰菜含有异硫氰酸盐化合物和微量元素，具有抗氧化功效。此外，中医认为，花椰菜有补肾填精、健脾和胃的功效，对消化系统疾病，如消化不良、便秘等也有一定功效。

丰富的维生素 K：预防痔疮出血，减少生理期大出血、促进血液正常凝固。

丰富的维生素 C：花椰菜中的维生素 C 含量较高，能够增强肝脏解毒能力，并能提高机体的免疫力，预防感冒的发生。

饮食宝典

花椰菜吃的时候要多嚼几次，这样才更有利于营养的吸收。花椰菜焯水后，应放入凉开水内过一下，捞出沥净水后再用。烹调时烧煮和加盐时间不宜过长，以免丧失和破坏营养成分。

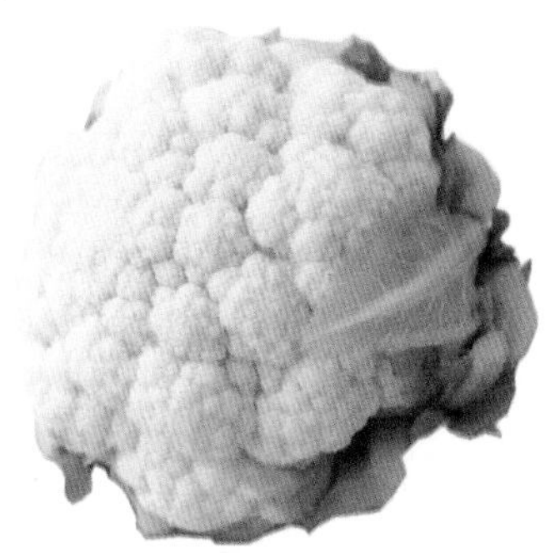

黄金搭配

» **花椰菜 + 西红柿**

西红柿和花椰菜都能清理血液中和杂质，此搭配能有效地净化血液、增强抗病毒能力。

» **花椰菜 + 鸡肉**

鸡肉有填精补髓、活血调经的功效，和花椰菜同食，可益气健骨，提高免疫力。

养生食谱

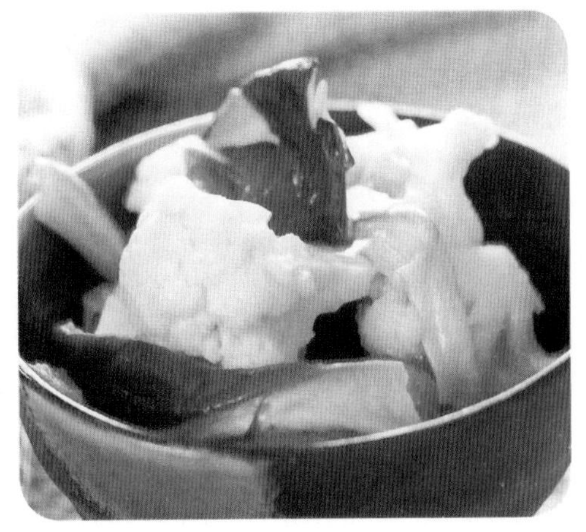

◆ 蘑菇烧花椰菜

主　料：花椰菜 300 克，蘑菇 200 克。

调　料：食用油、香葱丝、姜丝、盐、味精、水淀粉、香油各适量。

做　法：

1. 花椰菜掰成小朵，洗净；蘑菇洗净，切片备用。

2. 炒锅倒食用油烧热，爆香葱丝、姜丝，加入花椰菜，添少量汤烧开，放入蘑菇片，加盐、味精调味，翻炒至熟，用水淀粉勾芡，淋上香油即可。

功　效：补益肠胃，化痰理气，止咳润肺。

◆ 花椰菜汁

主　料：花椰菜半棵，凉开水适量。

做　法：

1. 花椰菜洗净，切成小块，放入开水中焯一下。

2. 将焯熟的花椰菜放入榨汁机中，加适量凉开水，搅打即可。

功　效：健脾益肾。

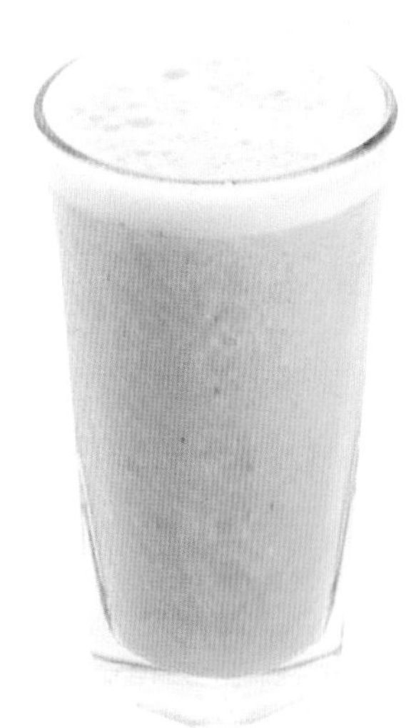

第六节 芳香开胃安神食材

生姜

温中行气擅散寒

别　　名　姜、黄姜、均姜。

性味归经　味辛，性微温；归脾、胃、肺经。

建议食用量　每餐10克左右。

营养成分

蛋白质、姜油酮、姜辣素、淀粉、多种维生素、胡萝卜素、钙、铁、磷等。

防治产后病原理

生姜所含的挥发油和姜辣素等能调节消化液的分泌，保护胃黏膜和促进胃肠道的蠕动，有助于产后胃口的恢复和大便的畅通，还能促进血液循环，可加快体内代谢，缓解产后疼痛和预防感染。

食用疗效

解表散寒，温中止呕，化痰止咳。用于风寒感冒，胃寒呕吐，寒痰咳嗽。

食用宜忌

宜：寒证痛经、产后腹中寒痛者适用；风寒感冒的人适用；胃寒胃痛及寒性呕吐者适用；鱼、蟹等食物中毒引起的腹泻呕吐者适用。

忌：生姜久服积热，损阴伤目；阴虚、内有实热或患痔疮者忌用；糖尿病及其综合征、肝炎患者忌用；高血压病人不宜多用。

良方妙方

1. 产后腹痛：红糖50克，生姜9克，煎服。用于宫寒瘀滞之产后腹痛。

2. 产后虚弱：生姜30克，葱白15克，红糖适量，共加水煎后饮用。

3. 产后血晕：粳米50克，人参末、姜汁各10克。粳米煮粥，加入人参末、姜汁搅拌均匀。可佐餐食用。

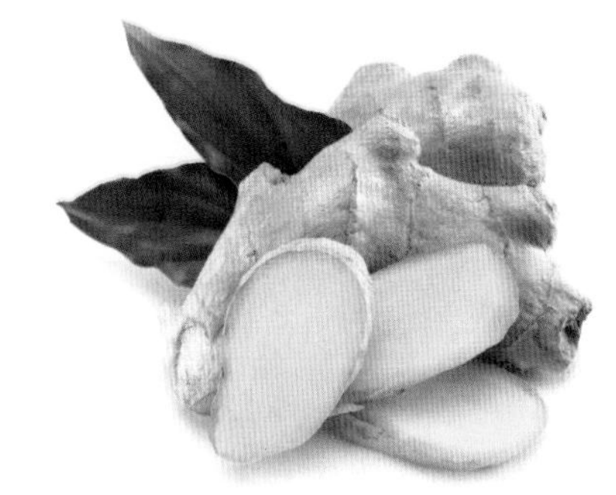

经典论述

1.《本草纲目》："生用发散，熟用和中，解食野禽中毒成喉痹；浸汁点赤眼；捣汁和黄明胶熬，贴风湿痛。"

2.《日用本草》："治伤寒、伤风、头痛、九窍不利。入肺开胃，去腹中寒气，解臭秽。"

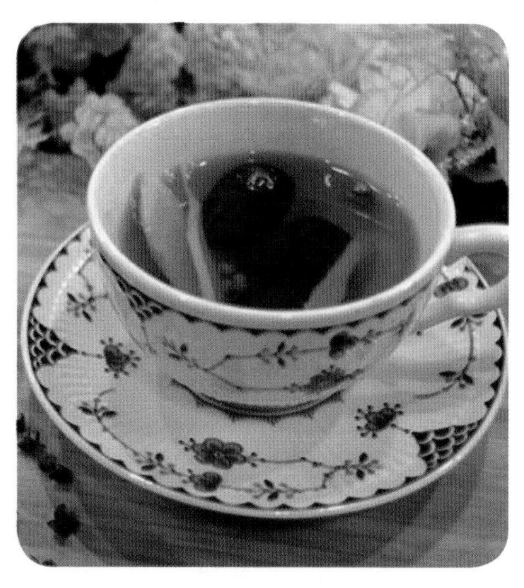

◆ 姜枣粥

主　料：鲜生姜50克，大枣100克。

调　料：白糖20克，水、水淀粉各适量。

做　法：

1. 鲜生姜去皮然后将其榨汁待用；大枣洗净去核待用。

2. 锅内加适量的水烧沸后加大枣，入姜汁、白糖搅匀，水淀粉勾芡即可。

功　效：温胃散寒，养血安神。

◆ 红枣生姜饮

主　料：红枣2个，生姜1片，红糖、沸水各适量。

做　法：将红枣、生姜、红糖放入锅中，加沸水，闷泡8分钟即可。

功　效：补中益气，温中散寒，调养气血。

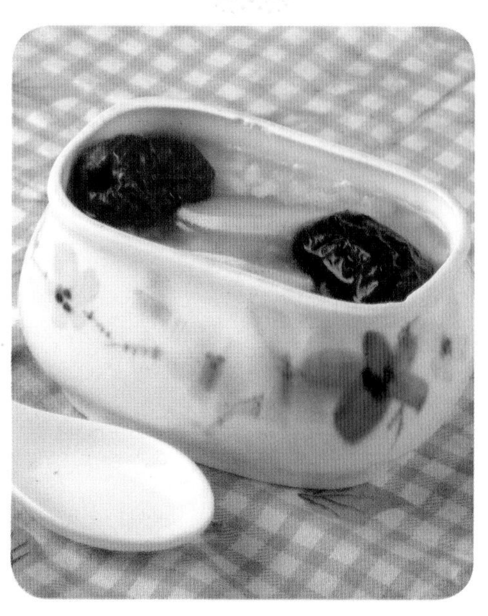

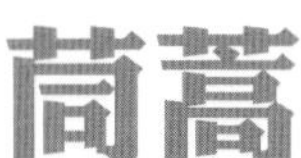

茼蒿

清血解郁助睡眠

别　　名　蓬蒿、蒿菜、菊花菜、茼笋、茼莴菜、春菊。

性味归经　味甘涩，性温；归肝、肾经。

建议食用量　每餐 100 ~ 200 克。

营养成分

蛋白质、脂肪、糖类、粗纤维、胡萝卜素、多类维生素、烟酸、磷、钙、铁、丝氨酸、苏氨酸、丙氨酸、亮氨酸、脯氨酸、苯丙氨酸等多类氨基酸和天冬素、挥发油、胆碱等成分，其中铁、钙含量比较多。

防治产后病原理

茼蒿有蒿之清气，又有菊之甘香，能消食开胃，增加食欲。且茼蒿所含粗纤维有助于肠道蠕动，促进产后排气排便。茼蒿含多种氨基酸、维生素，气味芬芳，能舒缓情绪，帮助睡眠，消痰开郁。

食用疗效

茼蒿中含有多种氨基酸及较多的钾、钙等矿物质，能调节体液代谢、通利小便、消除水肿。

中医认为，茼蒿味甘涩，性温，有健脾和胃，消痰安神之效，对咳嗽痰多、脾胃不和、记忆力减退、习惯性便秘均有较好的疗效。茼蒿气味芳香，不仅有养心安神的功效，还有清肺化痰的作用。

温馨贴士

河北小叶茼蒿：茼蒿小叶又称花叶茼蒿、细叶茼蒿。叶片小，叶边缺口多而深，叶肉薄，嫩枝细。

上海大叶茼蒿：大叶茼蒿又称板叶茼蒿、圆叶茼蒿，叶片宽大，叶边缺口少而浅，叶肉厚，嫩枝短而粗，纤维少。

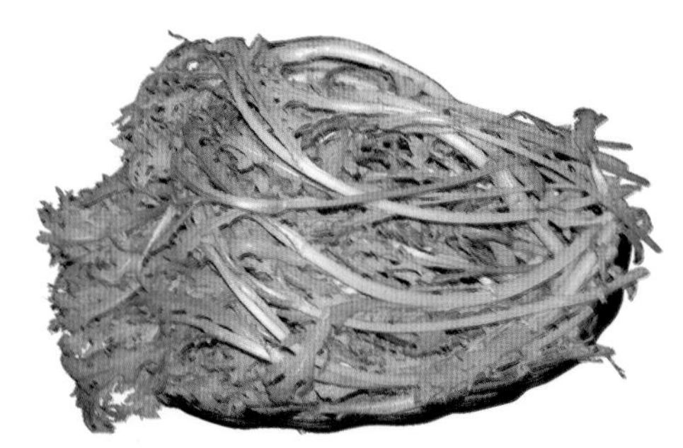

良方妙方

1. 便秘：茼蒿 250 克每天煮食。

2. 高血压头痛：茼蒿适量，与桑叶、山楂、金银花一起用沸水冲泡 10 ~ 15 分钟，代茶饮。

经典论述

《千金·食治》：“安心气，养脾胃，消痰饮。”

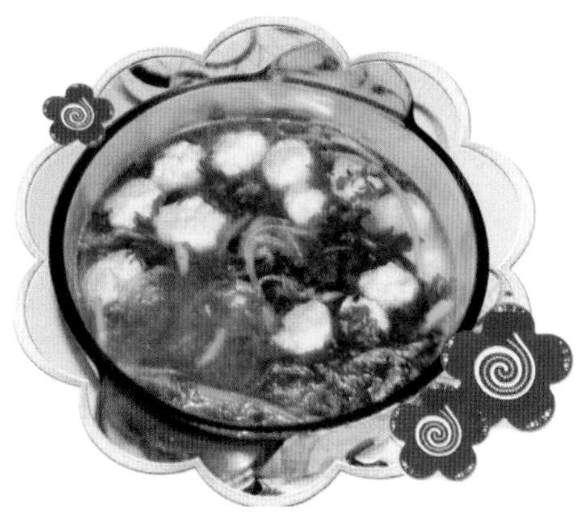

◆ 茼蒿蛋白饮

主　料：茼蒿250克、鸡蛋3枚。

调　料：香油、盐、水各适量。

做　法：

1. 将茼蒿洗净，鸡蛋打破取蛋清；

2. 茼蒿加适量水煮，快熟时，加入鸡蛋清，煮片刻，调入香油、盐即可。

功　效：养心安神，清血润肺。

◆ 蒸茼蒿

主　料：茼蒿600克。

辅　料：面粉、玉米面各30克。

调　料：蒜泥、盐、香油、清水各适量。

做　法：

1. 茼蒿600克择洗干净，沥水。

2. 面粉与玉米面混合后撒入茼蒿中抓匀，放入蒸笼中，盖上盖子。蒸锅水烧开，放上蒸笼大火蒸制3 ~ 5分钟。

3. 将适量蒜泥、盐、清水、香油调成味汁浇在蒸好的茼蒿上即可。

功　效：调和脾胃，利小便，化痰止咳。

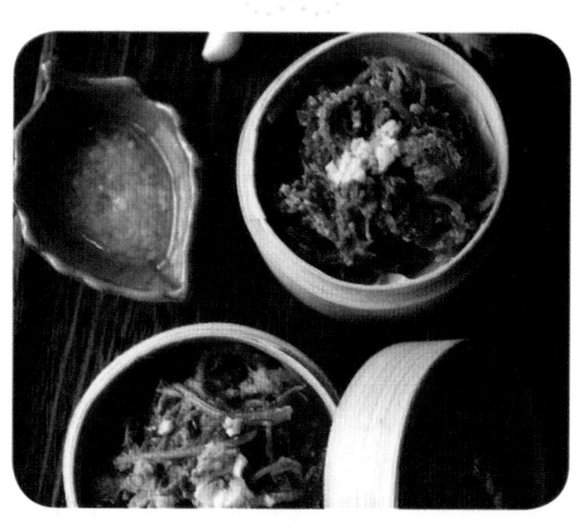

紫苏

行气宽中又解郁

别　　名　苏、苏叶、紫菜。

性味归经　味辛，性温；归肺、脾经。

建议食用量　每餐5～10克。

营养成分

蛋白质、脂肪、碳水化合物、磷、铁、钙、胡萝卜、维生素B_1、维生素B_2、烟酸、维生素C、挥发油、紫苏醛等。

防治产后病原理

紫苏气味芳香含挥发油，能舒缓情绪，增加食欲，可缓解产后抑郁。所含的有效成分能提高免疫力，降气退热，还能促进胃肠蠕动，助产后排气排便，减轻因之带来的疼痛不适。

食用疗效

紫苏叶口感辛辣，有发汗的功效，可以起到散寒、行气的功效，其特殊的香味来源于紫苏醛，可以让身体恢复活力。与温肺散寒的生姜搭配，可以发散表寒。另外，紫苏还有消痰平喘和安胎的功效。

食用宜忌

宜：患有感冒、咳嗽气喘、胸腹胀满等症的人适用；脾胃气滞、胸闷、呕吐者适用；妊娠呕吐、妊娠恶阻的人适用；鱼蟹中毒的人适用。

忌：气虚多汗者不宜食用；本品芳香，不宜久煮，可冲泡饮或煮汤。

良方妙方

1. 产后咳喘：紫苏子15～20克，清水煎1碗。另炖人参9～15克，二者混合顿服。用于产后气喘者。

2. 产后虚弱：葱白50克，紫苏叶10克，红糖40克。先用水煮葱白、紫苏叶，取汁再冲红糖温服，每日1次。

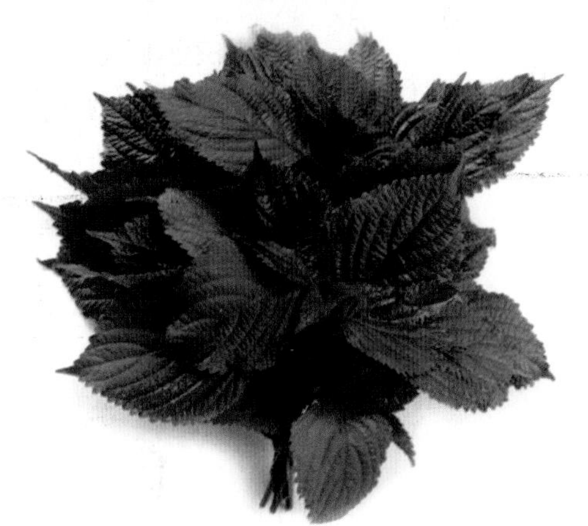

经典论述

1.《本草纲目》：“行气宽中，消痰利肺，和血，温中，止痛，定喘，安胎。”

2.《本草汇言》：“紫苏，散寒气，清肺气，宽中气，安胎气，下结气，化痰气，乃治气之神药也。”

3.《名医别录》：“主下气，除寒中。”

4.《本草图经》：“通心经，益脾胃。”

5.《滇南本草》：“发汗，解伤风头痛，消痰，定吼喘。”

养生食谱

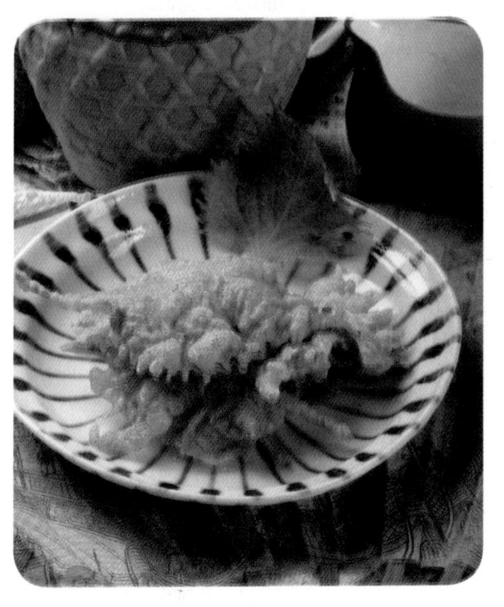

◆ 紫苏粳米粥

主　料：紫苏 9 克，粳米 100 克。

调　料：红砂糖 20 克，水适量。

做　法：

1. 紫苏洗净切丝备用，粳米洗净；

2. 锅中加水烧沸，放入粳米，粳米熟后入切好的紫苏丝、红砂糖，煮 3 分钟即可。

功　效：解表散寒，宽胸理气。

◆ 炸紫苏

主　料：紫苏 150 克，酥炸粉 100 克。

辅　料：植物油、盐适量。

做　法：紫苏洗净，搅匀酥炸粉调成糊；锅里放入植物油烧热，将紫苏糊下油锅炸至成熟酥脆即可。

功　效：解表散寒。

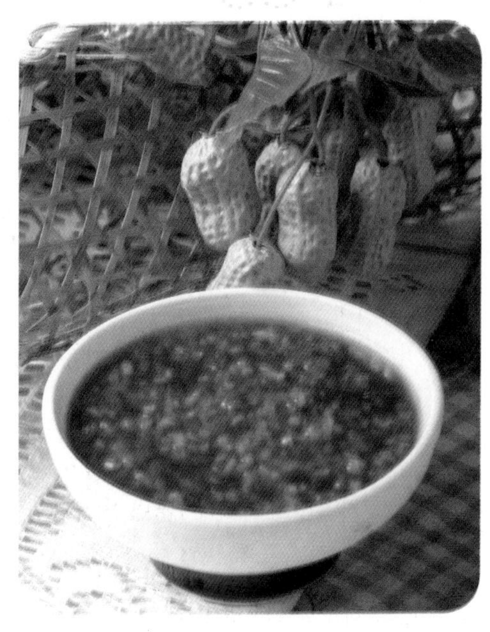

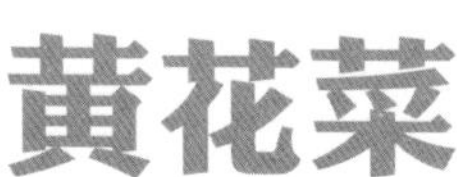

黄花菜

健脑补虚又通乳

别　　名　金针菜、忘忧草、萱草花。

性味归经　味甘，性温；归肝、膀胱经。

建议食用量　每餐 30 ~ 50 克。

营养成分

蛋白质、脂肪、碳水化合物、钙、磷、胡萝卜素、卵磷脂及多种维生素。

防治产后病原理

黄花菜含有健脑解郁的 B 族维生素，抗氧化、美容降脂的维生素 C 以及卵磷脂等成分，对产后便秘、失眠、抑郁、乳汁不下、皮肤暗沉等有效，可作为产后或产后的调补品，有“健脑菜”之称。

食用疗效

有报道评价黄花菜具有降低动物血清胆固醇的功效。胆固醇的增高是导致中老年疾病和机体衰退的重要因素之一，能够抗衰老而味道鲜美、营养丰富的蔬菜并不多，黄花菜恰恰具备了这些特点。

黄花菜有健胃、通乳、补血的功效，其根有利尿消肿之功，其叶有安神之效。黄花菜还能滋润皮肤，增强皮肤的韧性和弹力，可使皮肤细嫩饱满、润滑柔软。黄花菜还有健脑、抗衰老功效，可适用于注意力不集中、记忆力减退的辅助治疗。

饮食宝典

鲜黄花菜中含有一种“秋水仙碱”的物质，该有毒成分在 60℃高温时可减弱或消失，因此食用时，应先将鲜黄花菜用开水焯过，再用清水浸泡 2 个小时以上，捞出用水洗净后再进行炒食，这样秋水仙碱就能被破坏掉，食用鲜黄花菜就安全了。

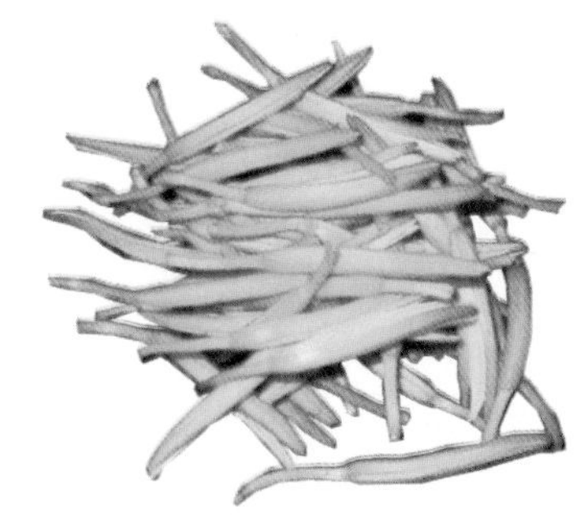

良方妙方

1. 产后乳少：黄花菜 30 克，黄豆 50 克，鸡肉 150 克，共放砂锅内加水适量，炖烂熟后调味服食。每天 1 次。

2. 小便不利、水肿：黄花菜根 9 ~ 15 克，水煎服。

经典论述

1.《昆明民间常用草药》：“补虚下奶，平肝利尿，消肿止血。”

2.《云南中草药》：“养血补虚，清热。”

养生食谱

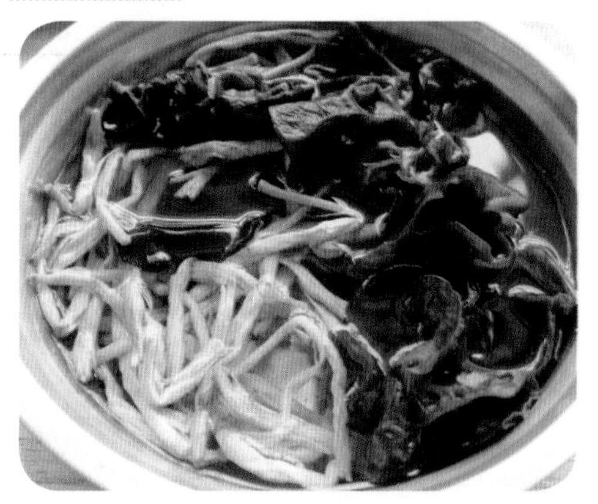

◆ 黄花木耳汤

主　料：干黄花30克，黑木耳20克。

调　料：盐、鸡精各5克，葱花、植物油各适量，胡椒粉、味精各少许。

做　法：

1. 黄花泡发，洗净去根；黑木耳用温水泡发好，撕成小朵。

2. 锅置火上，倒植物油烧热，炒香葱花，放入干黄花、黑木耳翻炒片刻，倒入适量清水煮开至熟，加盐、鸡精、胡椒粉、味精调味即可。

功　效：益气润肺，养血驻颜。

◆ 马齿苋黄花汤

主　料：干黄花菜50克，马齿苋100克。

调　料：盐5克，蒜片、水各适量，味精、鸡精各少许。

做　法：

1. 干黄花菜泡发后，切去根部杂志；马齿苋洗净，切长段。

2. 锅中放入适量水烧开，放入黄花菜用中小火煮开，快熟时放入马齿苋，蒜片同煮，加盐、味精、鸡精调味即可。

功　效：清热解毒，养血止血。

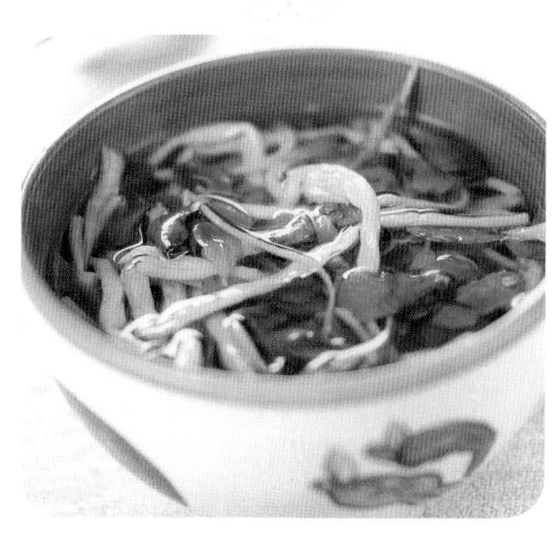

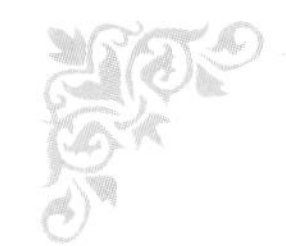

香蕉

清脾滑肠悦心情

别　　名　蕉子、蕉果、甘蕉。

性味归经　味甘，性寒；归肺、大肠经。

建议食用量　每天 1 ~ 2 个。

营养成分

碳水化合物、蛋白质、粗纤维，及磷、钙、镁、锰、锌、铜、铁等。

防治产后病原理

香蕉所含的糖分能快速补充能量，减轻疼痛，且能促进大脑分泌内啡肽，使心情愉悦，情绪放松，缓解产后抑郁。其富含的钾、镁等矿物质，可松弛肌肉、缓解产后紧张情绪。所含纤维素可促进肠道蠕动，治疗产后便秘。

食用疗效

中医认为，香蕉味甘性寒，有清热、润肠、解毒的功效。香蕉含有大量糖类物质及其他营养成分，可充饥、补充营养和热量；香蕉属于高钾食品，钾离子可强化肌力和肌耐力，因此特别受运动员的喜爱。香蕉果肉甲醇提取物对细菌、真菌有抑制作用，可消炎解毒。

食用宜忌

香蕉中有较多的镁元素，镁是影响心脏功能的敏感元素，对心血管产生抑制作用。空腹吃香蕉会使人体中的镁骤然升高从而对心血管产生抑制作用，不利于身体健康。

良方妙方

1. 治痔及便后血：香蕉两个，不去皮，炖热，连皮食之。(《岭南采药录》)

2. 便秘：鲜香蕉（去皮）2 根，柏子仁 5 克，红茶 3 克。用香蕉、柏子仁的水煮液泡茶饮用。可加适量蜂蜜。具有润肠通便，清热解渴之效。

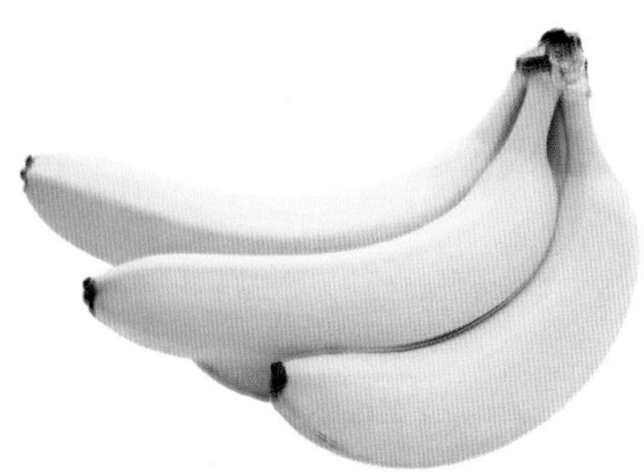

经典论述

1.《本草求原》:“止咳润肺解酒，清脾滑肠，脾火盛者食之，反能止泻止痢。”

2.《本草纲目拾遗》:“收麻风毒。两广等地湿热，人多染麻风，所属住处，人不敢处，必种香蕉木本结实于院中，一年后，其毒尽入树中乃敢居。”

养生食谱

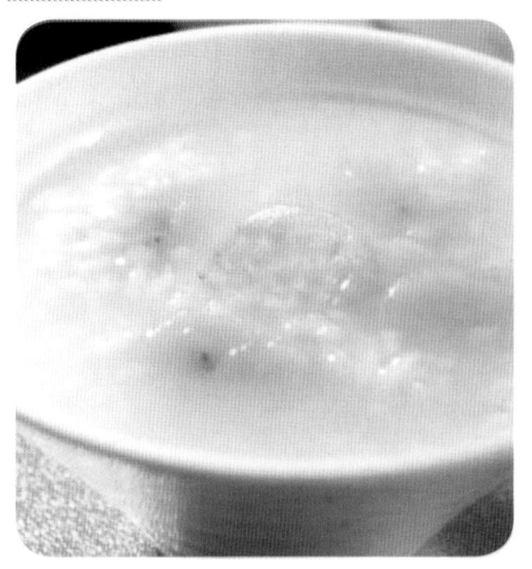

◆ 香蕉粳米粥

主　料：新鲜香蕉 250 克，粳米 100 克。

调　料：冰糖适量，清水 1000 毫升。

做　法：

1. 先将香蕉去皮，切成丁状。

2. 粳米淘洗干净，以清水浸泡 2 小时后捞出沥干。

3. 将锅放火上，倒入 1000 毫升清水，加入粳米，用旺火煮沸，再加入香蕉丁、冰糖，改用小火熬 30 分钟即成。

功　效：清热，润肠，健脾。

◆ 香蕉百合银耳汤

主　料：干银耳 15 克，鲜百合 120 克，香蕉 2 根。

辅　料：枸杞子 5 克，冰糖 100 克，水 3 杯。

做　法：

1. 将干银耳泡水 2 小时，拣去老蒂及杂质后撕成小朵，加水 4 杯入蒸笼蒸 30 分钟取出备用。

2. 鲜百合剥开洗净去老蒂。

3. 香蕉洗净去皮，切为 0.3 厘米的小片。

4. 将干银耳、鲜百合、香蕉、枸杞子放入炖盅中，加冰糖入蒸笼蒸 30 分钟即可。

功　效：养阴润肺，生津通肠。

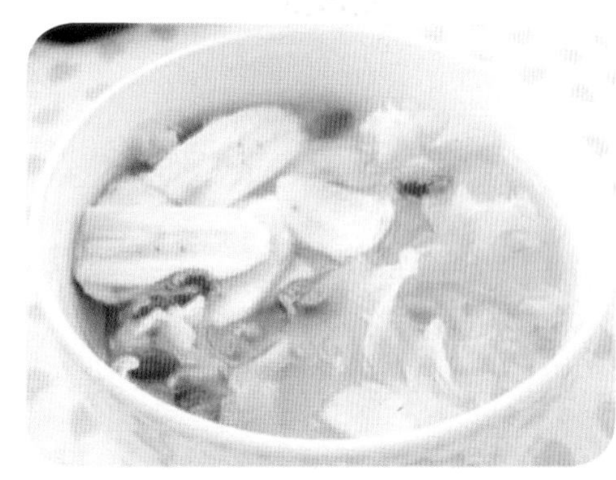

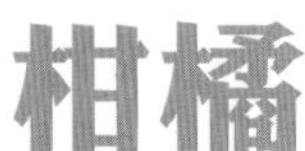

柑橘

芳香开胃又舒肝

别　　名　蜜橘、朱砂橘、潮州柑。
性味归经　性凉，味甘、酸；归肺、胃经。
建议食用量　每天 1 ~ 2 个。

营养成分

糖类（葡萄糖、果糖、蔗糖）、多种矿物质（钙、磷、铁等）、维生素（维生素 A、维生素 C、维生素 P、维生素 PP）和果酸，果皮中富含有挥发油、类黄酮、橙皮苷、肌醇及维生素 B，橘络中含有较多量的膳食纤维素与多种维生素。

防治产后病原理

柑橘子富含膳食纤维及果胶，可以促进肠蠕动和排便，对产妇产后便秘有很好的疏通效果。所含的橘皮苷可以加强血管的韧性，软化血管，可缓解产后疼痛、出血。

食用疗效

柑橘富含的维生素 C 具有美容作用，柠檬酸则有消除疲劳的功效；另外，柑橘还是水果中不可多得的富含胡萝卜素的水果。柑橘常用于中医治疗，橘络有通络化痰，理气消滞之功；橘皮，中医称为陈皮，有燥温化痰之效；橘核有理气止痛的作用；橘根、橘叶也可用药，有健脾和胃的功效。

食用宜忌

柑橘富含胡萝卜素，如果短期内过量食用会导致手脚黄染，减少食用后，症状可自行消除。

柑橘如果一次食用过多，就会“上火”，引发口腔炎、牙周炎等症。

温馨贴士

应选中等个的，因为个大则皮厚，肉实不饱满；个小则发育不好，味欠佳。应选橙红或橙黄色、皮光滑的，用两手轻压，弹力好的则佳。底部凹的较好，底部平坦或外凸的则欠佳。

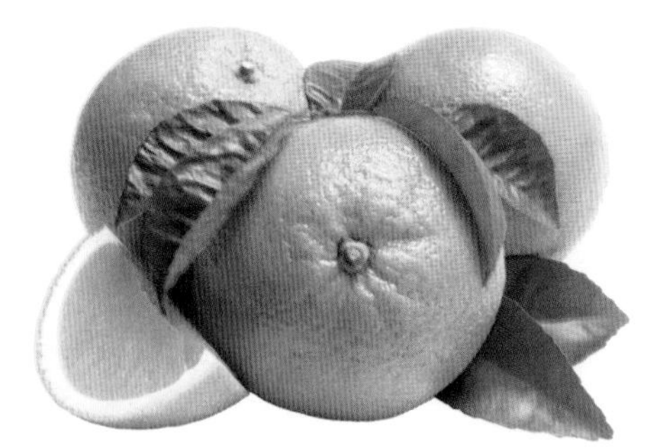

良方妙方

高血压：熟透的鲜橘 2 个，煮熟的冷牛奶 100 毫升，蜂蜜适量。将橘子洗净，剥去外层硬皮，分成若干小瓣，挤去核，放入榨汁机榨取汁，然后加入牛奶汁与蜂蜜，调和后搅拌均匀即成。具有止咳化痰、平肝健脾之效。适用于高血压且咳嗽痰多者饮服。

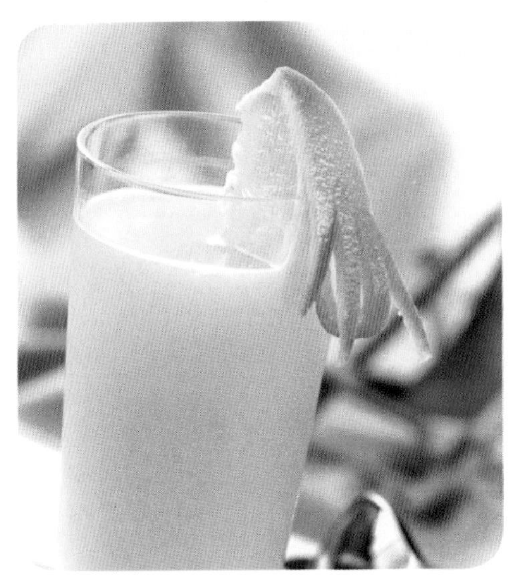

◆ 柑橘拌蔬菜

主　料：柑橘罐头 50 克，圆白菜 20 克，绿豆芽 20 克，裙带菜（干）10 克。

调　料：芝麻油 3 克，酱油 1 克。

做　法：

1. 将柑橘罐头的汤汁倒掉，沥干；将圆白菜切成细丝，绿豆芽去根须，裙带菜切碎，全部材料都用热水烫过，沥干水分。

2. 将柑橘、圆白菜、绿豆芽、裙带菜放入料理盆中，搅拌均匀，再以芝麻油和酱油调味，也可以根据个人喜好淋上无油的调味酱。

功　效：健脾和胃。

◆ 柑橘汁

主　料：柑橘 1000 克。

做　法：将柑和橘洗净，用手剥去皮，果肉分成小瓣，撕去筋和膜，去核，再放入榨汁机中搅打成果汁即可。

功　效：清热凉血。

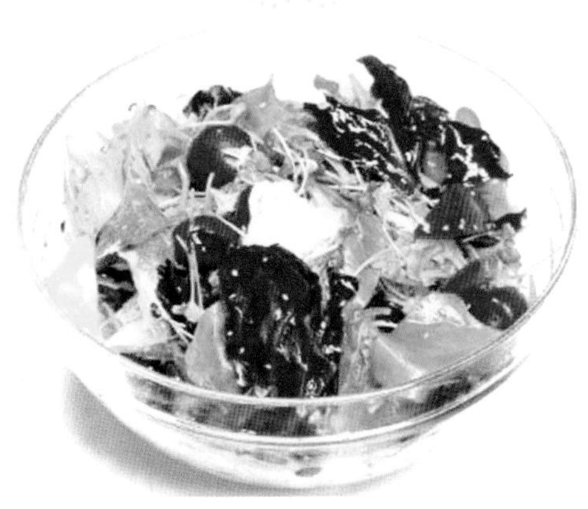

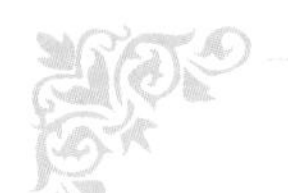

第七节　润肠通便理气食材

白萝卜

增强食欲化积滞

别　　名　莱菔。

性味归经　性凉，味甘、辛；归脾、胃、肺、大肠经。

建议食用量　每餐 100 ~ 200 克。

营养成分

蛋白质、糖类、碳水化合物、多种维生素、芥子油、淀粉酶和粗纤维等营养成分。

护肠胃功效

白萝卜中的芥子油、淀粉酶和粗纤维能促进胃肠蠕动，增进食欲，帮助消化；白萝卜含有丰富的膳食纤维，能排出肠道毒素，利于消除产后胃肠胀气、腹痛便秘、咳痰气喘等不适；富含维生素 A、维生素 C 能防止皮肤的老化，保持皮肤的白嫩，有助于产妇产后恢复。

食用疗效

中医认为，白萝卜有清热生津、凉血止血、下气宽中、消食化滞、开胃健脾、顺气化痰的功效。对呼吸系统和消化系统有利，为食疗佳品，《本草纲目》称之为“蔬中最有利者”。

食用宜忌

白萝卜可生食、炒食、煮食，或煎汤、捣汁饮，做药膳，或外敷患处。烹饪中也可作配料和点缀。白萝卜种类较多，生吃以汁多辣味少者为好，平时不爱吃凉性食物者以熟食为宜。

生活实用小窍门

新鲜白萝卜，色泽嫩白、根须笔直、分量较重。捏起来表面比较硬实。如果白萝卜表面的气眼排列均匀，并在一条直线上，大多数情况下是甜心白萝卜，反之，则可能会有些辣。

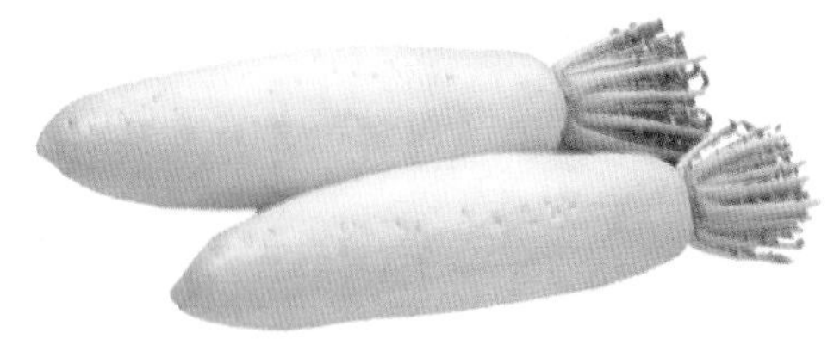

良方妙方

1. 高血压：鲜萝卜汁，每日 2 次，每次 1 小杯。

2. 腹痛：艾叶、莱菔子各 30 克，加盐 9 克炒熟，包脐上。

经典论述

《本草纲目》：“主吞酸，化积滞，解酒毒，散瘀血，甚效。”

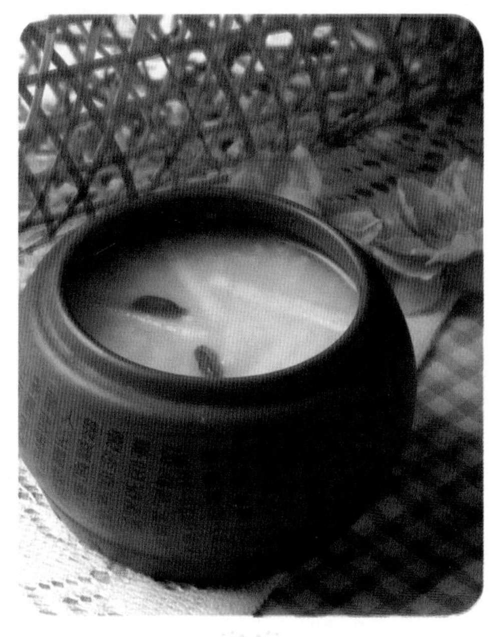

◆ 圆白菜萝卜汁

主　料：圆白菜叶4片，白萝卜半根，柠檬汁适量。

做　法：将白萝卜、圆白菜菜叶彻底洗净，切碎，放入榨汁机中加适量凉开水榨汁，最后加柠檬汁调味即可。

功　效：健脾胃，缓解胃炎。

◆ 芥末萝卜粥

主　料：芥末10克，白萝卜150克,大米150克，水适量。

做　法：

1. 将大米洗净，白萝卜切成滚刀块。

2. 锅中烧适量水开后放入大米，待半熟后入白萝卜煮15分钟，最后放芥末搅匀即可。

功　效：温中散寒，顺气清肺。

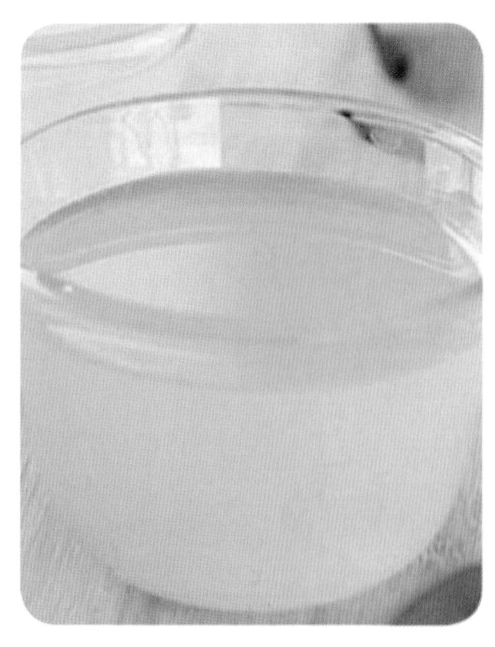

红薯

益肠和胃又减肥

别　　名　蕃薯、地瓜、甘薯。

性味归经　性平，味甘；归脾、胃、大肠经。

建议食用量　每次约 150 克。

营养成分

糖、蛋白质、脂肪、粗纤维、胡萝卜素、维生素 B_1、维生素 B_2、维生素 C 和钙、磷、铁等。

护肠胃功效

红薯含有丰富的糖、纤维素和多种矿物质、维生素，其中胡萝卜素、维生素 C 和钾尤多。经过蒸煮后，甘薯内部淀粉发生变化，膳食纤维增加，能有效刺激肠道的蠕动，促进排便。红薯所含脂肪少，不饱和脂肪酸量多，其丰富的纤维素可和肠宽胃，有利于脾胃。

食用疗效

红薯含有丰富的淀粉、维生素、纤维素等人体必需的营养成分，还含有丰富的镁、磷、钙等矿物元素和亚油酸等。这些物质能，可促进体内代谢，增强免疫力，加快产后恢复。同时还有补脾益胃，益气生津，润肺滑肠的功效，适合产妇产后排便困难，皮肤暗沉，乏力，纳差等症。

食用宜忌

红薯适宜放置在阴凉、通风、干燥处保存。需注意防潮、防霉。清洗时要注意，用刷子轻轻刷掉红薯表皮上的泥土，刷洗干净即可，尽量不要破坏红薯的外皮，以免导致红薯贮存时间变短。

良方妙方

1. 产妇腹痛：红薯煮熟食，饮少许黄酒，再饮红糖姜茶。

2. 便秘：用洗净的鲜红薯叶 250 克，加少许食油、盐炒食，一次吃完，早晚空腹各食 1 次。

3. 不思饮食：红薯、白术各一两，人参七钱半，共研为末，加水和糊做成丸子，如小豆大。每服四十至五十丸，米汤送下。

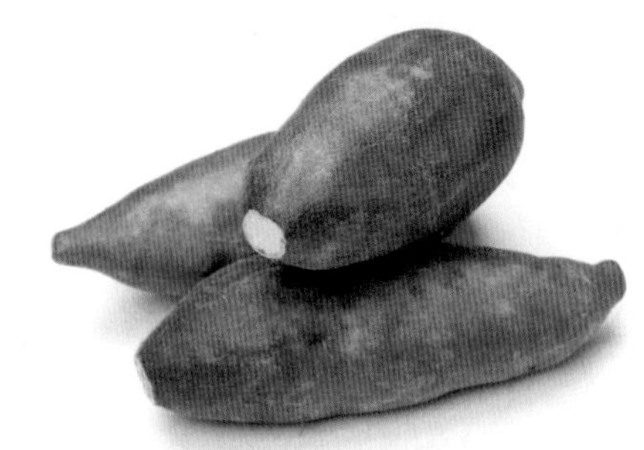

经典论述

《本草纲目拾遗》："补中，和血，暖胃，肥五脏。白皮白肉者，益肺生津。煮时加生姜一片，调中与姜枣同功；（同）红花煮食，可理脾血，使不外泄。"

养生食谱

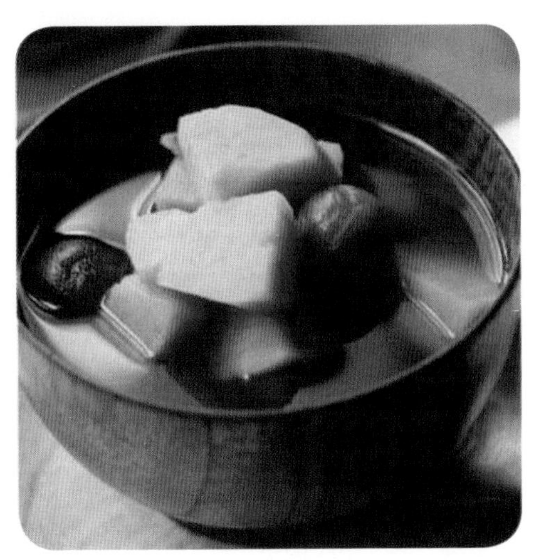

◆ 红薯粥

主　料：红薯 500 克，粳米 100 克，清水适量。

做　法：

1. 将洗净的红薯去皮切成丁，粳米淘洗干净。

2. 在锅中放入适量的清水，将红薯丁和粳米放进去一起煮粥。

3. 先用大火烧开，然后再换成小火熬成粥即可。

功　效：养胃润肠。

◆ 红薯桂圆汤

主　料：玉竹末 3 克，炙甘草末 2 克，桂圆肉 5 克，红薯 50 克，水 500 毫升。

做　法：红薯洗净，带皮切块，用 500 毫升的水加玉竹末、炙甘草末、桂圆肉一起煮沸后，转小火炖煮 2 分钟即可。

功　效：益肺生津。

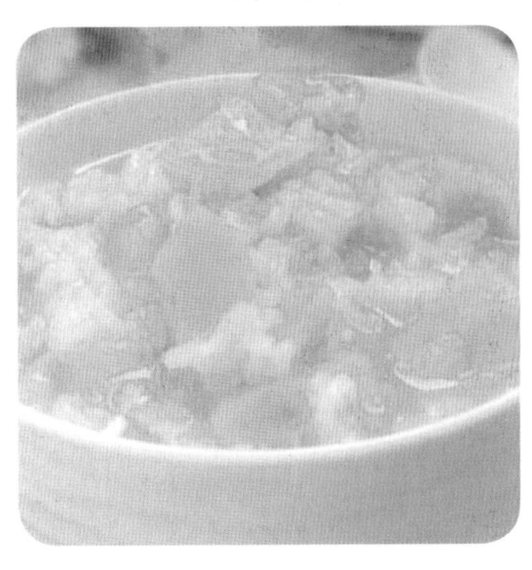

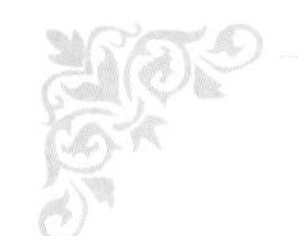

松仁

滑肠通便能解郁

别　　名	罗松子、海松子、红松果、松仁、松元。
性味归经	性平，味甘；归肝、肺、大肠经。
建议食用量	每次一大勺（约20克）。

营养成分

脂肪、蛋白质、碳水化合物、不饱和脂肪酸、油酸酯、亚油酸酯、钙、铁、磷、钾等。

防治产后病原理

松仁富含油脂，能促进产后排气排便。含不饱和脂肪酸和维生素E，能够抑制细胞内和细胞膜上的脂质过氧化作用，保护细胞免受自由基的损害，有抗衰老的作用。含磷较为丰富，可营养脑神经，防治产后健忘、抑郁，促进产后恢复。

食用疗效

松子中富含不饱和脂肪酸，如亚油酸、亚麻酸等，能软化血管，预防心血管疾病；松子中所含的大量矿物质如钙、镁、铁、磷、钾等，能给人体组织提供丰富的营养成分，强壮筋骨，消除疲劳，对大脑和神经有补益作用，是学生和脑力劳动者的健脑佳品，对老年人保健有益处；松子中维生素E和脂肪油含量高，有很好的延缓衰老、润肠通便的功效，既是中老年人的理想保健食物，也是女士们润肤美容的理想食物。

食用宜忌

宜：一般人群均可食用，尤其适宜中老年体质虚弱、久咳无痰者；便秘、慢性支气管炎、心脑血管疾病者宜食。

忌：咳嗽痰多、便溏、精滑、腹泻者应忌食。松子所含有的油脂很丰富，所以胆功能严重不良者需慎食。

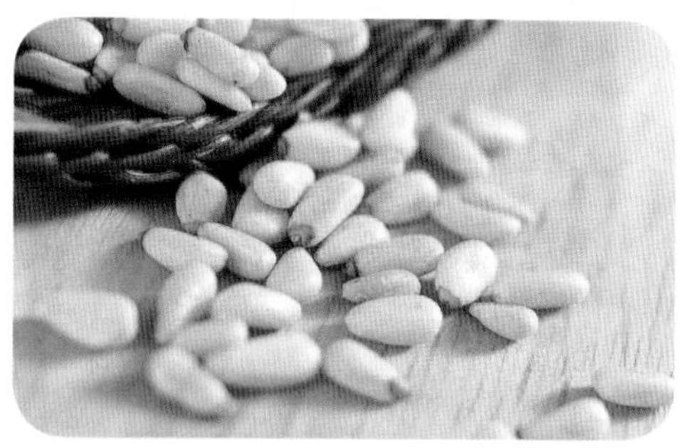

良方妙方

1. 阴虚所致的肠燥便秘、习惯性便秘：黑芝麻、胡桃仁、松子仁各25克，蜂蜜适量，共捣烂加蜂蜜调服。每日1次，早晨空腹服。

2. 便秘：松仁、瓜蒌仁各25克，火麻仁20克，水煎，日服1剂。

经典论述

《日华子本草》："逐风痹寒气，虚羸少气，补不足，润皮肤，肥五脏。"

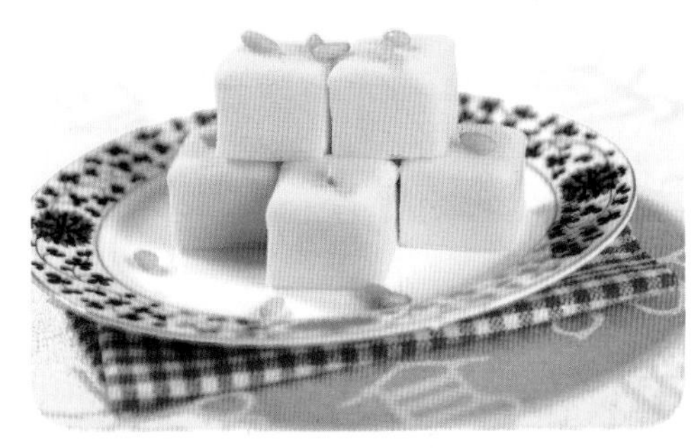

◆ 松子板栗糕

主　料：板栗 300 克。

辅　料：松子 30 克，琼脂 5 克，冰糖 50 克，金丝蜜枣 20 克。

做　法：

1. 板栗蒸熟去皮，用搅拌机打磨成粉状。

2. 松子炒熟炒香，琼脂用清水泡软；金丝蜜枣切成丝。

3. 锅中放少许水，放入琼脂熬化，加入冰糖、板栗粉、松子、金丝蜜枣丝熬成糊状倒入盘中，放冷藏柜中。

4. 等板栗、松子凉透定型后取出切成块装盘即可。

功　效：健脾益气，润肺养血，润肠通便。

◆ 松子粥

主　料：大米 100 克，松子仁 20 克。

调　料：蜂蜜、水各适量。

做　法：

1. 将大米用清水洗净，备用。

2. 将大米置于锅内煮熟，备用。

3. 将松仁和水入粥内，煮沸。

4. 根据个人喜好放入适量的蜂蜜，即可食用。

功　效：补虚润肺，养液滑肠。

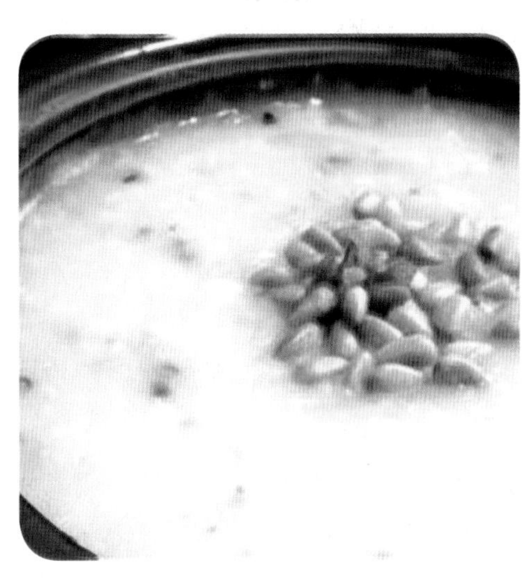

核桃仁

滋补肝肾补气血

别　　名	核桃仁、山核桃、胡桃、羌桃、黑桃。
性味归经	味甘，性平；归肾、肺、大肠经。
建议食用量	每次1个(150~200克)。

营养成分

蛋白质、脂肪、碳水化合物、纤维、烟酸、泛酸、铜、镁、钾、维生素 B_6、叶酸、维生素 B_1、磷、铁、维生素 B_2 等。

防治产后病原理

核桃中含有较多的蛋白质和人体必需的不饱和脂肪酸，起到很好的补益调养、破血祛瘀作用，可促进产后子宫复旧和恶露排出；含大量维生素E，可促进产后肌肤恢复柔嫩。另外，还有较强的润肠、开胃功效，对产后便秘有调理作用。

食用疗效

核桃与杏仁、榛子、腰果并称为“世界四大干果”。中医认为，核桃味甘性平，有补肾固精、温肺定喘、润肠通便的功效。核桃仁含有大量维生素 E，有润肌肤、乌须发的功效，可以令皮肤滋润光滑，富于弹性；核桃中的核桃油有减除血液静压的作用，可减轻压力、缓解疲劳。

食用宜忌

宜：核桃一般人群均可食用。尤其适宜肾虚、肺虚、神经衰弱、气血不足、癌症患者及脑力劳动者与青少年食用。

忌：腹泻、阴虚火旺、痰热咳嗽、便溏腹泻、内热盛及痰湿重者均不宜食用。

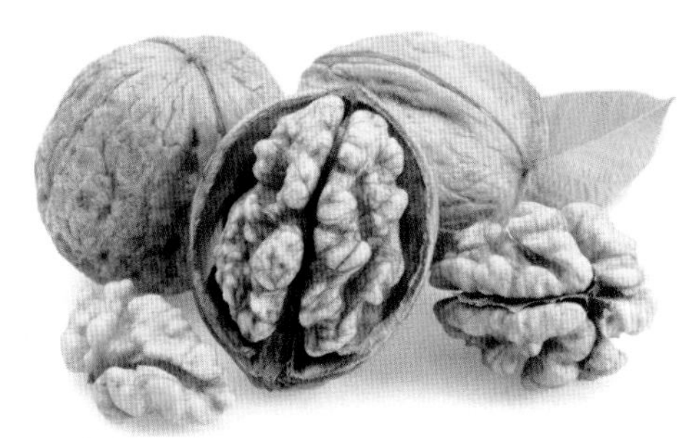

良方妙方

1. 产后身痛：核桃仁 30 克，杜仲 15 克，煎汤饮服。

2. 肠燥便秘：核桃仁 4 ~ 5 枚，于睡前拌少许蜜糖服食。(《中药学》)

3. 尿路结石：核桃仁 120 克，冰糖 120 克，以香油炸酥核桃仁，共研为细末，每次用 30 ~ 60 克，日服 2 ~ 3 次，用温开水送下。(《饮食治疗指南》)

经典论述

《开宝本草》：“食之令人肥健，润肌、黑须发、多食利小水、去五痔。”

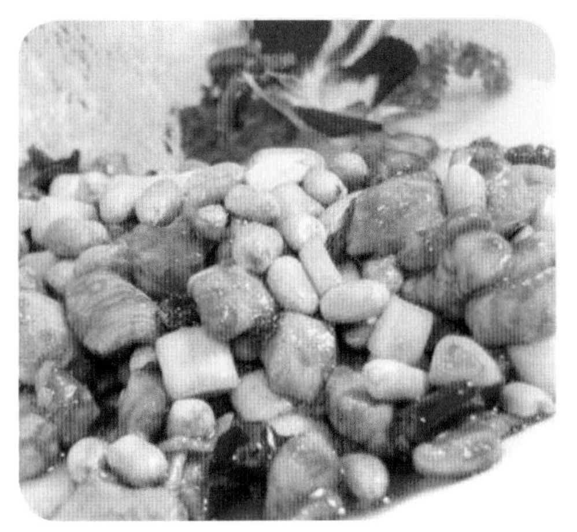

◆ 酱爆桃仁鸡丁

主　料：鸡丁300克，干桃仁100克。

调　料：甜面酱15克，白糖15克，味精、盐、香油各2克，植物油、料酒各适量。

做　法：

1. 鸡丁上浆滑油备用。核桃仁轻炸熟备用。

2. 锅内放植物油加入甜面酱、盐、白糖、味精、料酒调好，放入鸡丁、干桃仁翻炒均匀，淋香油即可。

功　效：益气养血，补肾益精，温肺定喘。

◆ 助眠小炒

主　料：鲜核桃仁100克，芦笋、山药、木耳、莴笋各50克。

辅　料：红腰豆15克，彩椒10克。

调　料：盐4克，鸡粉、葱油各3克，香油2克，水淀粉150克。

做　法：

1. 芦笋、莴笋、山药切片，彩椒切块备用。

2. 锅内放入葱油加入鲜核桃仁、芦笋、山药、木耳、莴笋、红腰豆、彩椒煸炒调味，放入盐、鸡粉、香油，水淀粉勾芡出锅即可。

功　效：健脑补肾，养血益智，安神助眠。

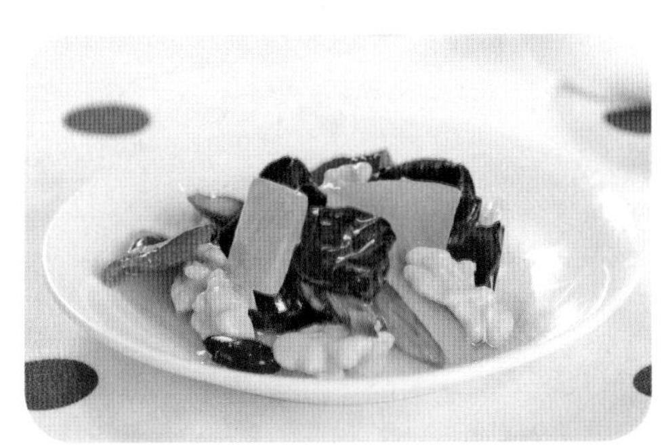

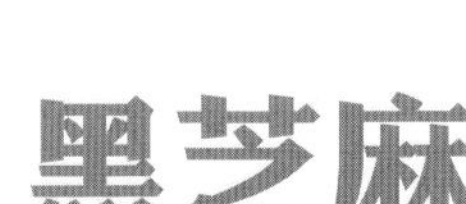

黑芝麻

养血益精补虚气

别　　名　胡麻、脂麻、乌麻、黑油麻、乌芝麻、巨胜子。

性味归经　味甘，性平；归肝、肾、大肠经。

建议食用量　每天 10 ~ 20 克。

营养成分

蛋白质、脂肪、钙、磷、铁、芝麻素、花生酸、芝麻酚、油酸、棕榈酸、硬脂酸、甾醇、卵磷脂、维生素 A、维生素 B、维生素 D、维生素 E 等。

防治产后病原理

黑芝麻所含的花生酸可在体内合成前列腺素，加强子宫收缩，促进产后子宫复旧及恶露排出；含钙高，可预防产后抽搐；含有的铁和维生素 E，可防治产后贫血和柔润肌肤；富含油脂，可促使产后大便通畅。

食用疗效

中医认为，黑芝麻味甘性平，有滋补肝肾、生津润肠、润肤护发、健脾明目的功效。

黑芝麻具有保健功效，一方面是因为含有优质蛋白质和丰富的矿物质，另一方面是因为含有丰富的不饱和脂肪酸、维生素 E 和珍贵的芝麻素及黑色素。

芝麻是植物油中的佼佼者，芝麻所含的脂肪酸 85% ~ 90% 为不饱和脂肪酸，易被人体吸收；芝麻中维生素 E 含量丰富，而维生素 E 可增强细胞的抗氧化作用，保护人体，延缓衰老。

食用宜忌

芝麻仁外面有一层稍硬的膜，把它碾碎才能使人体吸收其中的营养，所以整粒的芝麻应加工后再吃。炒制芝麻时注意控制火候，切忌炒煳。

患有慢性肠炎、便溏腹泻者忌食；根据经验，黑芝麻吃得不宜过多，否则会引起内分泌紊乱。

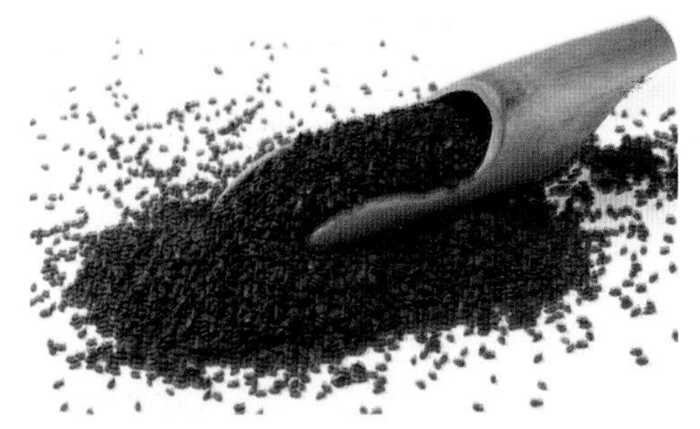

良方妙方

习惯性便秘：黑芝麻 30 克，核桃仁 60 克，共捣烂，每日晨起服 1 匙，温开水冲服。或香油 60 ~ 120 克，顿服即通。

经典论述

《抱朴子》：“耐风湿，补衰老。”

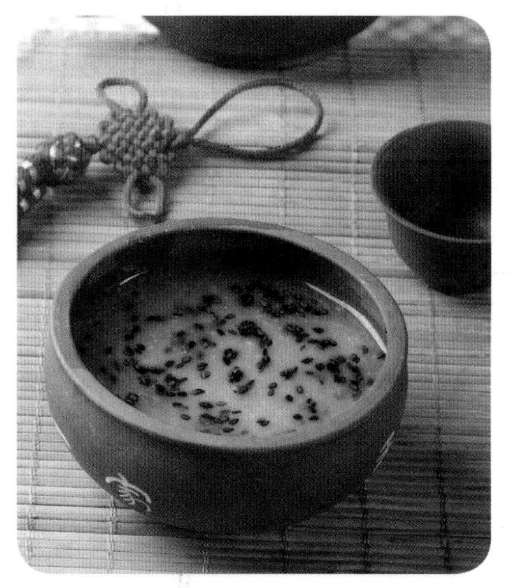

◆ 黑芝麻糊粥

主　料：黑芝麻 10 克，粳米 20 克，蜂蜜、清水各适量。

做　法：

1. 先将黑芝麻晒干后炒熟研碎。

2. 再将粳米加适量的清水入锅煮粥，煮至八成熟时加入炒熟的黑芝麻和蜂蜜，搅拌均匀后稍煮即成。

功　效：补肝肾，润五脏。

◆ 芝麻淮粉羹

主　料：黑芝麻 30 克，淮山 50 克。

调　料：白糖 20 克，水适量。

做　法：

1. 将黑芝麻、淮山研制成粉待用；

2. 锅中水烧沸下入黑芝麻粉、淮山粉搅匀，熬至黏稠加白糖即可。

功　效：乌发益肾，润肠通便。

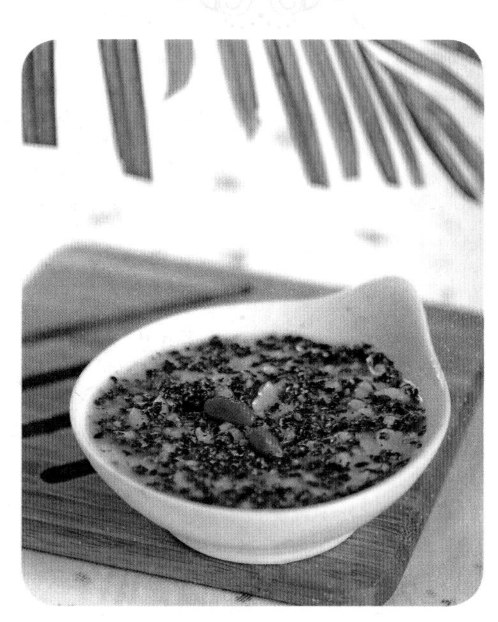

蜂蜜

益气补中又润肠

别　　名　食蜜、蜂糖、百花精。
性味归经　味甘，性平；归肺、脾、大肠经。
建议食用量　每天 20 克。

营养成分

果糖、葡萄糖、蔗糖、麦芽糖、糊精、树胶、蛋白质、氨基酸、柠檬酸、苹果酸、琥珀酸以及微量维生素、矿物质等。

防治产后病原理

蜂蜜被誉为“大自然中最完美的营养食品”，古希腊人更是把蜂蜜看作是“天赐的礼物”，蜂蜜营养丰富，能迅速补充体力，消除疲劳，增强人体的抵抗力，同时还能调补脾胃，利于产妇身体的恢复。

食用疗效

中医认为，蜂蜜味甘性平，有补中缓急、润肺止咳、润肠通便的功效。可适用于脾胃虚弱、脘腹作痛、肺虚空嗽、肠燥便秘。

食用宜忌

宜：便秘患者适用；高血压、支气管哮喘患者适用。

忌：服用感冒西药时，不宜食蜂蜜。痰湿内蕴、中满痞胀及肠滑泄泻者忌服；1 岁以下儿童不宜服用；患肝硬化、糖尿病的人不宜服用。

良方妙方

1. 慢性便秘：蜂蜜 54 克，黑芝麻 45 克。先将芝麻蒸捣如泥，搅入蜂蜜，用热开水冲化。一日 2 次分服。（《家庭食疗手册》）

2. 失眠：鲜百合 50 克，蜂蜜 1 ~ 2 匙。百合放碗中，上屉蒸熟，待温时加蜂蜜拌。睡前服，适宜于失眠患者常食。

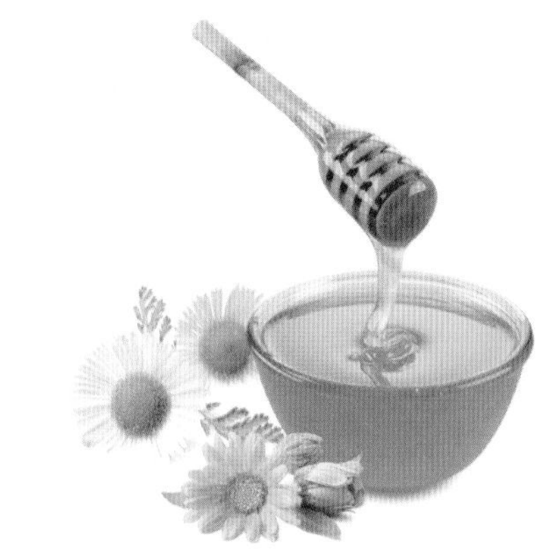

经典论述

《本草纲目》：“和营卫，润脏腑，通三焦，调脾胃。”

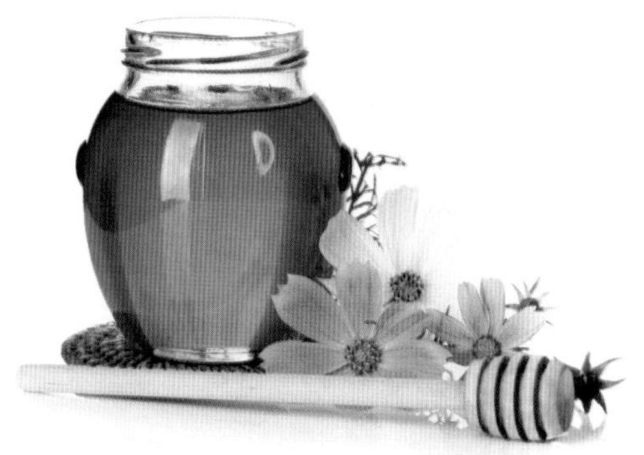

◆ 蜂蜜黄瓜汤

主　料：黄瓜 1 根。

调　料：蜂蜜 100 克。

做　法：

1. 黄瓜洗净，去瓤，切成条。

2. 将黄瓜条加少许水煮沸，趁热加入蜂蜜，再煮沸即可。

功　效：润肠通便，健肾利尿。

◆ 蜂蜜茶

主　料：甘草 5 克，洞庭碧螺春、枸杞子各 3 克，蜂蜜、水各适量。

做　法：

1. 洞庭碧螺春、枸杞子、甘草放入锅中。

2. 倒入沸水冲泡 10 分钟后，加入适量蜂蜜即可饮用。

3. 每日 1 剂，分 2 次温服。

功　效：润燥通便，益气生津。

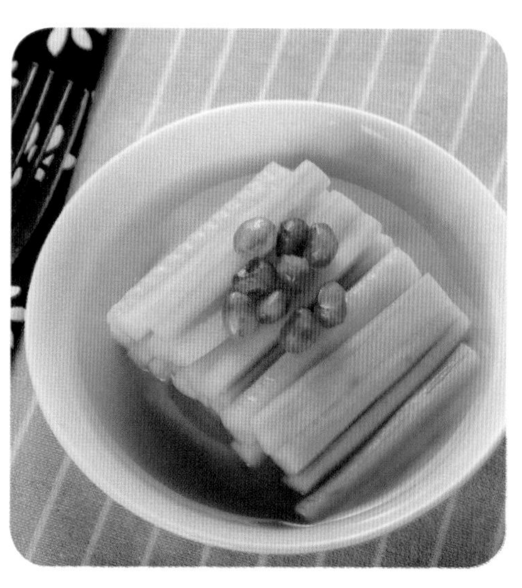

第三章

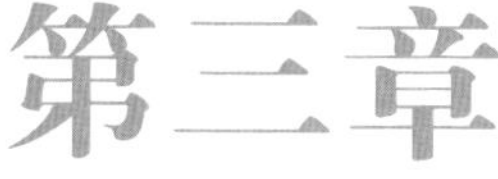

产后调补的良药妙膳

第一节　补气养血化瘀的药材

益母草

活血化瘀除恶露

别　　名　益母、益母蒿、益母艾、红花艾、三角胡麻、茺蔚、四楞子棵。

性味归经　味苦、辛，性微寒；归肝、心包经。

用法用量　内服：煎汤，10～15克，熬膏或入丸、散。

营养成分

维生素A、益母草碱、水苏碱、益母草宁、月桂酸、苯甲酸、多量氯化钾、亚麻酸、甾醇、油酸、芸香苷、精氨酸等。

防治产后病原理

益母草能活血调经、利尿消肿、祛瘀生新，为妇科经产要药，可促进产后子宫复旧和恶露排出，并适用于产后尿潴留。

功用疗效

活血调经，利尿消肿。用于月经不调，痛经，经闭，恶露不尽，水肿尿少等。

适用人群

闭经、痛经及产后恶露不尽的女性适用；水肿及小便不利的人适用；疮痈肿毒、跌打损伤的患者适用。

注意事项

益母草忌铁器。阴虚血少者忌服；孕妇禁用。

良方妙方

1. 恶露不止：益母草30克，红枣30克，煎服。用于血瘀恶露不止者。

2. 产后腹痛：益母草30，艾叶9克，煎服。用于宫寒瘀滞腹痛。若体虚加党参12克共煎。

3. 闭经：益母草30～50克，红糖25克。益母草加水煎，调入红糖。每日1剂，饭前服。

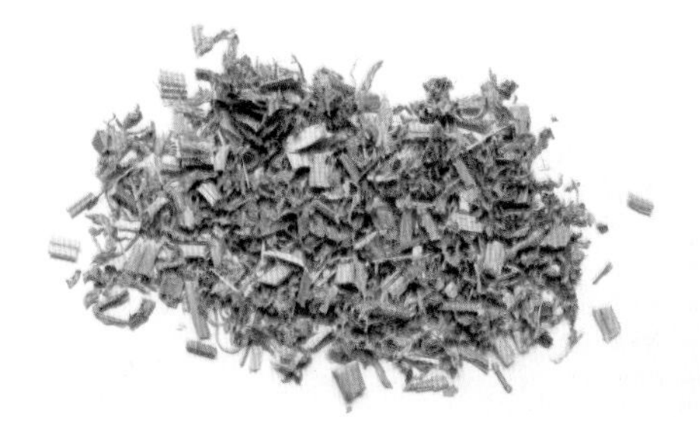

经典论述

1.《本草备要》："通行瘀血，生新血辛微苦寒。入手、足厥阴（心包、肝），消水行血，去瘀生新，调经解毒。"

2.《唐本草》："敷丁肿，服汁使丁肿毒内消；又下子死腹中，主产后胀闷；诸杂毒肿，丹游等肿；取汁如豆滴耳中，主聤耳；中虺蛇毒，敷之。"

◆ 益母草生姜茶

配　方：益母草 15 克，生姜 10 克。

做　法：将益母草、生姜一起放入砂锅中，倒入适量清水，大火烧开后小火煎煮约 20 分钟，滤取汤汁，温热饮用。

功效：散瘀暖宫。

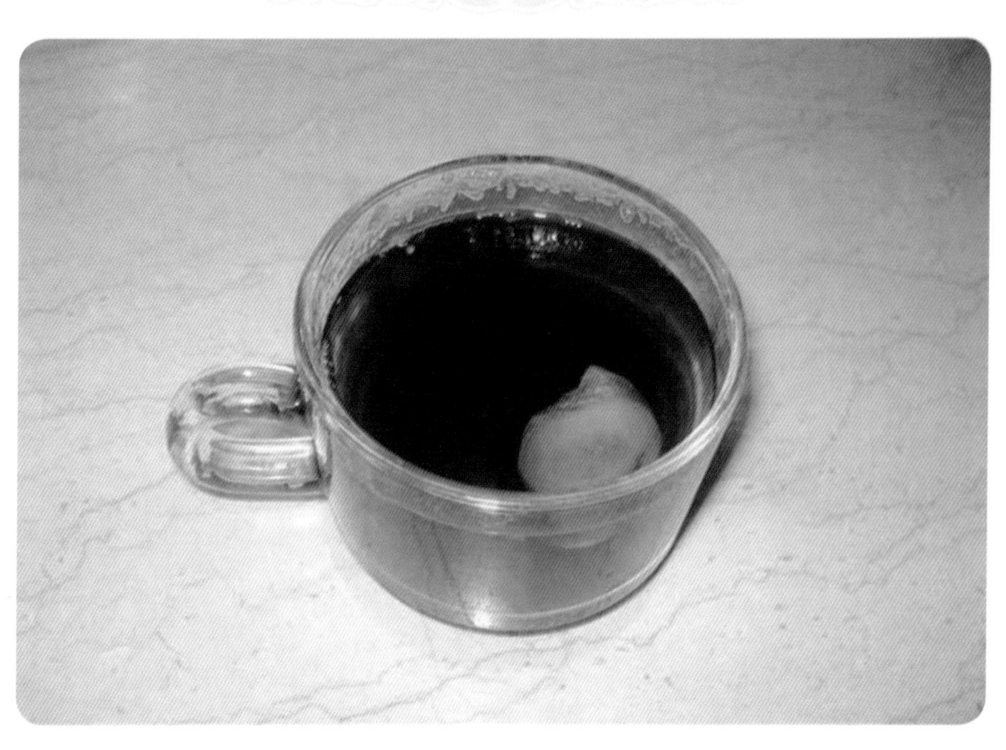

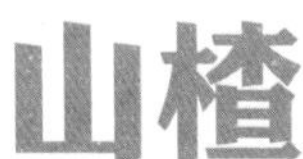

山楂

行气散瘀助消化

别　　名　山里红、红果、酸梅子、山梨、赤枣子。

性味归经　味甘、酸，性微温；归脾、胃、肝经。

建议食用量　每次 3 ~ 4 个（50 克）。

营养成分

皮苷、蛋白质、脂肪、磷、铁、胡萝卜素、烟酸、黄酮苷类（如牡荆素、荭草素、山楂纳新）、三萜类（如齐墩果酸、熊果酸、山楂酸等）、槲皮素、维生素 C 与钙等。

防治产后病原理

山楂功能活血化瘀，用治产后瘀滞腹痛、恶露不尽，促进子宫恢复。常与当归、川芎、益母草等配伍。

功用疗效

消食健胃，行气散瘀。适用于肉食积滞，胃脘胀满，泻痢腹痛，瘀血经闭，产后瘀阻，心腹刺痛，疝气疼痛。焦山楂消食导滞作用增强。常用于肉食积滞，泻痢不爽。

适用人群

儿童和老年人皆适用；消化不良、食欲不振的人适用；伤风感冒的人和患软骨缺钙症、缺铁性贫血的儿童适用。

注意事项

病后初愈，体质虚弱的人忌食；不可过食山楂，易损害牙齿；胃酸过多、消化性溃疡等人忌食；脾胃虚弱者慎服；孕妇不宜服用。

良方妙方

1. 产后腹痛：生山楂 50 克，红糖适量。将山楂煎汁去渣，调入红糖服用。本方具有活血化瘀之功。

2. 食肉不消：山楂 30 克，水煮食之，并饮其汁。（《简单便方》）

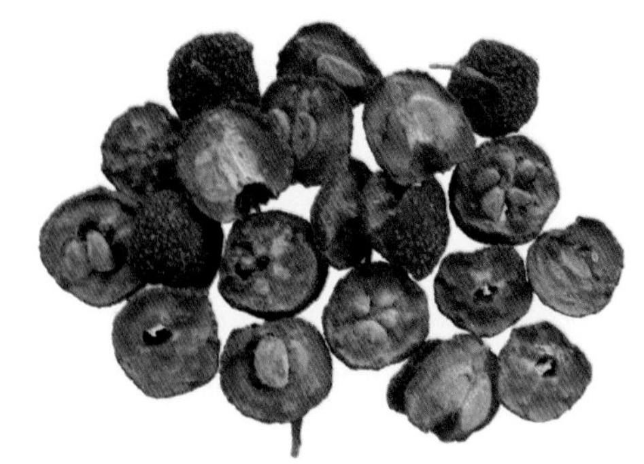

经典论述

1.《日用本草》："化食积，行结气，健胃宽膈，消血痞气块。"

2.《医学衷中参西录》："山楂，若以甘药佐之，化瘀血而不伤新血，开郁气而不伤正气，其性尤和平也。"

◆ 红枣山楂当归茶

配　方：红枣2颗，山楂3克，当归2克。

做　法：将红枣、山楂、当归一同放入杯中，冲入沸水，闷泡10分钟即可。

功　效：补血活血，温中暖身。

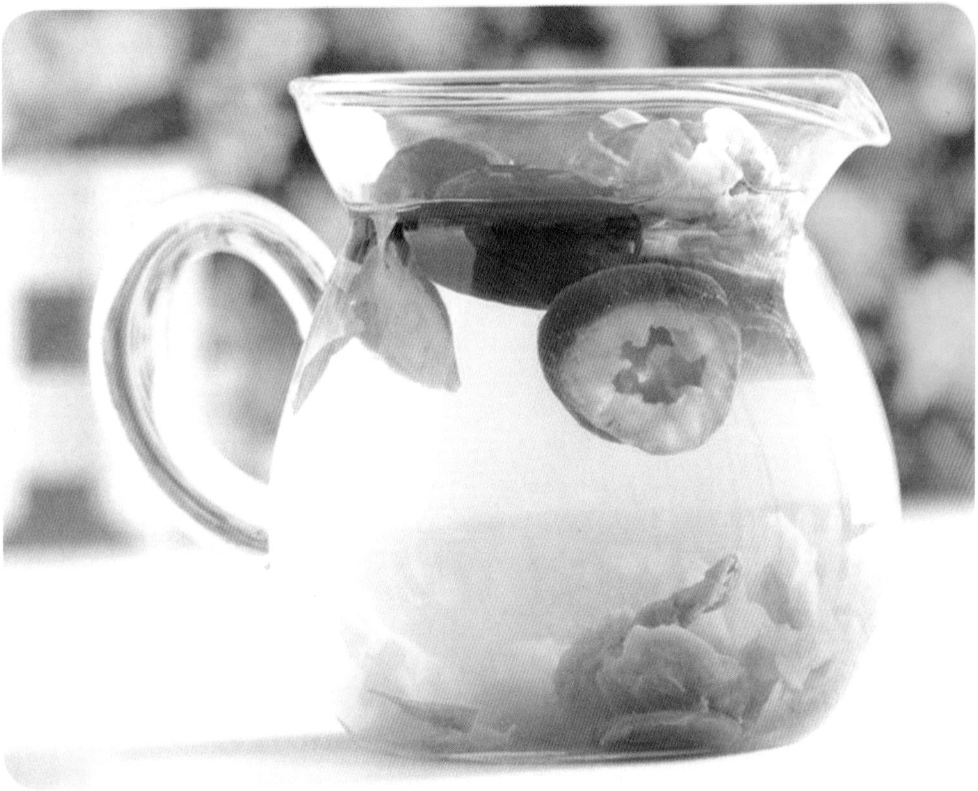

枸杞子

补益肝肾调气血

别　　名	狗奶子、苟起子、枸杞豆、血杞子、津枸杞、枸杞红实、红耳坠。
性味归经	味甘，性平；归肝、肾经。
用法用量	内服：煎汤，5 ~ 15克；或入丸、散、膏、酒剂。

营养成分

氨基酸、枸杞子多糖、胡萝卜素、硫胺素、维生素 B_2、烟酸、维生素 C、甜菜碱、玉蜀黍黄质，酸浆果红素、隐黄质、东莨菪素等。

防治产后病原理

枸杞子有补益肝肾，明目润肺之功，能增强免疫力，可促进产后子宫恢复，用于产后贫血、产后腰痛等病症。还对产妇产后视力下降有所帮助。

功用疗效

滋补肝肾，益精明目。适用于虚劳精亏，腰膝酸痛，眩晕耳鸣，内热消渴，血虚萎黄，目昏不明。

适用人群

中老年人及体质差者适用；肝肾阴虚证，腰膝酸软、头晕目眩、视物不清、白内障、夜盲症以及耳鸣耳聋者适用；癌症患者及放疗、化疗后体质虚弱的人适用；肺结核病人适用；心脑血管疾病以及脂肪肝、肝炎患者适用。

注意事项

枸杞子置阴凉干燥处，防闷热，防潮，防蛀。外邪实热，脾虚有湿及泄泻者忌服。

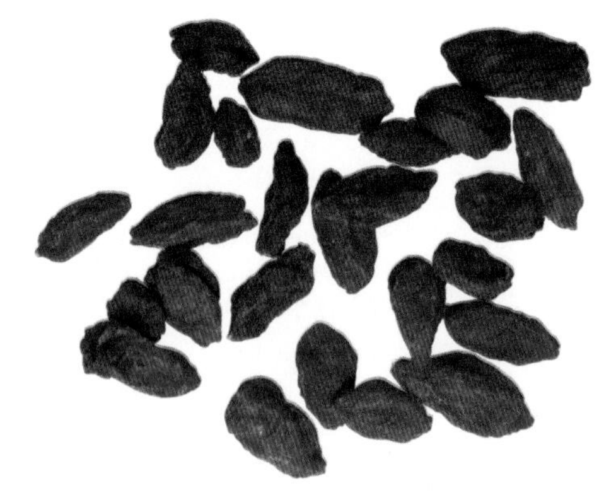

经典论述

1.《本草纲目》:“滋肾，润肺，明目。”

2.《药性论》：“能补益精诸不足，易颜色，变白，明目，安神。”

3.《食疗本草》:“坚筋耐老，除风，补益筋骨，能益人，去虚劳。”

◆ 枸杞粳米粥

配　方：枸杞子 15 克，粳米 100 克，白糖 20 克。

做　法：

1. 将枸杞子、粳米洗净备用；
2. 锅中放水 600 毫升，开锅后加粳米文火煮 15 分钟后加枸杞子、白糖煮至黏稠即可。

功　效：滋阴健胃，明目益精。

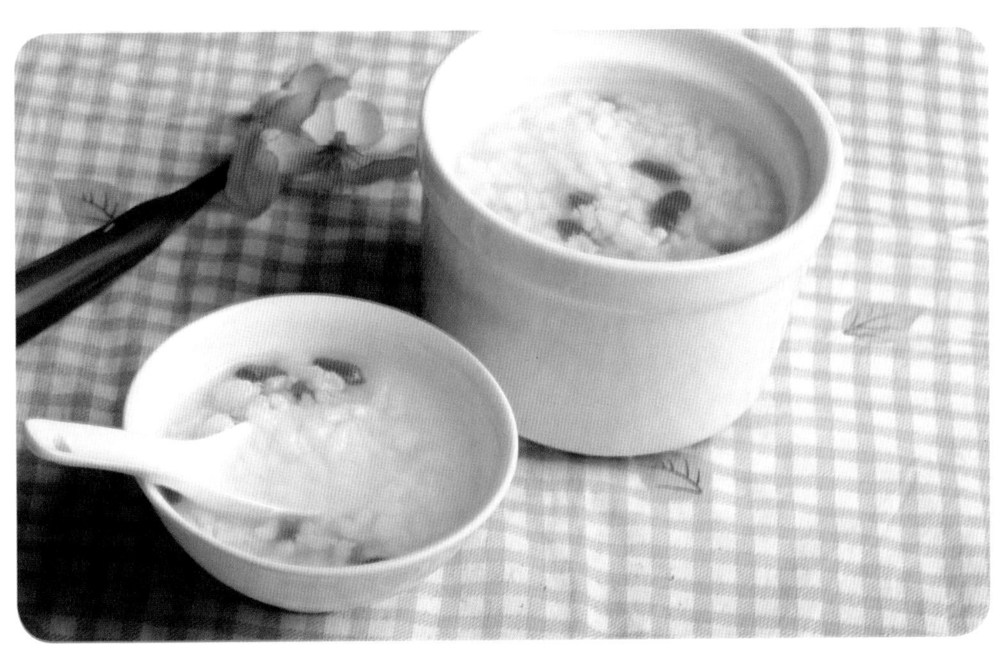

党参

补中益气健脾肺

别名　东党、台党、潞党、口党、上党人参、黄参、狮头参、中灵草。

性味归经　味甘，性平；归脾、肺经。

用法用量　内服：煎汤，6 ~ 15克；或熬膏、入丸、散。生津、养血宜生用；补脾益肺宜炙用。

营养成分

淀粉、蔗糖、葡萄糖、菊糖、皂苷、生物碱、黏液质、树脂等。

防治产后病原理

党参能增强人体免疫力、调节胃肠功能、促进生长发育，还可防治产后乏力、贫血，促进产后子宫复旧。

功用疗效

补中益气，健脾益肺。适用于脾肺虚弱，气短心悸，食少便溏，虚喘咳嗽，内热消渴。

适用人群

脾胃虚弱、四肢无力的人适用；冠心病、心悸气短的患者适用；肺虚咳嗽的人适用；贫血患者适用；内热消渴、自汗的患者适用；慢性腹泻、溃疡性结肠炎和胃炎的患者适用。

注意事项

党参不宜与藜芦同用。有实邪者忌服。

良方妙方

1. 自汗：五味子7克，煅牡蛎、炙黄芪皮、党参、麻黄根各15克，浮小麦、瘪桃干各10克，炙甘草7克。水煎服。每日1剂，分2次服用。

2. 产后腹痛：鸡1只，黄芪、党参、白芍、大枣各30克。将鸡洗净切块，黄芪、党参、白芍用纱布包好，一同放砂锅内加水适量共煮汤。炖至烂熟后去药渣，调味服食。分2次服，连服数天。

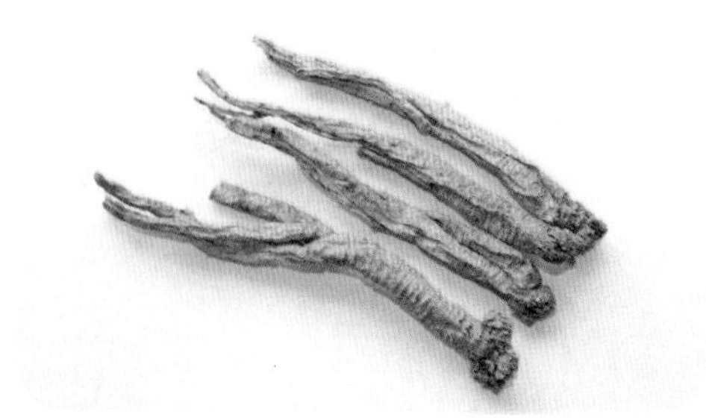

经典论述

1.《本经逢原》:“清肺。上党人参，虽无甘温峻补之功，却有甘平清肺之力，亦不似沙参之性寒专泄肺气也。”

2.《本草纲目拾遗》:“治肺虚，益肺气。”

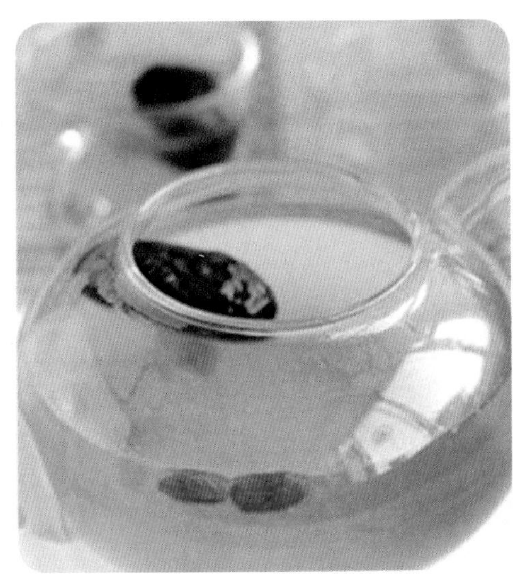

◆ 党参黄花山药粥

配　方：党参 10 克，黄花 40 克，山药、糯米各 50 克，水适量。

做　法：

党参、黄花洗净切片，山药洗净切丁。砂锅中放糯米和水、山药丁、党参、黄花一起煲制 30 分钟即可。

功　效：补中益气，升阳固表。

◆ 党参枸杞茶

配　方：党参、枸杞子各 10 克，陈皮 15 克，黄芪 30 克。

做　法：将党参、枸杞子、陈皮、黄芪放入锅中，加清水，煮 30 分钟，去渣取汁。

功　效：益气养血，滋阴养肝。

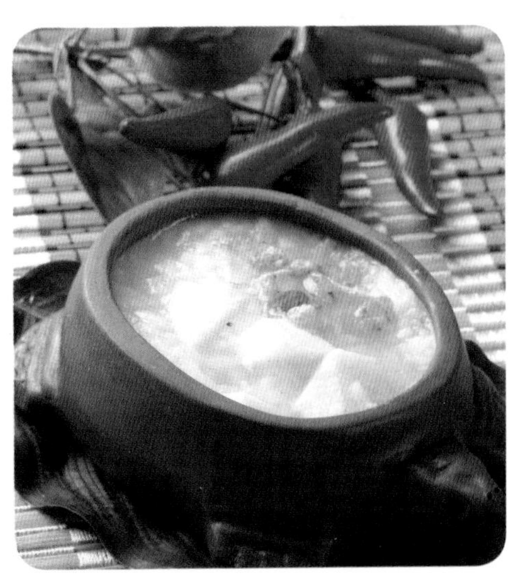

红花

活血散瘀又止痛

别　　名　草红花、红蓝花、刺红花。

性味归经　味辛，性温；归心、肝经。

用法用量　内服：煎汤，3~10克。

营养成分

红花黄色素、红花苷、红花油等。

防治产后病原理

红花所含的红花素、挥发油、多糖等有兴奋子宫、扩张血管、改善微循环、抗凝血等作用，能促进产后子宫复旧和恶露的排出。

功用疗效

活血通经，散瘀止痛。适用于经闭，痛经，恶露不行，癥瘕痞块，跌扑损伤，疮疡肿痛。

适用人群

妇女痛经、闭经、恶露瘀阻者适用；冠心病患者适用；跌打损伤者适用。

注意事项

红花过量使用可致人体中毒反应，主要表现为腹部不适、腹痛、腹泻，甚或胃肠出血，腹部绞痛，妇女月经过多。孕妇忌用；溃疡病和出血性疾病者慎用。

良方妙方

1. 产后身痛：桃仁6克，红花4克，牛膝6克，粳米150克，红糖适量。将桃仁、红花、牛膝洗净，放入锅中，加清水适量煎煮，去渣，加入淘洗干净的粳米煮粥，待粥熟时，加入红糖溶化即可。每日1剂，分2次食完，连食3日。此适宜诊断为瘀血者服用。

2. 胎衣不下：红花酒煮汁，饮200 ~ 400毫升。(《产乳集验方》)

3. 褥疮：红花适量，泡酒外搽。(《云南中草药》)

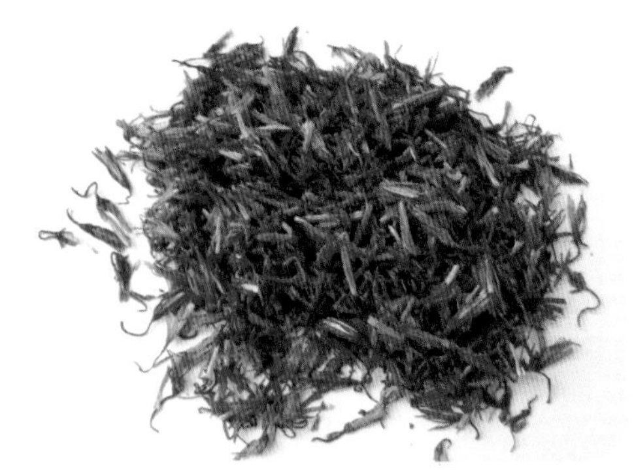

经典论述

1.《本草纲目》：“活血润燥，止痛散肿，通经。”

2.《唐本草》：“治口噤不语，血结，产后诸疾。”

3.《本草正》：“达痘疮血热难出，散斑疹血滞不消。”

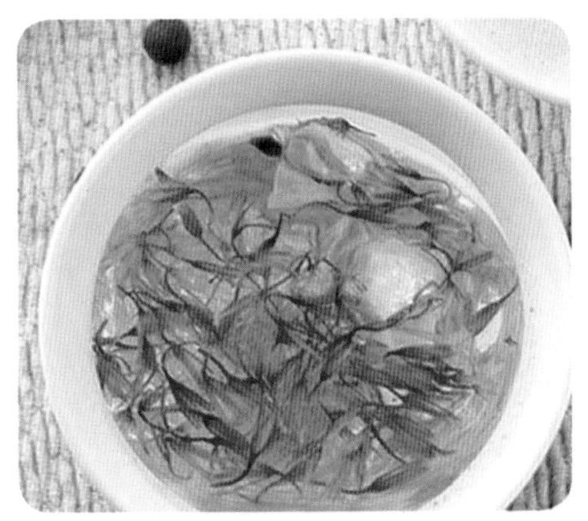

◆ 红花玫瑰茶

配　方：红花15克，玫瑰花10朵。

做　法：

将红花、玫瑰花一起放入杯中，冲入沸水，盖盖子闷泡3 ~ 5分钟后饮用。

功　效：行气活血，去瘀止痛。

◆ 红花拌三丝

配　方：红花6克，黄瓜150克，鲜芦笋80克，鲜莴笋80克，葱、姜、红花、酱油、醋、盐、香油、水各适量。

做　法：

1. 红花洗净，放入碗中，加少量水，上笼蒸10分钟，待用。

2. 黄瓜洗净切丝，鲜芦笋洗净，用飞水焯熟并切丝，鲜莴笋去皮洗净切丝，葱、姜切丝。

3. 将黄瓜、鲜芦笋、鲜莴笋、葱、姜、红花、酱油、醋、盐、香油拌匀即可。

功　效：清热解毒，通便。

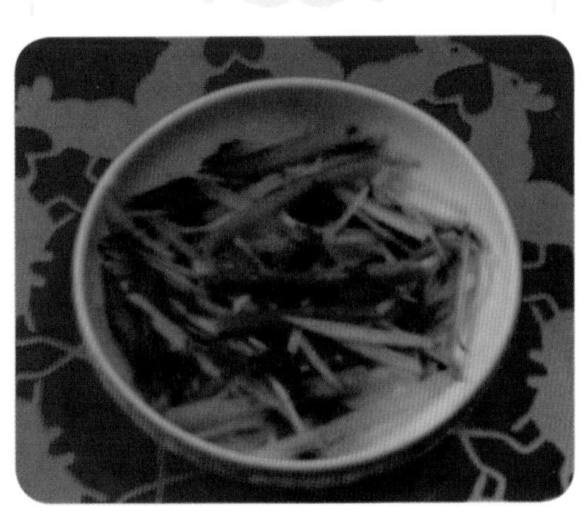

丹参

祛瘀活血除心烦

别　　名　紫丹参、红丹参、大红袍、红根、血参根、血山根。

性味归经　味苦，性微寒；归心、肝经。

用法用量　内服：煎汤，5 ~ 15克，大剂量可用至30克。

营养成分

丹参酮、隐丹参酮、异丹参酮、丹参内酯、丹参酸、原儿茶酸、琥珀酸等。

防治产后病原理

丹参所含的酮类、酚酸类等有效成分能增加子宫血流量，改善微循环，促进产后子宫复旧和恶露的排出，还能调节免疫力、镇静，可增强产后体质，预防产后感染。

功用疗效

祛瘀止痛，活血通经，清心除烦。适用于月经不调，经闭痛经，癥瘕积聚，胸腹刺痛，热痹疼痛，疮疡肿痛，心烦不眠。

适用人群

高血压、冠心病、脑血管疾病患者适用；头痛、眩晕的人适用；肝硬化、糖尿病、肾炎及小儿肺炎患者适用；慢性咽炎、消化性溃疡、风湿关节炎患者适用；皮肤病患者适用。

注意事项

丹参不宜与藜芦同用。丹参忌与醋、羊肝、葱、牛奶等同服。部分人服用丹参会出现过敏反应，或者胃痛。无瘀血者慎服；孕妇慎服；大便不实者忌服。

良方妙方

1. 产后恶血不下，兼治冷热劳，腰脊痛，骨节烦疼：丹参洗净，切，晒，为末。每服10克，温酒调下。本方名为丹参散，出自《妇人良方》。

2. 产后瘀血腹痛，闭经腹痛：丹参、益母草、香附各9克，水煎服。

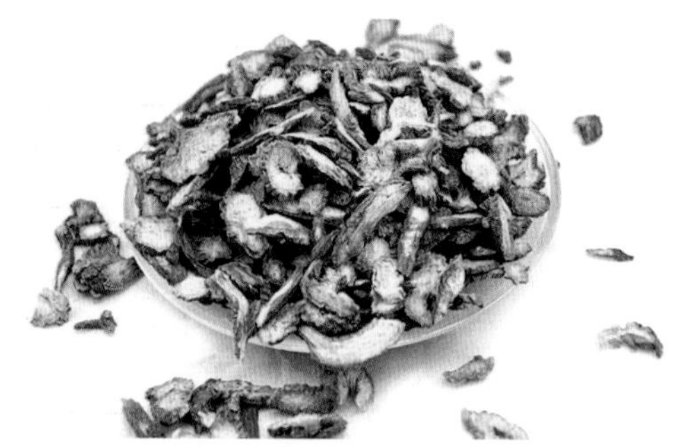

经典论述

1.《本草纲目》："活血，通心包络。治疝痛。"

2.《神农本草经》："主心腹邪气，肠鸣幽幽如走水，寒热积聚，破癥除瘕，止烦满，益气。"

◆ 丹参茶

配　方：丹参2克，绿茶3克、水适量。

做　法：在杯中放入丹参、绿茶及适量沸水，闷泡5分钟即可。

功　效：养血安神，清心除烦。

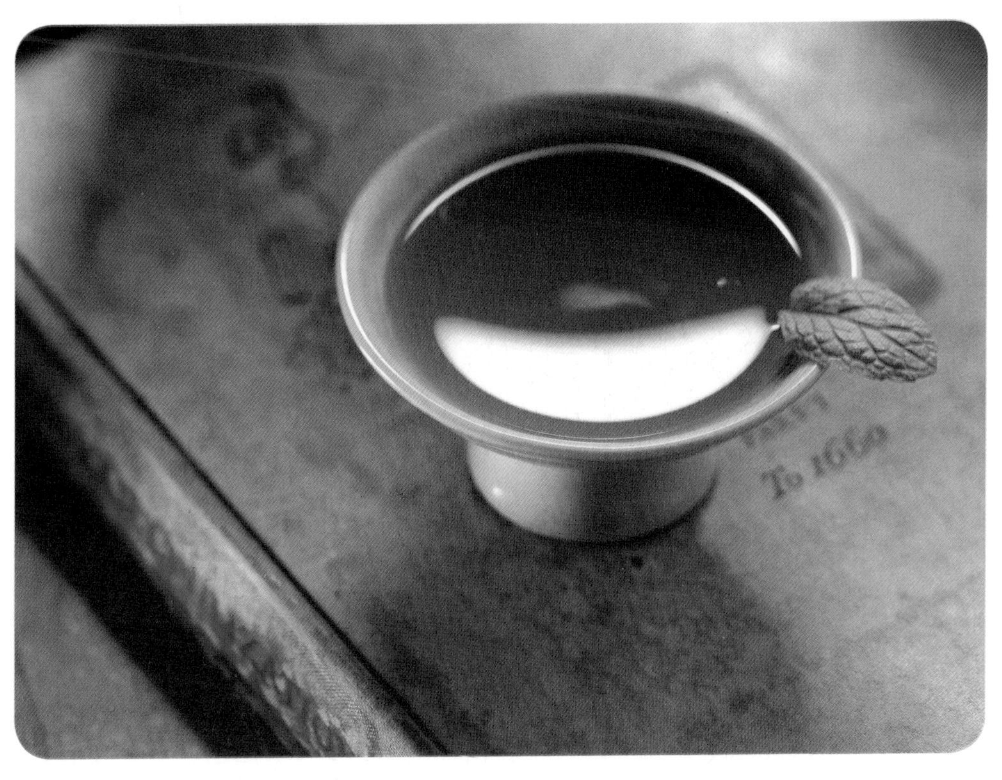

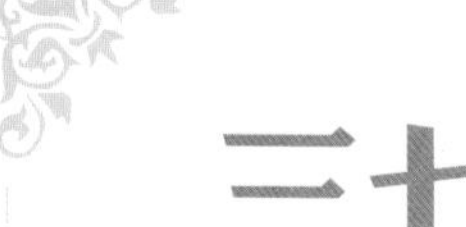

三七

散瘀止血消肿痛

别　　名　田七、滇七、参三七、汉三七、山漆、金不换、血参。

性味归经　味甘、微苦，性温；归肝、胃经。

用法用量　煎汤，3 ~ 9 克；研末，1 ~ 3 克；或入丸、散。

营养成分

人参皂苷、三七皂苷、三七素、人参炔三醇、谷氨酸、精氨酸、赖氨酸、三七多糖、铁、铜、锰、锌、镍、钒、钼、氟等。

防治产后病原理

三七止血作用甚佳，并能活血化瘀，具有止血不留瘀之特长。且三七可以调节免疫功能，提高产妇免疫力。

功用疗效

散瘀止血，消肿定痛。适用于咯血，吐血，衄血，便血，崩漏，外伤出血，胸腹刺痛，跌扑肿痛。

适用人群

体质虚弱、免疫力低下的人适用。心脑血管疾病患者适用。高血压、高血脂及贫血的人适用。各类血症患者适用。

注意事项

大剂量服用三七会出现中毒反应。一些人服用三七粉会出现皮肤过敏反应。孕妇忌服。血虚、吐衄、血热妄行者禁用。

良方妙方

产后血多：三七研末，米汤服 3 克。

经典论述

《本草纲目拾遗》：“人参补气第一，三七补血第一，味同而功亦等，故称人参三七，为中药之最珍贵者。”

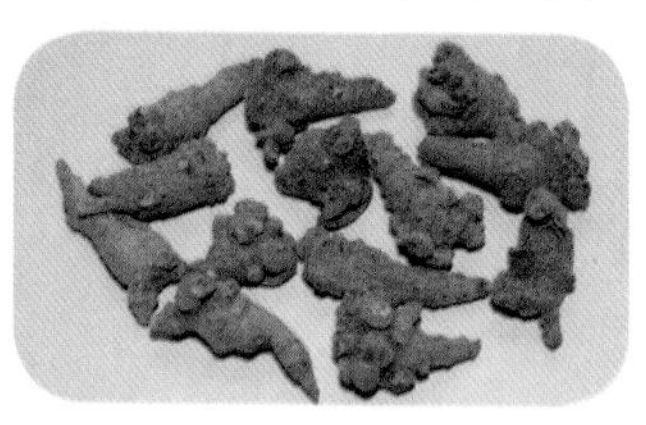

养生食谱

◆ 三七花茶

配　方：三七花 3 ~ 5 克，冰糖、沸水适量。

做　法：在杯中放入三七花，冲入沸水，闷泡 5 分钟，调入冰糖即可。

功　效：镇静安神。

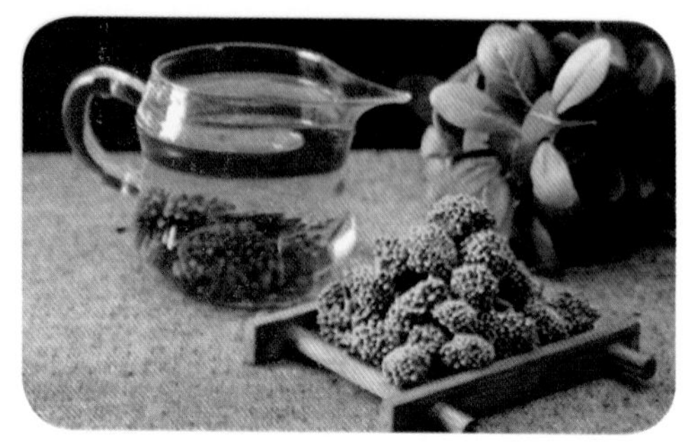

黄芪

升提阳气兼固表

别　　名　绵芪、绵黄芪、黄蓍。

性味归经　味甘，性温；归肺、脾经。

用法用量　煎服，9 ~ 30 克；蜜炙可增强其补中益气作用。

营养成分

皂苷、蔗糖、多糖、氨基酸、叶酸、硒、锌、铜等。

防治产后病原理

黄芪能提高免疫力、强心、利尿、抗病毒、保肝、改善微循环、促进子宫复旧，防止产后感染。

功用疗效

补气固表，利尿排毒，排脓，敛疮生肌。适用于气虚乏力，食少便溏，中气下陷，子宫脱垂，久泻脱肛，便血崩漏，表虚自汗，气虚水肿，痈疽难溃，久溃不敛，血虚萎黄，内热消渴。

适用人群

脾胃虚弱、食欲不振、身体乏力的人适用；感冒、哮喘、病毒性心肌炎患者适用；自汗、盗汗的人适用；痈疽不溃、疮口不愈合的患者适用；体虚浮肿及肾炎患者适用；胃下垂、子宫脱垂者适用。

注意事项

黄芪恶习龟甲、白鲜皮，反藜芦，畏五灵脂、防风。实证和阴虚阳盛者忌用。

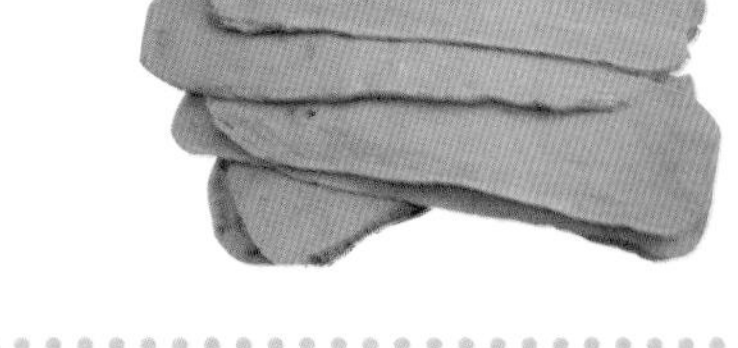

养生食谱

◆ 黄芪升麻茶

配　方：黄芪 30 克，郁李仁 10 克，升麻 5 克，防风 3 克，蜂蜜、沸水各适量。

做　法：

1. 将黄芪、升麻、郁李仁、防风研为粗末，置杯中。

2. 将药末用沸水冲泡 20 分钟后，加入蜂蜜，即可饮用。

3. 每日 1 剂，频频代茶饮服。

功　效：益气升阳，透疹解毒，利水消肿。

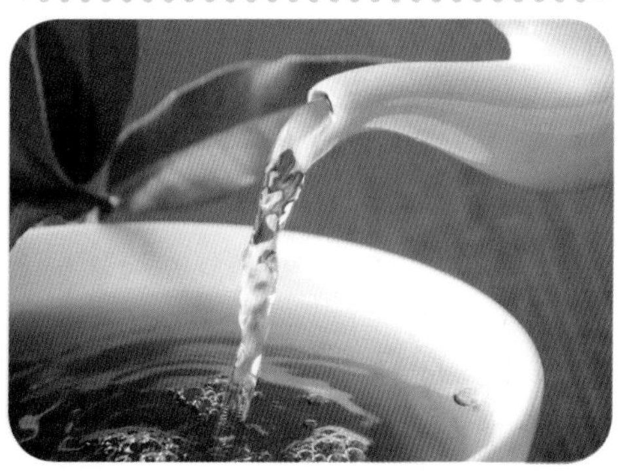

当归

补血调经又止痛

别名	干归、云归、岷当归、马尾当归、马尾归、秦哪、西当归。
性味归经	味甘、辛，性温；归肝、心、脾经。
用法用量	内服：煎汤，6 ~ 12 克；或入丸、散；或浸酒；或敷膏。

营养成分

挥发油、蔗糖、维生素 B_{12}、维生素 A 类物质、油酸、亚油酸、谷甾醇、亚叶酸、凝胶因子、生物素等。

防治产后病原理

当归专能补血，又能行血，行中有补，为血中之要药。因此，当归既能补血，又能活血，既可通络，又可活络。对产后失血过多、子宫复旧不全、贫血、血虚便秘均有良好的效果。

功用疗效

补血活血，调经止痛，润肠通便。适用于血虚萎黄，眩晕心悸，月经不调，经闭痛经，虚寒腹痛，肠燥便秘，风湿痹痛，跌扑损伤，痈疽疮疡。酒当归活血通经，适用于经闭痛经，风湿痹痛，跌扑损伤。

适用人群

产后出血过多、恶露不尽者适用；身体免疫力低下、眩晕心悸、贫血患者适用；月经不调、痛经、崩漏者适用；虚寒腹痛、便秘者适用；风湿痹痛者适用；跌打损伤、疮疡患者适用；癌症患者适用。

注意事项

湿阻中满、大便溏泄者慎服。

良方妙方

1. 产后腹痛：当归 9 克、白芍 15 克、炙甘草 5 克，煎服。

2. 大便不通：当归、白芷等分，为末。每服 6 克，以米汤调下。

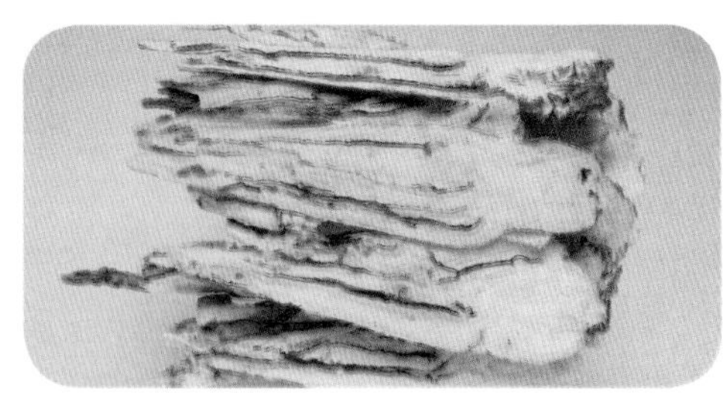

经典论述

1.《本草纲目》：“治头痛，心腹诸痛，润肠胃、筋骨、皮肤。治痈疽，排脓止痛，和血补血。”

2.《神农本草经》：“主咳逆上气，温疟寒热翕翕在皮肤中，妇人漏下，绝子，诸恶疮疡金疮，煮饮之。”

3.《日华子本草》：“治一切风，一切血，补一切劳，破恶血，养新血及主癥癖。”

◆ 当归乌鸡汤

配　方：乌骨鸡肉 250 克，当归 20 克，田七 8 克，盐 5 克，味精 3 克，酱油 2 毫升。

做　法：

1. 当归、田七用水洗干净，然后用刀剁碎。

2. 乌骨鸡肉用水洗干净，用刀剁成块，放入开水中煮 5 分钟，再取出过冷水。

3. 将乌骨鸡肉、当归、田七一起放入炖锅中，加水，慢火炖 3 小时，最后加盐、味精、酱油调味即可。

功　效：散瘀消肿，止血活血，止痛行气。

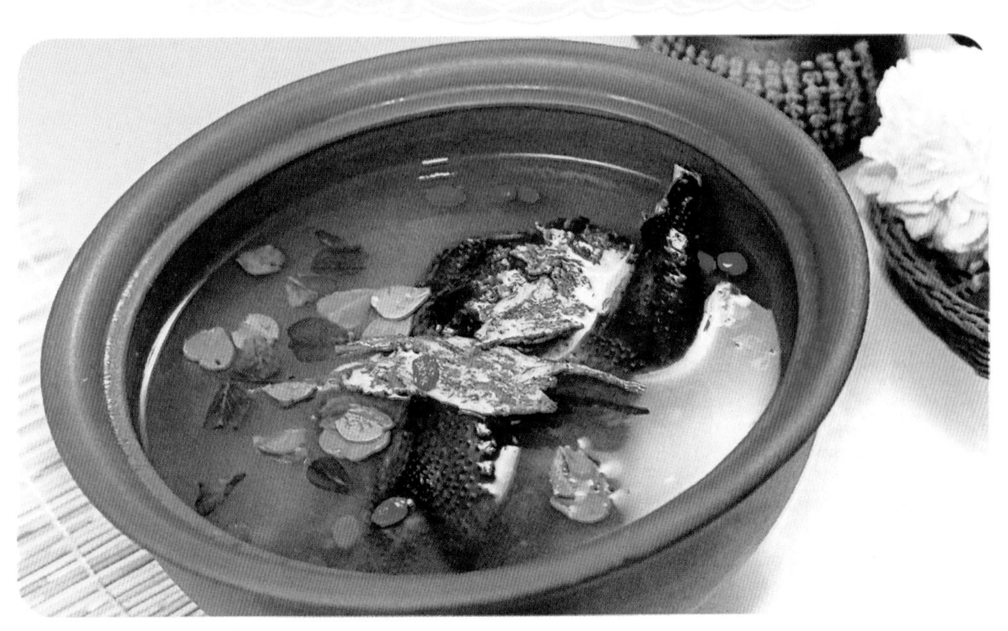

川芎

活血行气又祛风

别　　名　小叶川芎、山鞠穷、香果、马衔、京芎、贯芎、抚芎。

性味归经　味辛，性温；归肝、胆、心包经。

用法用量　内服：煎汤，3 ~ 10克；研末，每次1 ~ 1.5克；或入丸、散。外用：适量，研末撒；或煎汤漱口。

营养成分

川芎嗪、阿魏酸、川芎内酯、香草酸、棕榈酸、香草醛、β－谷甾醇、亚油酸、蔗糖等。

防治产后病原理

川芎有改善微循环、抗血小板集聚、扩张小动脉、解痉、调节免疫力等作用，能促进产后子宫恢复和恶露排出、增强体质，舒缓情绪。

功用疗效

活血行气，祛风止痛。适用于月经不调，经闭痛经，癥瘕腹痛，胸胁刺痛，跌扑肿痛，头痛，风湿痹痛。

适用人群

风湿关节痛、肢体麻木及跌打损伤者适用；腹中寒痛、头痛的人适用；月经不调、痛经、闭经的女性适用；心绞痛的人适用。

注意事项

川芎恶黄芪、山茱、狼毒，畏硝石、滑石、黄连，反藜芦。川芎不宜久服，久服易走散真气。阴虚火旺，上盛下虚及气弱之人忌服。

良方妙方

1. 产后血晕：当归50克，川芎25克，荆芥穗（炒黑）10克。水煎服。（本方出自《奇方类编》。）

2. 产后血虚头痛：当归、川芎等分，俱酒洗，炒；生姜5片。上药焙干，同煎服。

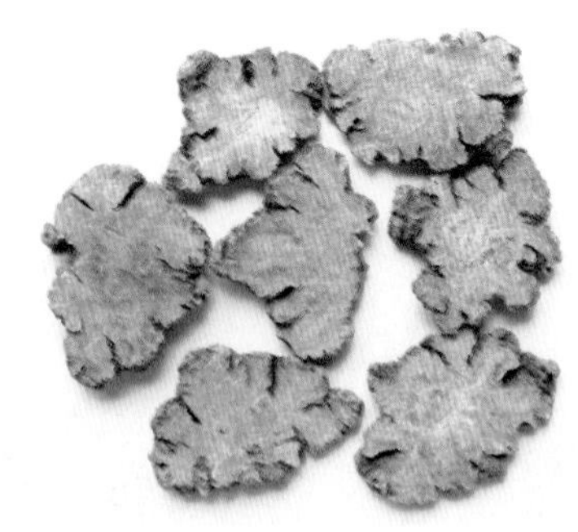

经典论述

1.《本草纲目》：“燥湿，止泻痢，行气开郁。”

2.《药性论》：“治腰脚软弱，半身不遂，主胞衣不出，治腹内冷痛。”

◆ 川芎煮蛋

配　方：鸡蛋2个，川芎10克，红枣、水适量。

做　法：将鸡蛋、红枣、川芎放入锅内，加入适量的清水，同煮至鸡蛋熟。捞出鸡蛋，剥去外壳，再放入锅中，煮20分钟即可，吃蛋饮汤。

功　效：活血行气。

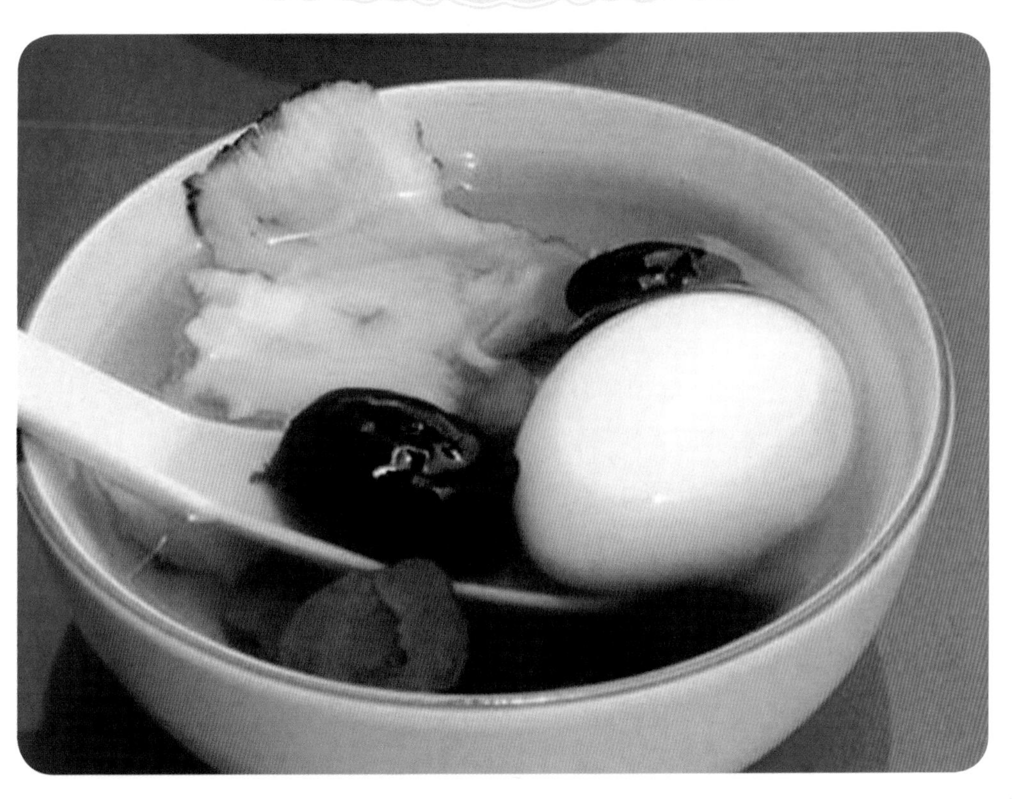

怀牛膝

活血散瘀兼祛湿

别　　名　牛膝、牛髁膝、山苋菜、对节草、红牛膝、杜牛膝、土牛膝。

性味归经　味苦酸，性平；归心、肝、大肠经。

用法用量　内服：煎汤，5 ~ 15克；或浸酒；或入丸、散。

营养成分

三萜皂苷、蜕皮甾酮、牛膝甾酮、紫茎牛膝甾酮、多糖、氨基酸、生物碱、香豆素、甜菜碱等。

防治产后病原理

怀牛膝能促使子宫收缩，加快产后恶露的排出和子宫复旧，还有能止痛、利尿，增强免疫力的功效，可防治产后感染和产后尿潴留等。

功用疗效

活血散瘀，祛湿利尿，清热解毒。适用于淋病，尿血，妇女经闭，癥瘕，风湿关节痛，脚气，水肿，痢疾，疟疾，白喉，痈肿，跌打损伤。

适用人群

免疫力低下、体质虚弱、腰膝酸痛的人适用；高血脂、高血压、高胆固醇者适用；肝炎、脂肪肝、肝硬化患者适用；骨质疏松者及肌肉抽搐、痉挛的人适用。

注意事项

怀牛膝恶萤火、龟甲、陆英，畏白前。孕妇及月经多者忌用；中气不足、小便自利者忌用;梦遗失精者忌用。

良方妙方

1. 小便不利，茎中痛欲死，兼治妇人血结腹坚痛：牛膝一大把并叶，不以多少，酒煮饮之。(本方出自《肘后方》)

2. 胞衣不出：牛膝250克，葵子30克。以水1800毫升，煎取600毫升，分3次服用。(本方出自《梅师集验方》)

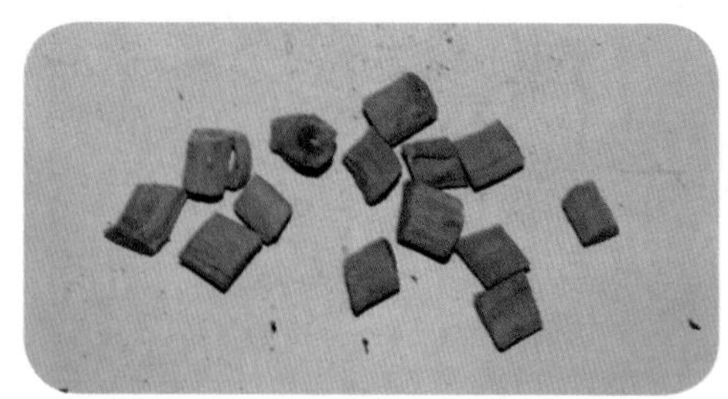

经典论述

1.《名医别录》:“疗伤中少气，男肾阴消，老人失溺，补中续绝，填骨髓，除脑中痛及腰脊痛，妇人月水不通，血结，益精，利阴气，止发白。”

2.《本草纲目》:“治久疟寒热，五淋尿血，茎中痛，下痢，喉痹，口疮，齿痛，痈肿恶疮，伤折。”

◆ 怀牛膝花生炖猪蹄

配　方：怀牛膝 30 克，花生 50 克，猪蹄 2 个，葱、姜、盐、味精、高汤各适量。

做　法：

1. 怀牛膝洗净切片，花生泡水备用。
2. 将猪蹄剁块飞水放入砂锅中加高汤、葱、姜大火烧开，转小火炖，加盐、味精、怀牛膝、花生、猪蹄煲至猪蹄软烂即可。

功　效：补肝肾，强筋骨。

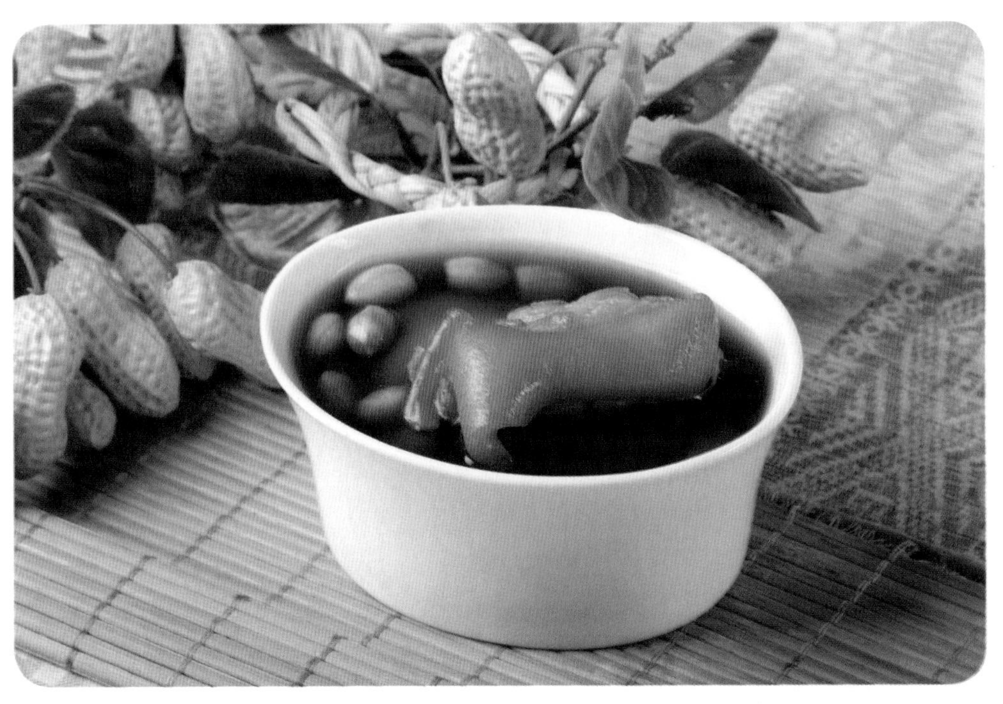

第二节 利水消肿的药材

薏苡仁

健脾渗湿利小便

别　　名　薏仁、苡仁、薏米、薏珠子、赣米、感米、米仁。

性味归经　味甘、淡，性凉；归脾、胃、肺经。

用法用量　内服：煎汤，10 ~ 30 克；或入丸、散，浸酒，煮粥，做羹。

营养成分

蛋白质、脂肪、碳水化合物、维生素 B_1、多种氨基酸、薏苡素、薏苡酯、三萜化合物等。

防治产后病原理

薏苡仁含有蛋白质、脂肪、碳水化合物、少量维生素及无机盐，可增强产妇免疫力。所含薏苡醇在低浓度时对子宫、骨骼肌及运动神经末梢有兴奋作用，可促进产后子宫复旧和恶露排出。其薏苡素对中枢神经系统有镇静、镇痛、退热的功效，可安抚产妇情绪。

功用疗效

健脾渗湿，除痹止泻，清热排脓。适用于水肿，脚气，小便不利，湿痹拘挛，脾虚泄泻，肺痈，肠痈；扁平疣。

适用人群

急慢性肾炎水肿、面浮肢肿、脚气病浮肿者适用；疣赘、青年性扁平疣、寻常性赘疣、传染性软疣以及其他皮肤营养不良粗糙者适用；肺痿、肺痈者适用。

注意事项

薏苡仁性寒，不宜长期大量食用，一般不要超过 7 日，否则会引起脾肾阳虚，体质下降，免疫力降低。脾虚无湿，大便燥结及孕妇慎服。孕妇禁用。津液不足者慎用。

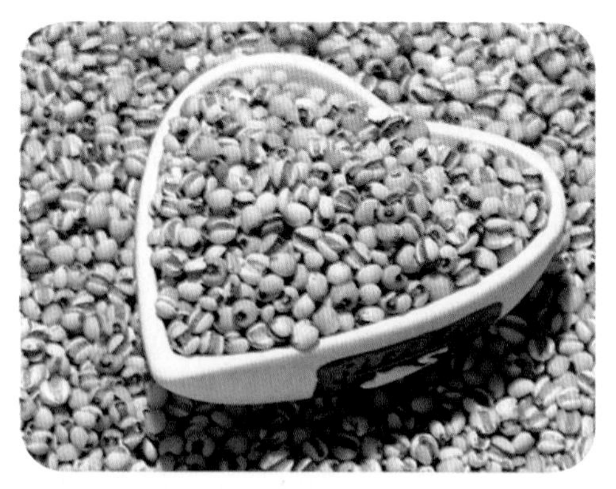

良方妙方

恶露不止：蒲公英 30 克，生蒲黄 12 克（包煎），败酱草 15 克，薏苡仁 9 克，煎服。适用于湿热病邪侵入子宫引起的恶露不止。

◆ 薏苡仁苦瓜红豆粥

配　方：薏苡仁、红豆各 50 克，苦瓜 30 克，粳米 100 克，水适量。

做　法：

1. 将薏苡仁、红豆先用温水泡 30 分钟洗净备用，苦瓜洗净去瓤切片备用。

2. 苦瓜切片备用，锅上火加水适量，放入粳米、红豆和薏苡仁，同煮八成熟放入苦瓜煮熟成粥即可。

功　效：健脾消肿，清热解毒。

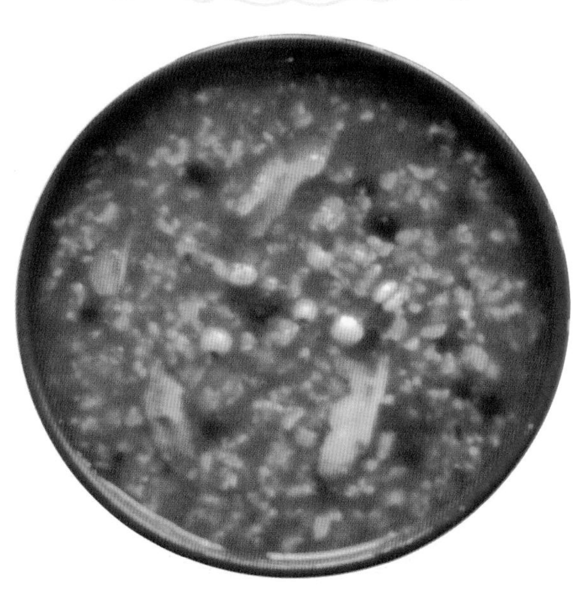

生地黄

清热凉血又滋阴

别　　名	生地、地黄、鲜地黄、干生地、干地黄、大生地、细生地、淮生地、怀生地。
性味归经	味甘，性寒；归心、肝、肾经。
用法用量	内服：煎汤，10 ~ 15克，大剂量可用至30克；亦可熬膏或入丸、散。

营养成分

葡萄糖、蔗糖、维生素A类物质、氨基酸、β-谷甾醇、地黄素、梓醇、甘露醇、生物碱。

防治产后病原理

生地黄能增强免疫力、镇静、抗凝、止血、利尿等，可改善产后血虚发热、出血、贫血、预防产后感染。生地黄还有明显镇静作用，可安抚产妇急躁情绪。

功用疗效

清热凉血，养阴，生津。用于热病舌绛烦渴，阴虚内热，骨蒸劳热，内热消渴，吐血，衄血，发斑发疹。

适用人群

阴虚内热的人适用。出血症患者适用。咽喉肿痛、斑疹患者适用。糖尿病患者适用。

注意事项

生地黄与萝卜、葱白、韭白、薤白相克。生地黄勿令犯铜器，否则伤肾、令发斑白，损荣卫。脾虚泄泻、胃寒食少的人慎服。胸膈有痰者慎服。

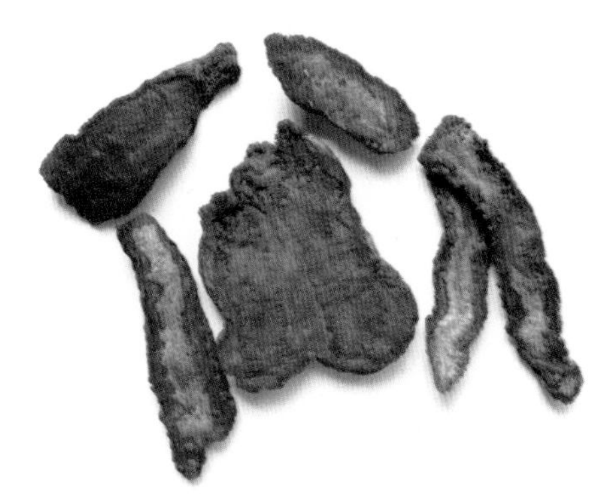

良方妙方

1. 产后盗汗：乌骨鸡1只，生地黄250克，食糖适量。将鸡宰杀去毛及内脏，生地黄切碎与食糖和匀，置于鸡腹，蒸熟，单吃鸡肉。

2. 产后血晕：黄酒200毫升，生地黄6克，益母草10克。将上药同放瓷杯中，再将瓷杯放在有水的锅中蒸20分钟。每天2次，每次温服50毫升，连服数天。

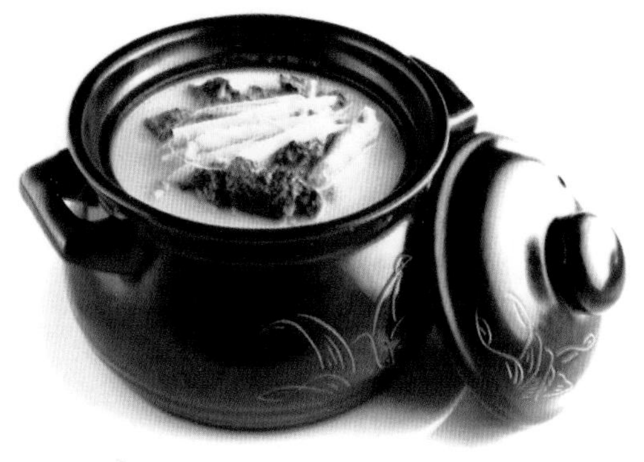

◆ 地黄乌鸡汤

配　方：乌骨鸡1只，猪肉100克，姜20克，葱和盐各5克，味精3克，料酒5毫升，生地黄10克，红枣10个。

做　法：

1. 生地黄浸泡5小时，猪肉切片，乌骨鸡去内脏，切成小块，用热水氽烫去除血水。

2. 放入乌骨鸡块、猪肉片、生地黄片、红枣、姜，烧开后加入盐、料酒、味精、葱调味即可。

功　效：益气补虚，生津养血。

◆ 生地桃仁炒丝瓜

配　方：生地黄5克，桃仁100克，丝瓜350克，银杏30克，植物油、盐各适量。

做　法：

1. 生地黄清洗干净加水蒸20分钟取汤汁备用。

2. 核桃仁去皮炸香，丝瓜切条飞水。

3. 锅内放少许植物油放入桃仁、丝瓜、生地黄汁、银杏，加盐调好味翻炒熟即可。

功　效：清热凉血，滋阴生津，活血化瘀。

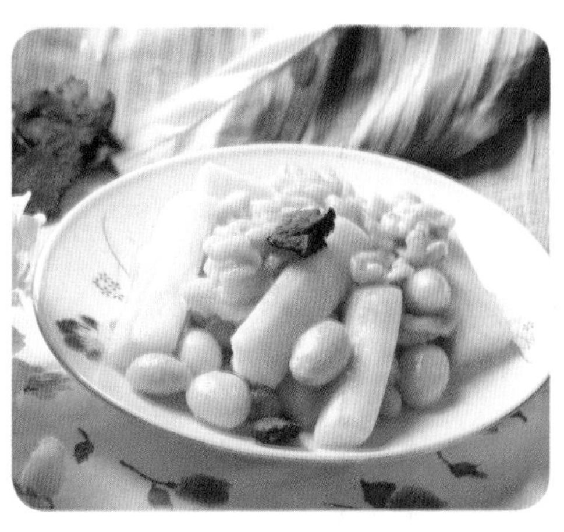

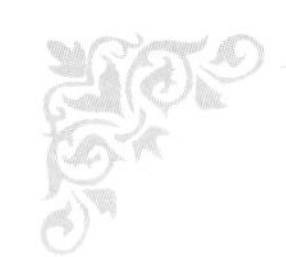

茯苓

利水渗湿能安神

别　　名	杜茯苓、茯菟、松腴、不死面、松薯、松木薯、松苓。
性味归经	味甘、淡，性平；归心、肺、脾、肾经。
用法用量	内服：煎汤，10~15克；或入丸散。

营养成分

蛋白质、脂肪、甾醇、卵磷脂、葡萄糖、钾、β－茯苓聚糖、树胶、甲壳质、腺嘌呤、组氨酸、胆碱、脂肪酶、蛋白酶、乙酰茯苓酸、茯苓酸等。

防治产后病原理

茯苓能利尿、增强机体免疫功能、调节胃肠功能、保肝、镇静等，可用于产后尿潴留、感染、消化不良、抽搐、抑郁等。另外，茯苓的中药制品茯神有健脾宁心的功效。

功用疗效

利水渗湿，健脾宁心。适用于水肿尿少，痰饮眩悸，脾虚食少，便溏泄泻，心神不安，惊悸失眠。

适用人群

身体免疫低下的人适用；水肿患者适用；腹泻、大便稀薄的人适用；心神不安、心性失眠的人适用。

注意事项

茯苓恶白敛，畏牡蒙、地榆、雄黄、秦艽、龟甲，忌米醋。虚寒精滑或气虚下陷者忌用。

良方妙方

1. 小便多、滑数不禁：白茯苓（去黑皮）、干山药（去皮，白矾水内湛过，慢火焙干）各等分，为细末，以稀米汤调服。（本方出自《儒门事亲》）

2. 心神失养，虚烦不眠，心悸眩晕：茯苓9克，酸枣仁15克，知母6克，川芎4.5克，甘草3克。上药水煎服。

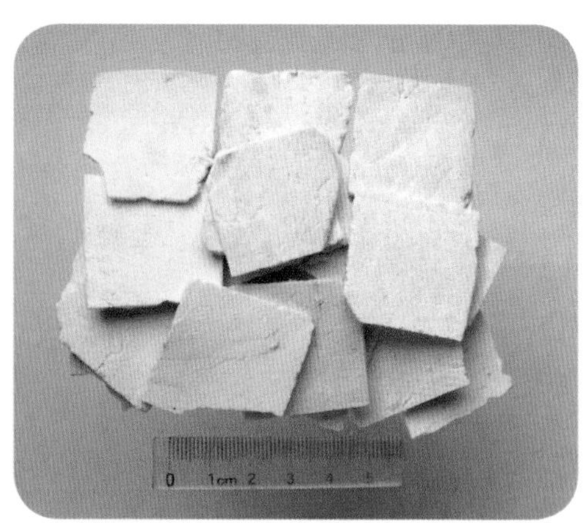

经典论述

1.《神农本草经》："主胸胁逆气，忧恚，惊邪，恐悸，心下结痛，寒热烦满，咳逆，口焦舌干，利小便。"

2.《日华子本草》："补五劳七伤，安胎，暖腰膝，开心益智，止健忘。"

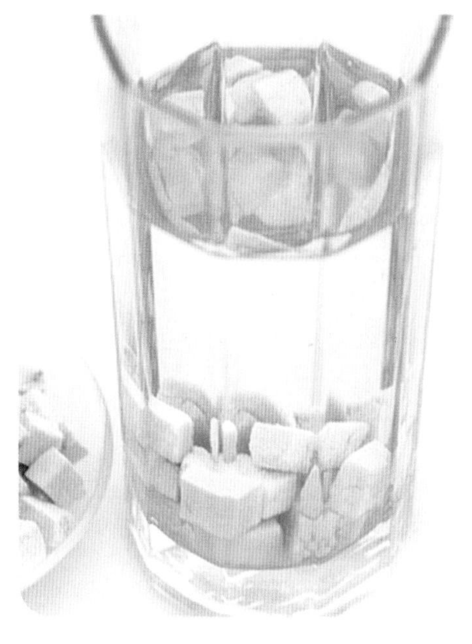

◆ 茯苓莲藕粥

配　方：茯苓15克，莲藕100克，大枣50克，粳米80克，白糖15克。

做　法：

1. 粳米洗净，莲藕去皮洗净切丁，茯苓磨粉，大枣洗净待用。

2. 将粳米加水适量煮粥，待粥将熟时放入茯苓粉、大枣、藕丁，煮熟后加白糖搅匀即可。

功　效：健脾开胃，利水滋阴。

◆ 茯苓蜂蜜茶

配　方：茯苓10～15克，蜂蜜、水各适量。

做　法：在杯中放入茯苓和适量沸水，闷泡10分钟，调入蜂蜜即可。

功　效：健脾和胃，渗湿利水，宁心安神。

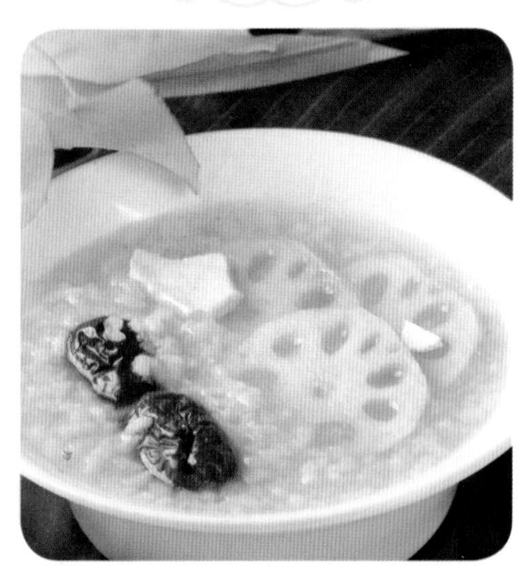

山药

“理虚之要药”

别　　名　薯蓣、山芋、薯药、大薯、山蓣。
性味归经　味甘，性平；归肺、脾、肾经。
建议食用量　每餐 100 ~ 250 克。

营养成分

粗蛋白质、粗纤维、淀粉、糖、钾、磷、钙、镁、灰分、铁、锌、铜、锰等。

防治产后病原理

山药温补而不骤，微香而不燥，循循有调肺之功。亦能补肾填精，精足则阴强、目明、耳聪。山药还能诱导产生干扰素、增强人体免疫力功能、抗衰老、扩张血管、改善血液循环等，可促进产后子宫恢复、预防感染。

食用疗效

山药在我国各地均有出产，而以河南新乡地区，古怀庆产的怀山药为最佳，质地坚实，粉足洁白。补而不腻，香而不燥。历代医家盛赞山药为“理虚之要药”。山药食用，烹可为肴，碾粉蒸可为糕，多做甜食；既可以切片煎汁当茶饮，又可以轧细煮粥喝。

饮食宝典

山药烹调的时间不要过长，因为久煮容易使山药中所含的淀粉酶遭到破坏，降低其健脾、帮助消化的功效，还可能同时破坏其他不耐热或不宜久煮的营养成分，造成营养素的流失。

良方妙方

1. 产后血晕：鸡 1 只，黄芪、党参各 30 克，淮山药 50 克，红枣 20 枚。将鸡处理干净，黄芪、党参用布包好，再将以上诸药和鸡放入盘中，加黄酒，隔水蒸熟后去药渣。分数次服，连服 3 ~ 5 剂。

2. 妇人四肢冰冷：山药 30 克，芡实 30 克，水煎服，日 1 剂，连服 30 ~ 60 天。

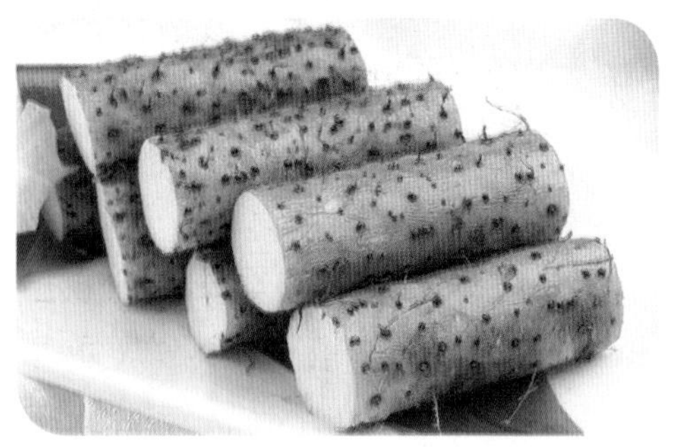

经典论述

1.《神农本草经》：“主伤中，补虚，除寒热邪气，补中益气力，长肌肉，久服耳目聪明。”

2.《食疗本草》：“治头痛，助阴力。”

3.《本草纲目》：“益肾气，健脾胃，止泄痢，化痰涎，润皮毛。”

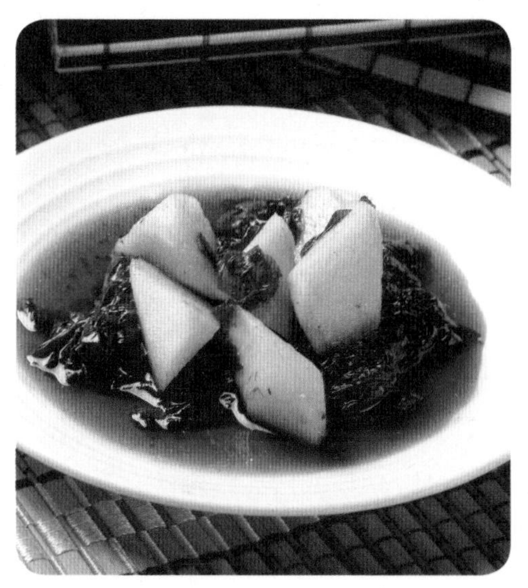

◆ 薏米山药粥

配　方：薏米 80 克，山药 150 克，小枣 20 克，冰糖、水各适量。

做　法：

1. 薏米洗净小枣洗净。
2. 山药去皮切小滚刀块。
3. 鲜将薏米倒入锅中加水烧开，转小火 30 分钟加入山药、小枣，用小火慢熬等食物煮烂加入冰糖即可。

功　效：健脾渗湿，滋补肺肾。

◆ 蓝梅拌鲜山药

配　方：山药 200 克，蓝梅酱 50 克。

做　法：山药去皮飞水至熟，冷水冲凉调蓝梅酱拌匀即可。

功　效：补气健脾。

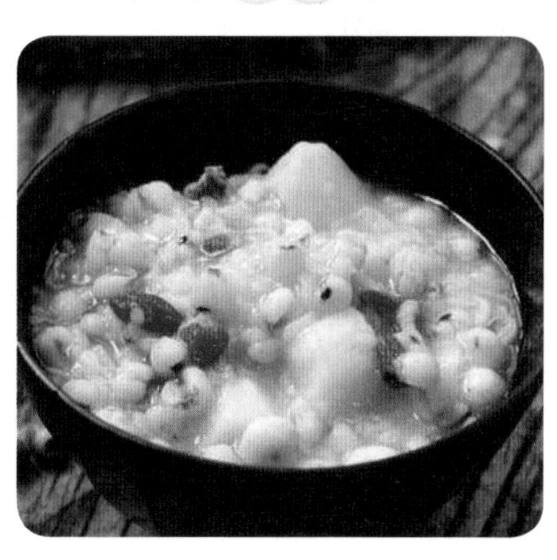

第三节 养心疏肝解郁的药材

白芍

养血疏肝治腹痛

别　　名　白芍、生白芍、炒白芍、白芍药、金芍药、杭芍、炒杭芍。

性味归经　味苦、酸，性微寒；归肝、脾经。

用法用量　内服：煎汤，5 ~ 12克；或入丸、散。大剂量可用15 ~ 30克。

营养成分

芍药苷、氧化芍药苷、苯甲酰芍药苷、白芍苷、药苷无酮、没食子酰芍药苷、芍药新苷、芍药内酯、β－谷甾醇、胡萝卜苷。右旋儿茶精、挥发油。

防治产后病原理

白芍能调节免疫力，解痉止痛、镇静、抑制血小板集聚、保肝等，适用于产后腹痛、产后抑郁等产后病。

功用疗效

平肝止痛，养血调经，敛阴止汗。适用于头痛眩晕，胁痛，腹痛，四肢挛痛，血虚萎黄，月经不调，自汗，盗汗。

适用人群

血虚阴虚、自汗盗汗的人适用；胸腹胁肋疼痛、肝区痛、胆囊炎、胆结石疼痛者适用；泄痢、妇女经痛者适用；肠肌痉挛、四肢拘挛疼痛、不安腿综合征等病症患者适用。

注意事项

白芍恶石斛、芒硝，畏消石、鳖甲、小蓟，反藜芦。虚寒腹痛泄泻者慎服。小儿出麻疹期间不宜食用。

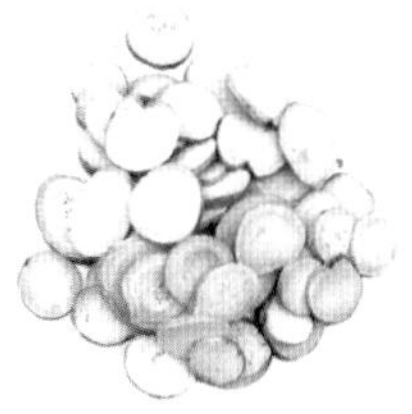

养生食谱

◆ 当归白芍茶

配　方：当归10克，白芍15克。

做　法：将当归、白芍一起放入杯中，冲入沸水，盖盖子闷泡约15分钟后饮用。

功　效：补血柔肝。

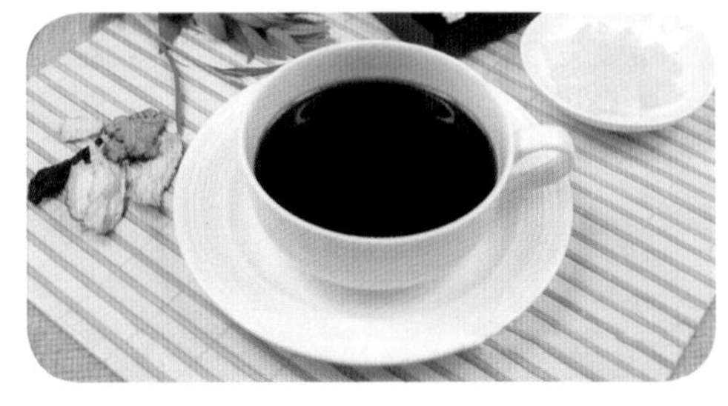

莲子

养心安神防抑郁

别　　名　莲肉、莲米、藕实、水芝丹、莲实、泽芝、莲蓬子。

性味归经　味甘、涩，性平；归脾、肾、心经。

用法用量　内服：煎汤，6 ~ 15克；或入丸、散。

营养成分

淀粉、棉子糖、蛋白质、脂肪、碳水化合物、钙、磷、铁、荷叶碱、N-去甲基荷叶碱、氧化黄心树宁碱、N-去甲亚美罂粟碱等。

防治产后病原理

莲子有镇静、强心、抗衰老的功效，可适用于产后失眠、抑郁、乏力、恶露不止等。

功用疗效

补脾止泻，益肾涩精，养心安神。适用于脾虚久泻，遗精带下，心悸失眠。

适用人群

脾肾亏虚，白带过多之妇女适用；体质虚弱、心慌、失眠多梦、遗精者适用；脾气虚，慢性腹泻之人适用。

注意事项

莲子不能与牛奶同服，否则加重便秘。服食莲子期间，少吃辛辣或刺激性食物。中满痞胀和大便燥结者忌服。

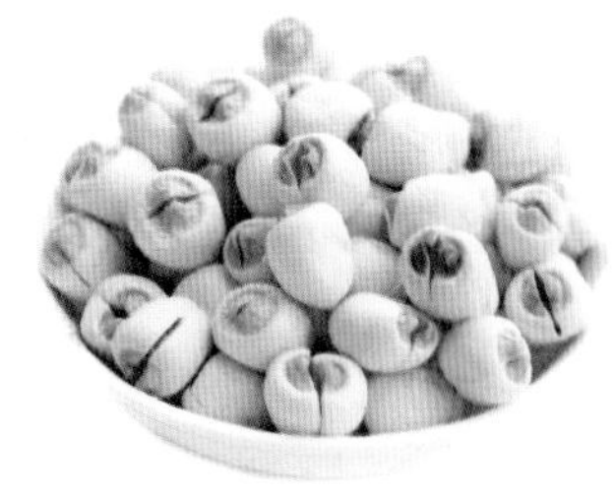

养生食谱

◆ 莲子桂圆粥

配　方：莲子30克，桂圆肉30克，红枣8颗，糯米150克，水适量。

做　法：

1. 莲子去芯，桂圆肉用清水洗净，红枣去核洗净。
2. 锅上火加适量的水烧开，加入糯米煮上5 ~ 8分钟后，加入莲子，桂圆肉，红枣，烧开后，用小火煮至30 ~ 35分钟即可。

功　效：补脾益肾，养心安神。

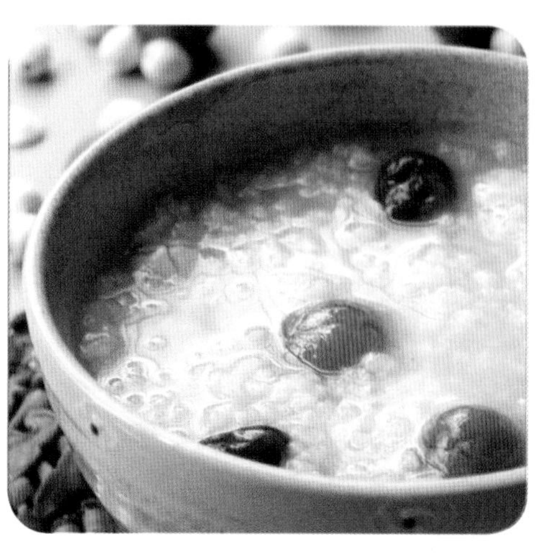

酸枣仁

安神解郁防失眠

别　　名　山枣仁、山酸枣、枣仁、酸枣核。

性味归经　味甘、酸，性平；归肝、胆、心经。

用法用量　内服：煎汤，6 ~ 15克；研末，每次 3 ~ 5 克；或入丸、散。

营养成分

脂肪油、蛋白质、维生素 C、白桦脂醇、白桦脂、酸枣多糖、酸枣皂苷等。

防治产后病原理

酸枣仁能镇静催眠、抗惊厥、镇痛降温、抗血小板聚集等，适用于产后抽搐、感染、疼痛、失眠、抑郁等。

功用疗效

补肝，宁心，敛汗，生津。适用于虚烦不眠，惊悸多梦，体虚多汗，津伤口渴。

适用人群

患有失眠、健忘、心悸、多梦的人适用。自汗、盗汗者适用。口渴咽干的人适用。

注意事项

酸枣仁恶防已。实邪郁火及滑泄症者慎服。

良方妙方

1. 胆虚睡卧不安，心多惊悸：酸枣仁 30 克，炒熟，捣细罗为散。每服 6 克，以竹叶汤调下，不计时候。(本方出自《圣惠方》)

2. 睡中盗汗：酸枣仁、人参、茯苓各等分。上为细末，米饮调下半盏。(《普济方》)

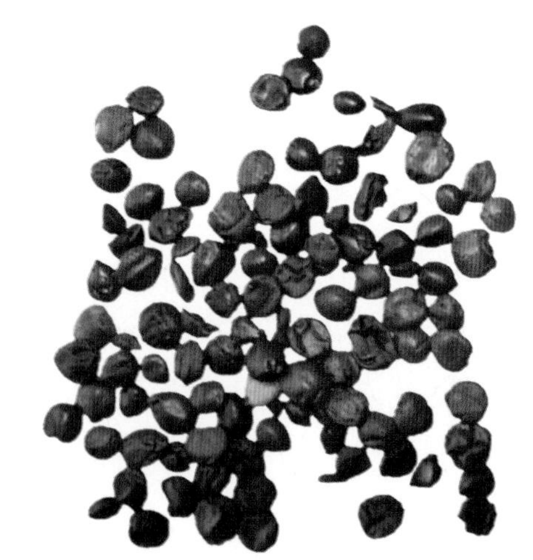

经典论述

1.《本草纲目》:“酸枣仁，甘而润，故熟用疗胆虚不得眠，烦渴虚汗之证；生用疗胆热好眠。皆足厥阴、少阳药也，今人专以为心家药，殊昧此理。”

2.《神农本草经》:“主心腹寒热，邪结气聚，四肢酸疼，湿痹。”

◆ 枣仁粳米粥

配 方：酸枣仁 50 克，粳米 150 克，水适量。

做 法：

1. 将酸枣仁炒熟放入锅中加水适量、煎取浓汁。
2. 把粳米洗净，放入锅内，倒入药汁，加水煮粥，至黏稠即可。

功 效：宁心安神。

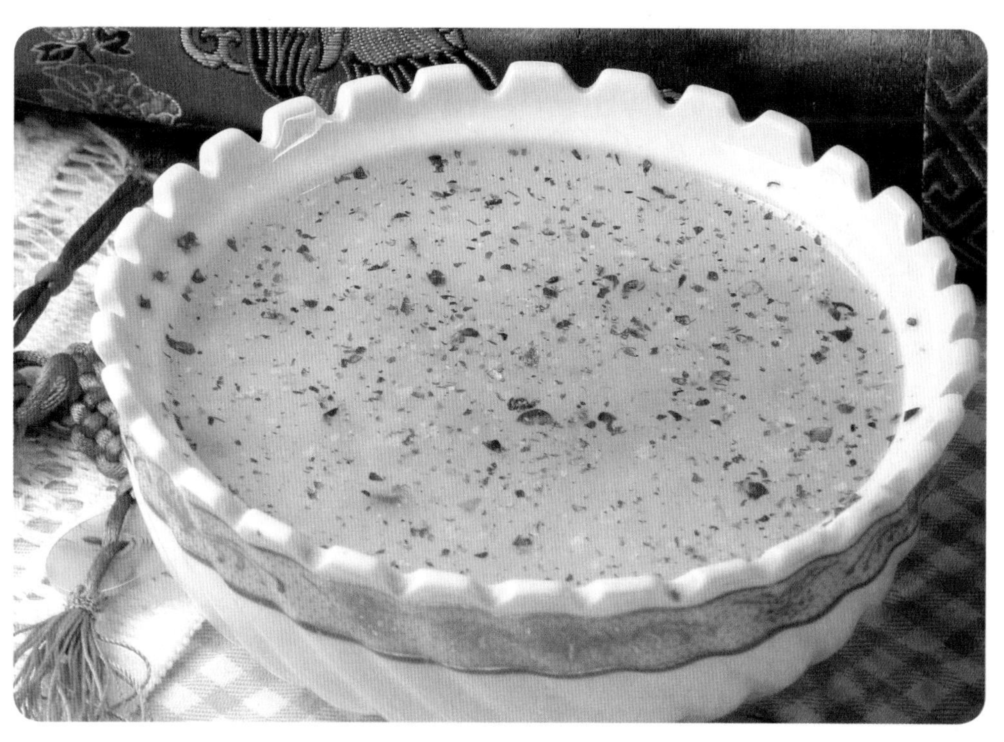

佛手

疏肝理气止胃痛

别　　名　佛手柑、佛手香橼、蜜罗柑、蜜箭柑、五指柑、福寿柑。

性味归经　味辛、苦、酸，性温；归肝、脾、肺经。

用法用量　内服：煎汤，3 ~ 10克；或泡茶饮。

营养成分

蛋白质、碳水化合物、维生素C、胡萝卜素、钾、钙、铁、硒、柠檬油素、柠檬内酯、胡萝卜苷、棕榈酸、琥珀酸、香叶木苷、橙皮苷等。

防治产后病原理

佛手瓜含挥发油、香豆精类化合物，气味芳香，在瓜类中营养全面丰富，可以增强产妇的身体抵抗力，有助于产后恢复，还有一定的平喘祛痰、抗炎镇静作用。

功用疗效

疏肝理气，和胃止痛。适用于肝胃气滞，胸胁胀痛，胃脘痞满，食少呕吐。

适用人群

消化不良、胸闷气胀、呕吐、肝胃气痛者适用；气管炎、咳嗽多痰者适用。

注意事项

阴虚有火，无气滞症状者慎服。

良方妙方

1. 产后腹痛：羊肉500克，佛手15克，当归、党参、山药各25克。将羊肉洗净切块，当归、党参、佛手用纱布包好，一同放入砂锅内加水适量；武火煮沸后改微火煮2小时，去药渣，调味服食。

2. 肝气郁结所致的胃腹疼痛：佛手10克，青皮9克，川楝子6克。水煎服，早、晚各1次。

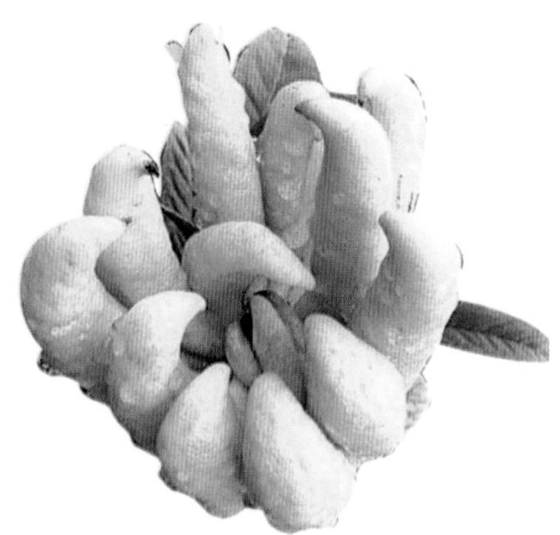

经典论述

1.《本草纲目》：“煮酒饮，治痰气咳嗽。煎汤，治心下气痛。”

2.《本草再新》：“治气舒肝，和胃化痰，破积，治噎膈反胃，消癥瘕瘰疬。”

◆ 佛手郁金粥

配　方:佛手 20 克，郁金 6 克，青皮 8 克，大米 250 克。

做　法：

1. 将佛手、郁金、青皮洗净煎取浓汁备用。
2. 将大米洗净加开水中同药汁煮至黏稠，米粒软烂即可。

功　效：疏肝理气，和胃化痰。

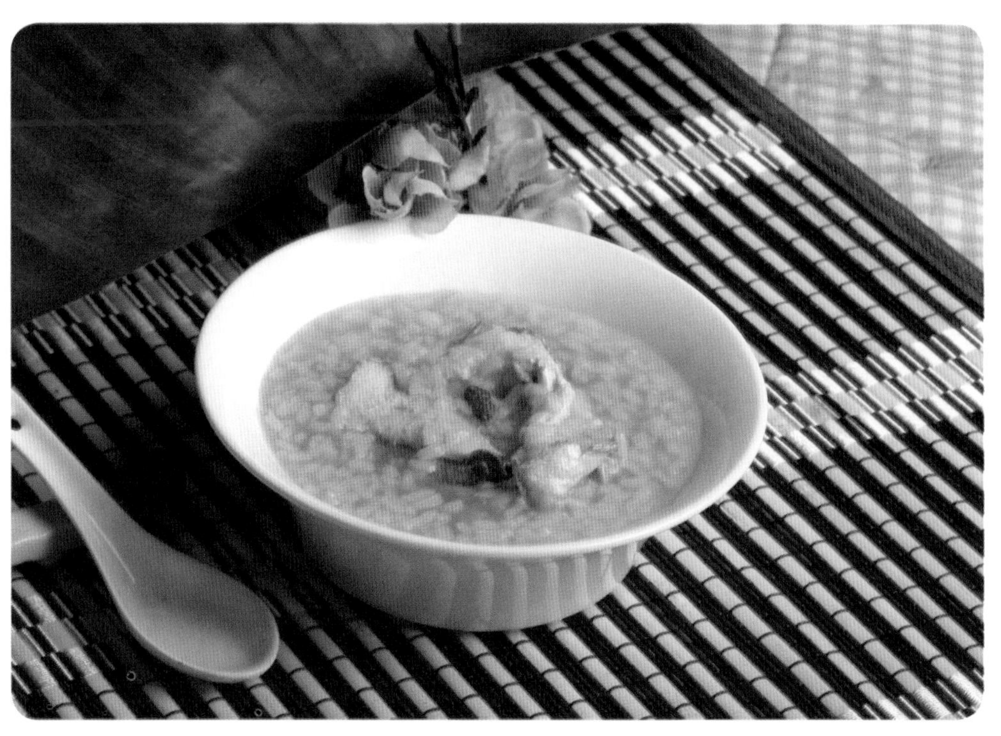

第四章

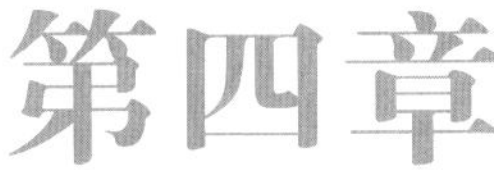

小穴位大功效——轻松防治产后病

第一节　经穴理疗一点通

找准穴位的方法技巧

正确取穴对艾灸、拔罐、按摩、刮痧疗效的关系很大。因此，准确的选取俞穴，也就是俞穴的定位，一直为历代医家所重视。

骨度分寸法

骨度分寸法，始见于《灵枢·骨度》篇。是以骨节为主要标志测量周身各部的大小、长短，并依其比例折算尺寸作为定穴标准的方法。不论男女、老少、高矮、肥瘦都是一样。如腕横纹至肘横纹作 12 寸，也就是将这段距离划成 12 等分，取穴就以它作为折算的标准。常用的骨度分寸见常用骨度分寸表。

手指比量法

以患者手指为标准来定取穴位的方法，又称“同身寸”。由于生长规律的缘故，人类机体的各个局部间是相互关联的。由于选取的手指不同，节段也不同，手指比量法可分作以下几种。

中指同身寸法：是以患者的中指中节屈曲时内侧两端纹头之间作为 1 寸，可用于四肢部取穴的直寸和背部取穴的横寸。

拇指同身寸法：是以患者拇指指关节的横度作为 1 寸，亦适用于四肢部的直寸取穴。

横指同身寸法：亦名“一夫法”，是令患者将食指、中指、无名指和小指并拢，以中指中节横纹处为准，四指横量作为 3 寸。

体表标志取穴法

根据人体表面所具特征的部位作为标志，而定取穴位的方法称为体表标志取穴法，又称自然标志取穴法。人体的自然标志有两种：

固定标志法

即是以人体表面固定不移，又有明显特征的部位作为取穴标志的方法。如人的五官、爪甲、乳头、肚脐等作为取穴的标志。

活动标志法

是依据人体某局部活动后出现的隆起、凹陷、孔隙、皱纹等作为取穴标志的方法。如曲池屈肘取之。

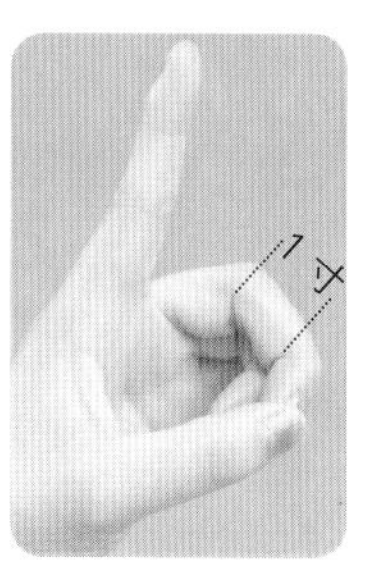

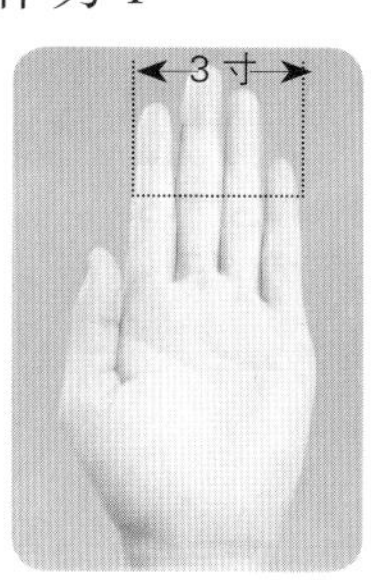

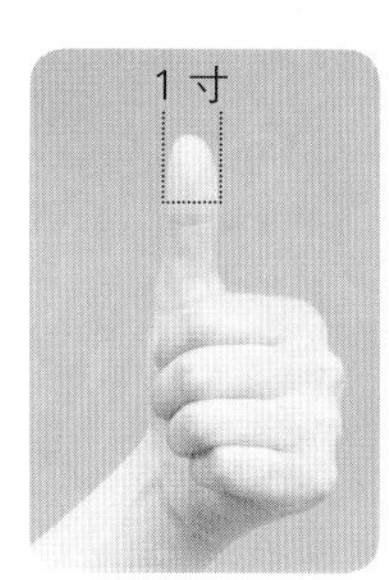

常用骨度分寸表

分部	起止点	常用骨度	度量法	说明
头部	前发际至后发际	12 寸	直寸	如前后发际不明，从眉心量至大椎穴作 18 寸，眉心至前发际 3 寸，大椎穴至后发际 3 寸
	耳后两完骨（乳突）之间	9 寸	横寸	用于量头部的横寸
胸腹部	天突至歧骨（胸剑联合）	9 寸	直寸	胸部与肋部取穴直寸，一般根据肋骨计算，每一肋骨折作 1 寸 6 分（天突至旋玑可作 1 寸，旋玑至中庭，各穴间可作 1 寸 6 分计算）
	歧骨至脐中	8 寸		
	脐中至横骨上廉（耻骨联合上缘）	5 寸		
	两乳头之间	8 寸	横寸	胸腹部取穴的横寸，可根据两乳头之间的距离折量。女性可用左右缺盆穴之间的宽度来代替两乳头之间的横寸
背腰部	大椎以下至尾骶	21 椎	直寸	背部腧穴根据脊椎定穴。一般临床取穴，肩胛骨下角相当第 7（胸）椎，髂嵴相当第 16 椎（第 4 腰椎棘突）
	两肩胛骨脊柱缘之间	6 寸	横寸	
上肢部	腋前纹头（腋前皱襞）至肘横纹	9 寸	直寸	用于手三阴、手三阳经的骨度分寸
	肘横纹至腕横纹	12 寸		
侧胸部	腋以下至季胁	12 寸	直寸	“季胁”指第 11 肋端下方
侧腹部	季胁以下至髀枢	9 寸	直寸	“髀枢”指股骨大转子高点
下肢部	横骨上廉至内辅骨上廉（股骨内髁上缘）	18 寸	直寸	用于足三阴经的骨度分寸
	内辅骨下廉（胫骨内髁下缘）至内踝高点	13 寸		
	髀枢至膝中	19 寸	直寸	用于足三阳经的骨度分寸；前面相当犊鼻穴，后面相当委中穴；臀横纹至膝中，作 14 寸折量
	臀横纹至膝中	14 寸		
	膝中至外踝高点	16 寸		
	外踝高点至足底	3 寸		

按摩基本知识一点通

按摩是中华医学的瑰宝，在我国有着悠久的历史，凝结着我国劳动人民的智慧。按摩，也可称为推拿，是以我国传统的经络学说、穴位学说为基础，运用手部技法施于体表特定部位进而调节人体机能与病理状况，最终达到保健、治疗目的的健身措施。

按摩疗法的功效

疏通经络

《黄帝内经》里说："经络不通；病生于不仁，治之以按摩醪药"，说明按摩有疏通经络的功效。如按揉足三里，推脾经可增强消化功能等，从现代医学角度来看，按摩主要是通过刺激末梢神经，促进血液、淋巴循环及组织间的代谢过程，以协调各组织、器官间的功能，使机能的新陈代谢水平有所提高。

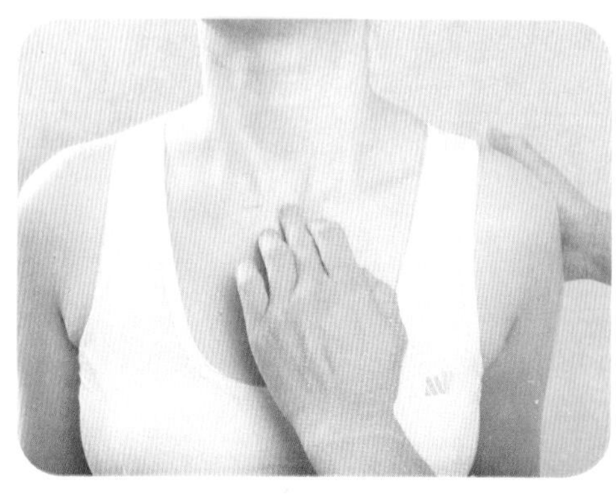

调和气血

明代养生家罗洪在《万寿仙书》里说："按摩法能疏通毛窍，能运旋荣卫"。这里的运旋荣卫，就是调和气血之意。因为按摩就是以柔软、轻和之力，循经络、按穴位，施术于人体，通过经络的传导来调节全身，借以调和营卫气血，增强机体健康。现代医学认为，推拿手法的机械刺激，通过将机械能转化为热能的综合作用，以提高局部组织的温度，促使毛细血管扩张，改善血液和淋巴循环，使血液黏滞性减低，降低周围血管阻力，减轻心脏负担，因此可防治心血管疾病。

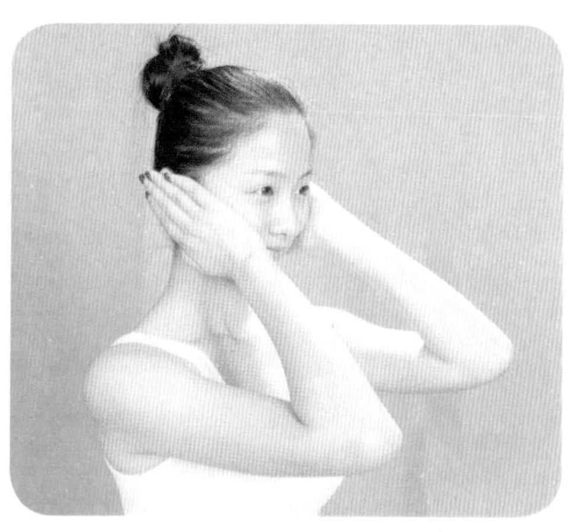

提高机体免疫力

如小儿痢疾，经推拿时症状会有所减轻；小儿肺部有干湿性啰音时，按揉小横纹，掌心横纹有效。有人曾在同龄组儿童中并列对照组进行保健推拿，经推拿的儿童组，发病率下降，身高、体重、食欲等皆高于对照组。以上临床实践及其他动物实验皆证明，推拿按摩具有提高免疫力的功效，可增强人体的抗病能力。也正是由于按摩能够疏通经络。使气血周流、保持机体的阴阳平衡，所以按摩后可感到肌肉放松、关节灵活，使人精神振奋，消除疲劳，对保持身体健康有重要作用。

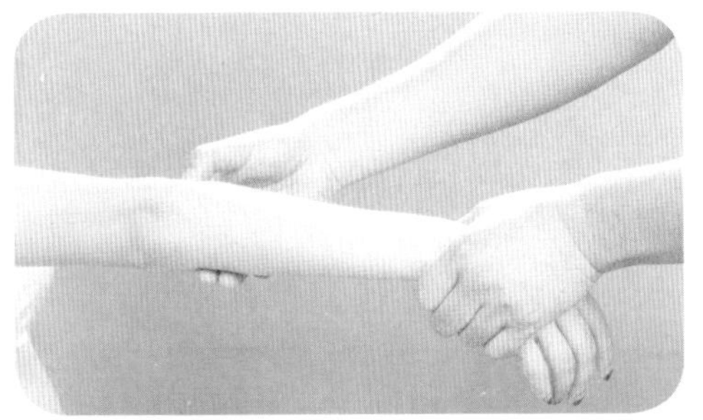

按摩的手法

按法

手法：用手指或手掌在身体某处或穴位上用力向下按压。按压的力度可浅到皮肉，深达骨骼、关节和部分内脏处。操作时按压的力量要由轻而重，使患部有一定压迫感后，持续一段时间，再慢慢放松。也可以有节律的一按一松，这种按压法在操作时一定要注意按压的强度与频率，不可过重、过急，应富有弹性。按法在施术时根据不同部位，不同疾病和不同治疗目的，可分为指按（拇指按、中指按）、掌按、肘按。此外，尚有利用按摩工具按压等。

作用：按法是一种较强刺激的手法，有镇静止痛、开通闭塞、放松肌肉的功效。指按法适用于全身各部穴位；掌按法常用于腰背及下肢部；肘按法压力最大，多用于腰背、臀部和大腿部。

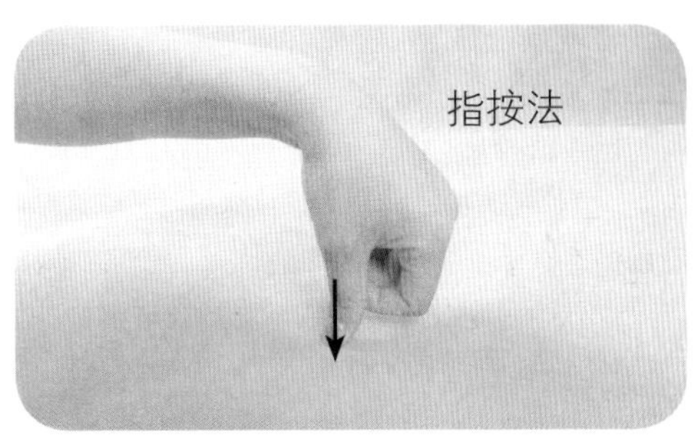

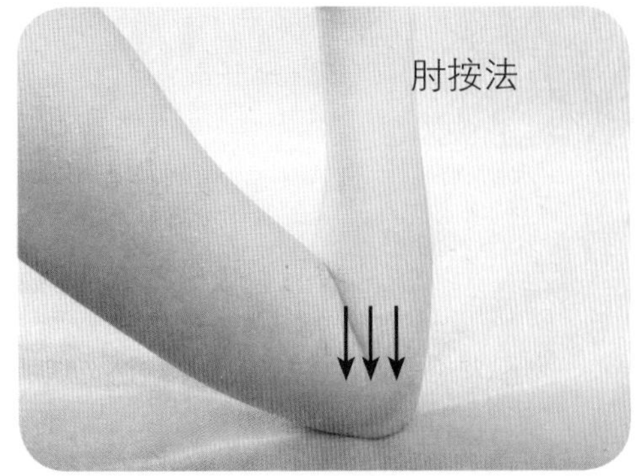

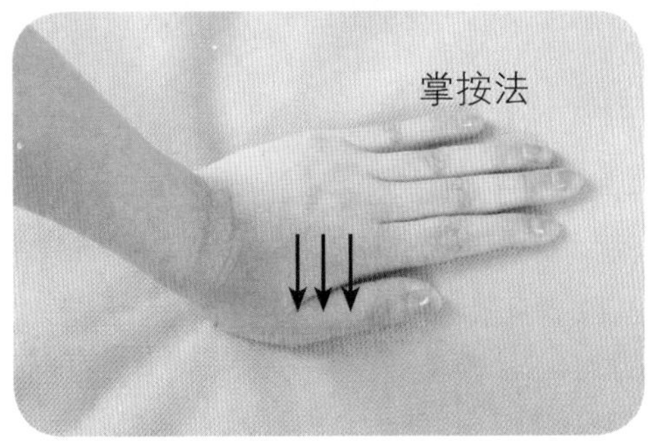

推法

手法：用指、掌、肘部等着力在人体某一个部位或穴位上做前后、上下或左右的推动。推法在应用时所用的力量须由轻而重，根据不同部位而决定用力大小。用力大时，作用可达肌肉、内脏；用力小时，作用可达皮下组织。一般频率 50 ~ 150 次 / 分，开始稍慢，逐渐加快。推法根据不同的部位和病情可分为拇指推、手掌推、肘尖推、拳面推。

作用：具有消积导滞、解痉镇痛、消瘀散结、通经理筋的功能，可提高肌肉兴奋性，促进血液循环。

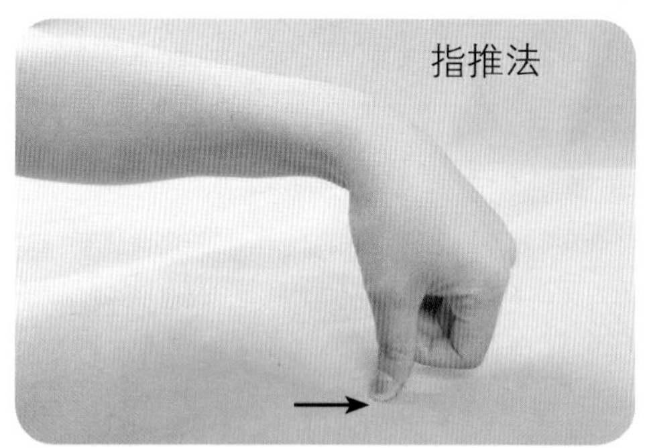

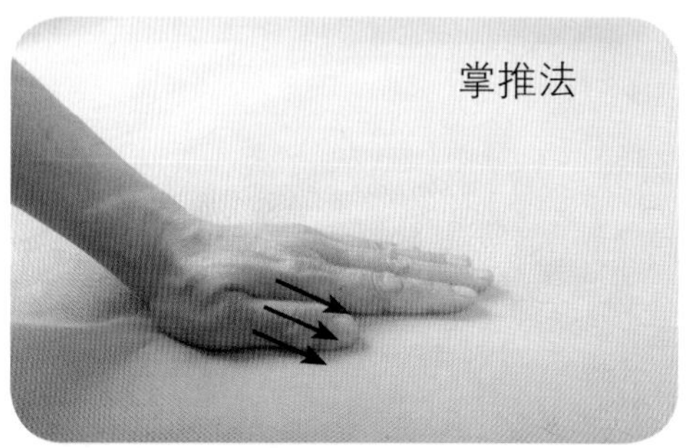

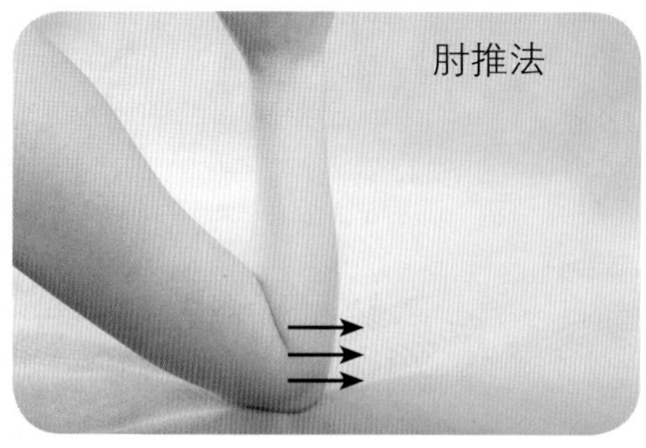

揉法

手法：用手指或手掌面在身体某个部位做回旋揉动。揉法的功效力一般不大，仅达到皮下组织，但重揉时可以作用到肌肉。频率较慢 50~100 次 / 分，一般是由轻到重再至轻。此种手法较温和，多在疼痛部位或强手法刺激后使用，也可在放松肌肉、解除局部痉挛时用。操作时手指和手掌应紧贴皮肤，与皮肤之间不能移动，而皮下的组织被揉动，幅度可逐渐扩大。根据按揉的部位不同可分为拇指揉、中指揉、小鱼际揉、大鱼际揉、肘揉、掌根揉等。

作用：本法轻柔缓和，刺激量小，适用于全身各部位，具有舒筋活络、活血化瘀、消积导滞、缓解肌痉挛的功效。

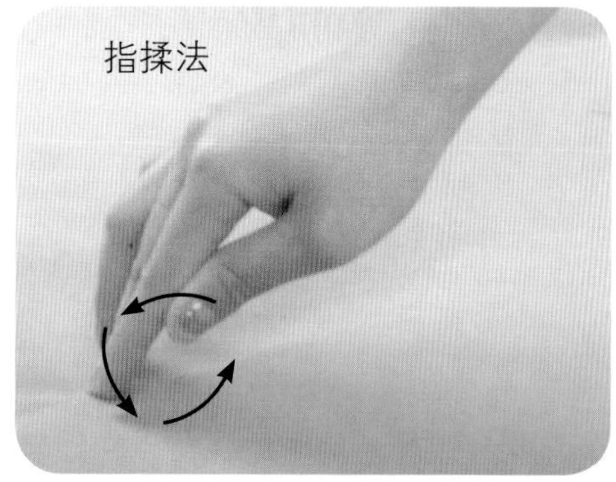

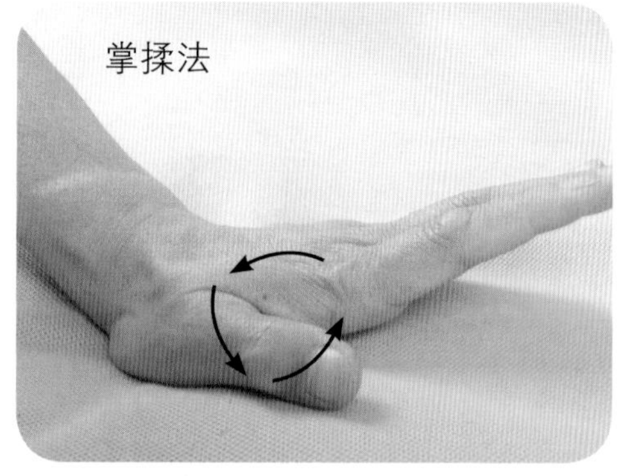

点法

手法：用指端、屈曲之指间关节或肘尖，集中力点，作用于施术部位或穴位上，称点法。操作时要求部位准确，力量深透。

作用：具有开通闭塞、活血止痛、解除痉挛、调整脏腑功能的功效，适用于全身各部位及穴位。

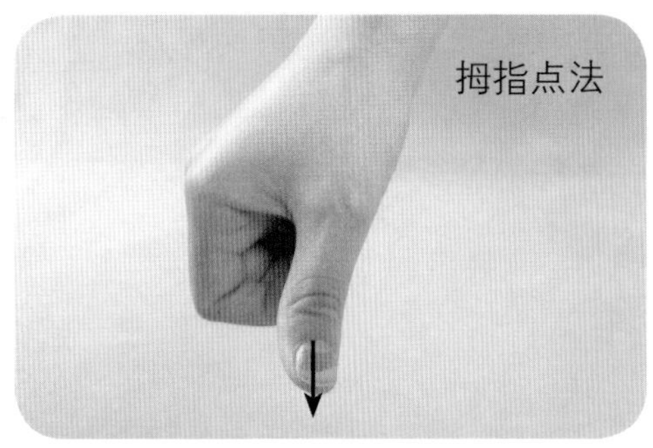

掐法

手法：是用拇指、中指或食指在身体某个部位或穴位上，做深入并持续的掐压。掐法刺激较强，常用于穴位刺激按摩。操作时用力须由小到大，使其作用由浅到深。掐法用在穴位时，可有强烈的酸胀感觉称“得气”反应。掐法也可称指针法，是以指代针的意思。另与掐法近似的一种指切法，是用一手或两手拇指做一排排轻巧而密集的掐压，边掐边向前推进。这一方法一般用于组织肿胀时，将其向前方推散，而使肿胀散开。

作用：刺激穴位，疏通经脉，消肿散瘀，镇静安神，开窍等。

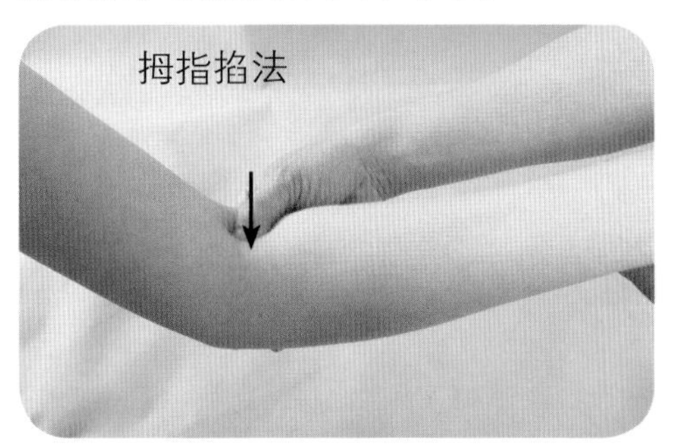

擦法

手法：以手掌或大鱼际、小鱼际附着在一定部位，进行直线往返摩擦，称擦法。其作用力浅，仅作用于皮肤及皮下。其频率较高，达 100 ~ 200 次 / 分。对皮肤引起反应较大，常要擦到皮肤发红，但不要擦破皮肤，因此在操作时多用介质润滑，防止皮肤受损。此法可单手操作，根据不同的部位有指擦、掌擦、鱼际擦、侧擦。

作用：擦法的主要作用是益气养血，活血通络，加快血液循环，消肿止痛，祛风除湿，湿经散寒等。

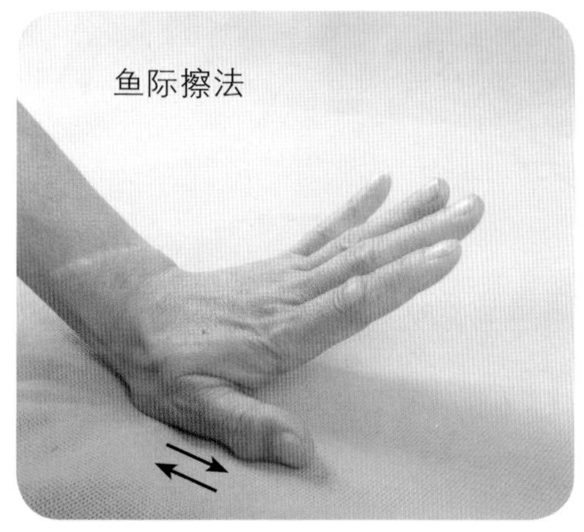

摩法

手法：用手指或手掌在身体某一部位或穴位上，做皮肤表面顺时针、逆时针方向的回旋摩动。操作时指或掌不要紧贴皮肤，在皮肤表面做回旋性的摩动，作用力温和而浅，仅达皮肤与皮下。摩法的频率根据病情的需要而定，一般慢的 30 ~ 60 次 / 分，快的 100 ~ 200 次 / 分左右。此法多用单手摩，也可用双手摩。常用在按摩的开始，或疼痛较剧烈的部位及用强手法按摩后，使肌肉放松。摩法的转动方向一般是顺时针方向运动，摩法根据不同部位有指摩、掌摩、鱼际摩三种。

作用：摩法的主要作用是疏气活血，消肿止痛，消积导滞，健脾和胃，调补脏腑，增强皮肤弹性等。

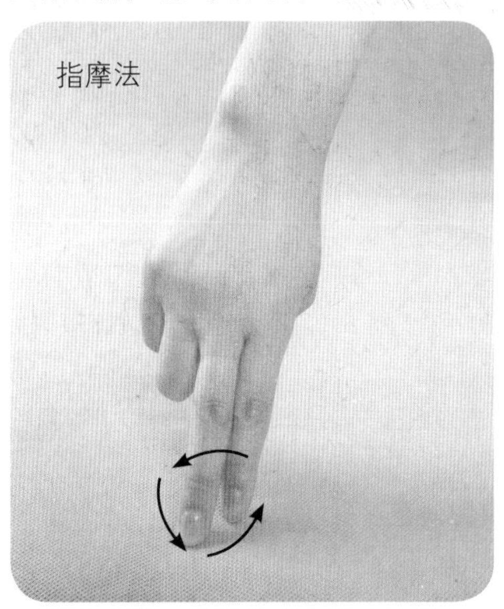

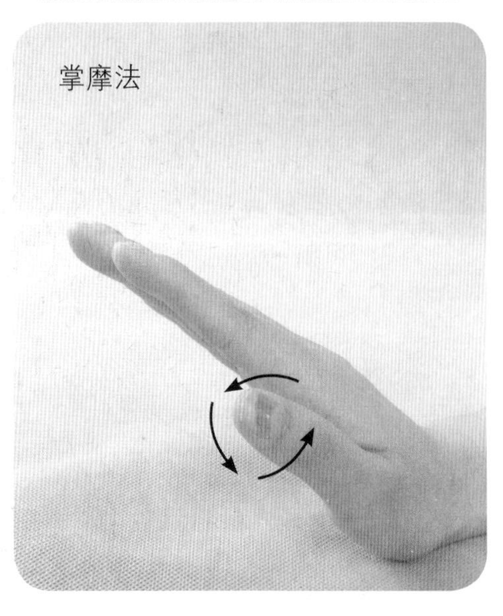

抹法

手法：用手指或手掌平伏按于按摩部位后，以均衡的压力抹向一边的一种手法。其作用力可浅在皮肤，深在肌肉。其强度不大，作用柔和。一般常用双手同时操作，也可单手操作。根据不同的部位有拇指抹、掌面抹、四指抹三种方法。抹法不同于推法，它的着力一般较推法为重，推法是单方向的移动，抹法则可根据不同的治疗位置任意往返移动。抹法的频率也较推法慢。

作用：本法具有开窍镇静、清醒头目、行气散血的功效，常用于头部、颈项部。适宜于颈椎病引起的头痛、头晕等症的治疗。

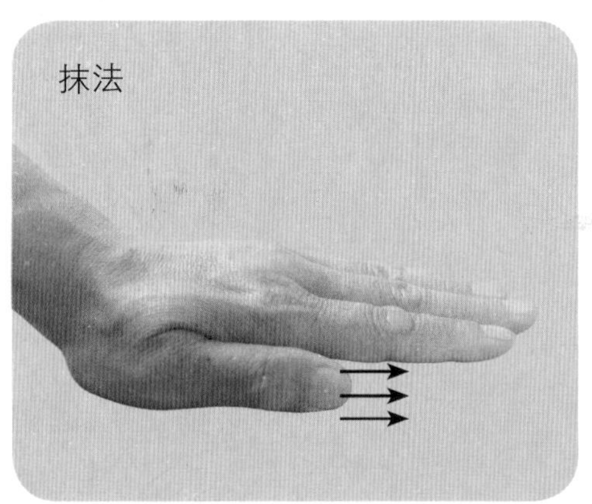

拍捶法

手法：用手指或手掌轻巧地拍打身体某一部位的方法，叫拍法。用空心拳或拳侧面捶击身体某部位的方法为捶法。拍法着力较轻，多用于胸廓、背部及表浅的关节部位；捶法作用力较重，可达肌肉、关节与骨骼。捶法轻而缓慢的操作可使筋骨舒展；重而快速的捶击可使肌肉兴奋。不论拍、捶，在操作时要以腕发力，由轻而重，由慢而快，或一阵快，一阵慢交替操作。动作要协调、灵活，着力要有弹性。可单手操作，也可双手操作。根据病变部位不同而分别选用拍、捶的治疗方法。拍法可分为指拍、指背拍和掌拍。捶法可分为直拳捶、卧拳捶和侧拳捶。

作用：拍捶法的主要作用是行气活血，放松肌肉，祛风散寒，消除肌肉疲劳，缓解局部酸胀，适用于肩背、腰臀及下肢部。

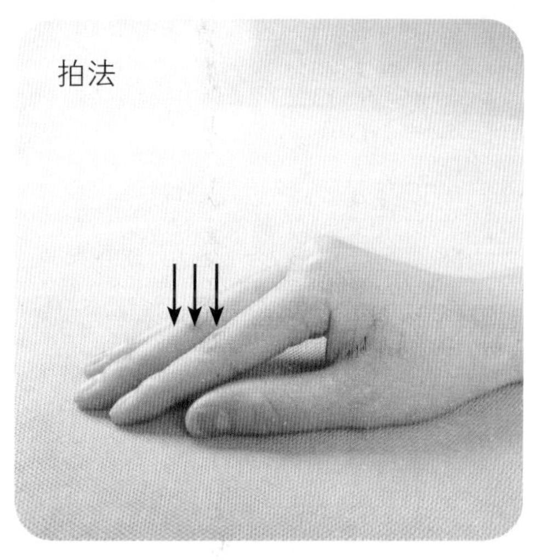
拍法

按摩手法的要求

持久：指操作手法要按规定的技术要求和操作规范持续作用，保持动作和力量的连贯性，并维持一定时间，以使手法的刺激积累而产生良好的功效。

有力：指手法刺激必须具有一定的力度，所谓的“力”不是指单纯的力量，而是一种功力或技巧力，而且这种力也不是固定不变的，而是要根据对象、部位、手法性质及季节变化而变化。

均匀：指手法动作的幅度、速度和力量必须保持一致，既平稳又有节奏。

柔和：指动作要稳、柔、灵活，用力要缓和，力度要适宜，使手法轻而不浮、重而不滞。

渗透：指手法作用于体表，其刺激能透达至深层的筋脉、骨肉甚至脏腑。应该指出的是持久、有力、均匀、柔和、渗透这五方面是相辅相成、密切相关的。持续运用的手法逐渐降低肌肉的张力，使手法功力能够逐渐渗透到组织深部，均匀协调的动作使手法更趋柔和，而力量与技巧的完美结合则使手法既有力又柔和，达到“刚柔相济”的境界，只有这样，才能使手法具有良好的“渗透”作用。

按摩强度

根据患者的症状、体征、治疗部位及耐受能力，选择适宜的按摩手法和按摩强度。

按摩开始时的手法需轻而柔和，逐渐增强到一定的强度，并维持一段时间后，再逐渐减轻强度。

拔罐基本知识一点通

俗话说“拔拔火罐，病好一半”。拔火罐为什么能治病呢？中医认为拔罐可以开泄腠理、扶正祛邪。疾病是由致病因素引起机体阴阳的偏盛偏衰，人体气机升降失常，脏腑气血功能紊乱所致。当人体受到风、寒、暑、湿、燥、火、毒、外伤的侵袭或内伤情志后，即可导致脏腑功能失调，产生病理产物，如瘀血、气郁、痰涎、宿食、水浊、邪火等，这些病理产物又是致病因子，通过经络和俞穴走窜机体，逆乱气机，滞留脏腑，瘀阻经脉，最终导致病症的发生。拔罐产生的真空负压有一种较强的吸拔之力，其吸拔力作用在经络穴位上，可将毛孔吸开并使皮肤充血，使体内的病理产物从皮肤毛孔中吸出体外，从而使经络气血得以疏通，使脏腑功能得以调整，达到防治疾病的目的。中医认为拔罐可以疏通经络，调整气血。经络有“行气血，营阴阳，儒筋骨，利关节”的生理功能，如经络不通则经气不畅，经血滞行，可出现皮、肉、筋、脉及关节失养而萎缩不利，或血脉不荣、六腑不运等。通过拔罐对皮肤、毛孔、经络、穴位的吸拔作用，可以引导营卫之气始行输布，鼓动经脉气血，濡养脏腑组织器官，温煦皮毛，同时使虚衰的脏腑机能得以振奋，畅通经络，调整机体的阴阳平衡，使气血得以调整，从而达到健身祛病疗疾的目的。

拔罐的方法

闪火法

用镊子夹酒精球点燃后，伸入罐内旋转一圈立即退出，再迅速将罐具扣在需拔穴位上。操作时要注意蘸酒精不要太多，避免火焰随酒精流溢烫伤皮肤；火焰也不宜在罐内停留时间太长，以免罐具过热而烫伤皮肤。

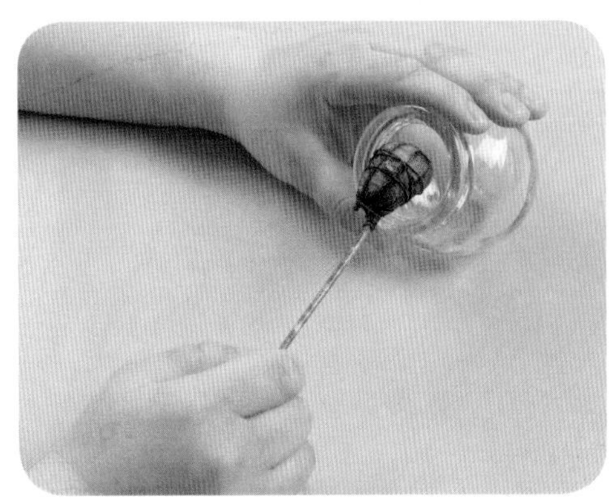

抽气法

老方法，将青、链霉素等废瓶磨成的抽气罐紧扣在需要拔罐的部位上，用注射器从橡皮塞抽出瓶内空气，使产生负压，即能吸住。此法要注意废瓶口是否光滑，以免划伤皮肤。或用抽气筒套在塑料罐活塞上，将空气抽出，即能吸附。

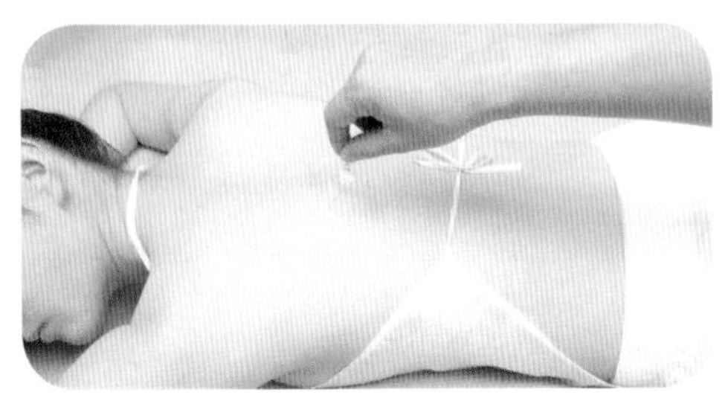

刺络拔罐法

此法又被称为血罐法，是指刺络放血与拔罐配合应用的一种拔罐方法。先用三棱针、梅花针、七星针等，根据病变部位的大小、疾病情况，对出血量的要求，迅速点刺数下或十数下，轻者皮肤出现红晕即可，中度以微出血为度，重者以点状出血为度，然后迅即拔罐并留罐，留罐约 15 ~ 20 分钟。取罐后，用消毒棉球拭净血渍，罐内血块应清洗干净。此法在临床治疗中较常用，而且适用病症广，见效快，疗效好，具有开窍泄热、活血祛瘀、清热止痛、疏经通络等功能。凡属实证、热证者，如中风、昏迷、中暑、高热、头痛、咽喉痛、目赤肿痛、睑腺炎、急性腰扭伤、痈肿、丹毒等，皆可用此法治疗。此外，对重症、顽症及病情复杂的患者也非常适用，如对各种慢性软组织损伤、神经性皮炎、皮肤瘙痒、神经衰弱、胃肠神经痛等疗效尤佳。但此法最好在专业医生指导下进行，以免发生不必要的伤害。

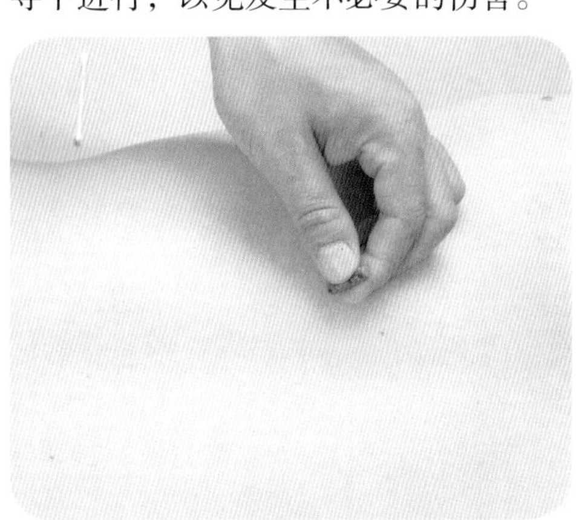

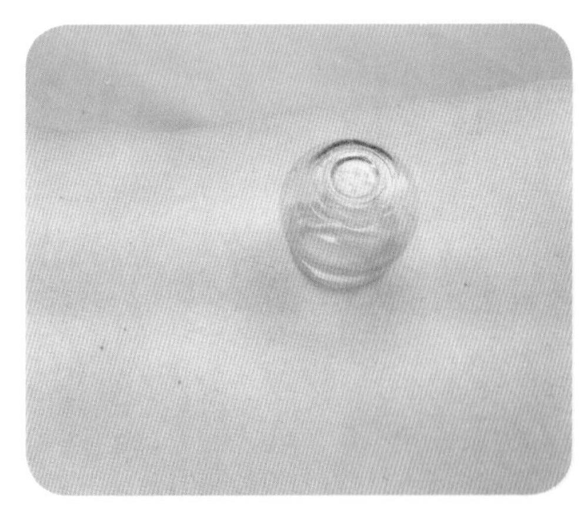

按摩罐法

按摩罐法是指将按摩和拔罐相结合的一种拔罐方法。两者可先后分开进行，也可同时进行。特别在拔罐前，根据病情先循经点穴和按摩，对于疼痛剧烈的病证和软组织劳损或损伤引起疼痛的患者，治疗效果十分显著。

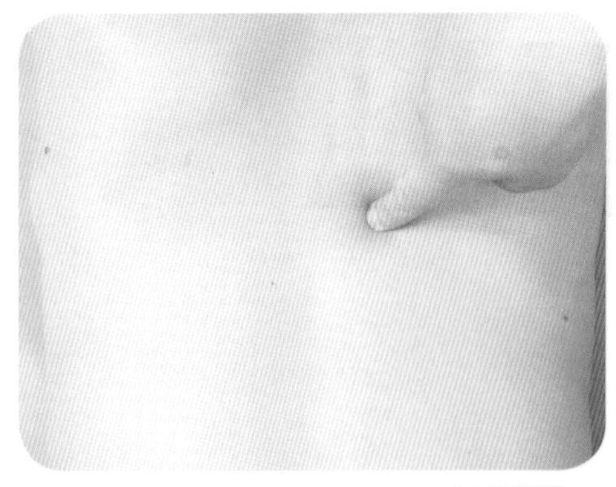

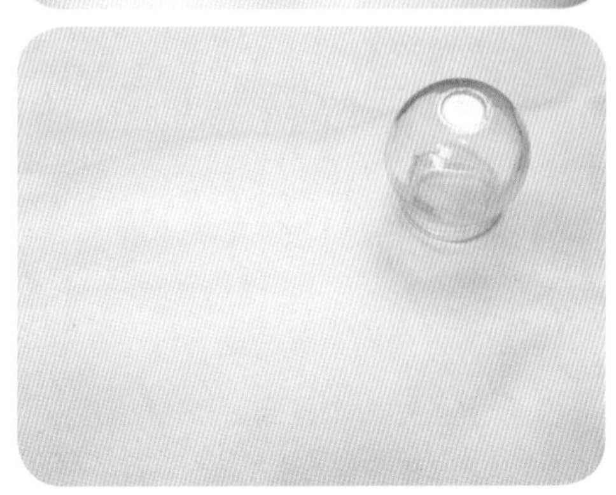

刮痧罐法

刮痧罐法是利用一定的工具，如牛角板、木梳背、砭石等，在人体某一部位的皮肤上进行刮痧，使皮肤发红充血，呈现一块和一片紫红色的斑点，然后再拔罐，从而达到防治疾病目的的一种疗法。此法可作为病变范围较窄的部位及走罐法或多罐法受到限制时的补充方法。

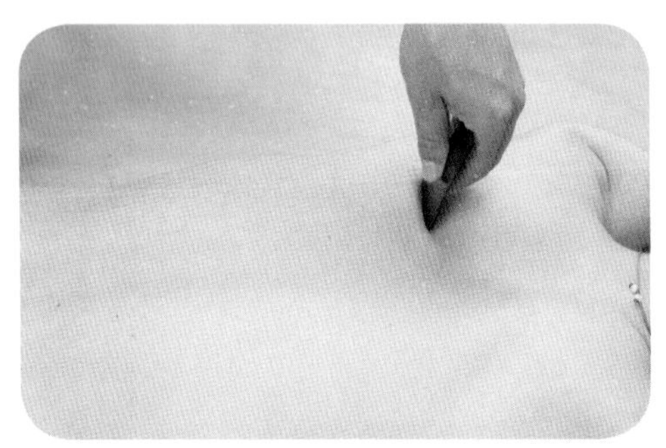

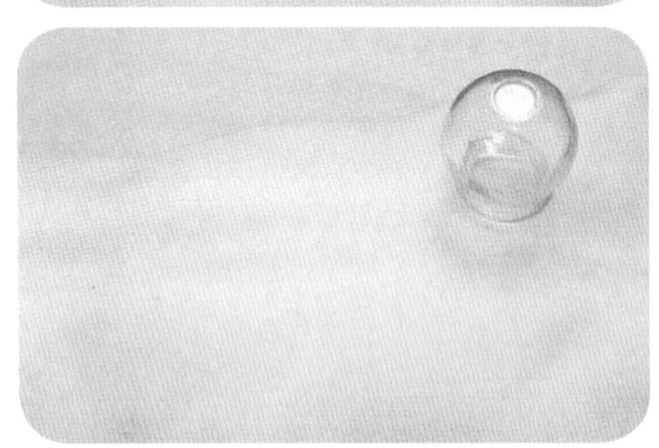

起罐的顺序及方法

起罐是拔罐疗法过程的最后一步操作。起罐的顺序和方法有一定的讲究，起罐后还需对拔罐部位进行适当的处理。起罐时，要遵循先拔先起、先上后下的原则。这样可防止发生头昏脑涨、恶心呕吐等现象。如胸或背部拔多个罐时，应先起最先拔下的罐，然后以此类推。

起罐时，一般先用一手夹住火罐，另一手拇指或食指从罐口旁边按压一下，使气体进入罐内，即可将罐取下。若罐吸附过强时，切不可用力猛拔，以免擦伤皮肤。起罐的操作方法：一般用侧法和立法。侧法用手背近小指侧着力于治疗部位，肘关节微屈，靠前臂的旋转及腕关节的屈伸，使产生的力持续地作用在治疗部位上；立法用小指、无名指、中指背侧及其掌指关节着力于治疗部位，肘关节伸直，靠前臂的旋转及腕关节的屈伸，使产生的力持续地作用在治疗部位上。

注意事项不可违

罐的消毒，一般采用 75% 的酒精棉球擦拭罐口、罐体，即可起到消毒作用。消毒后的罐可以用干棉球擦干，或者自然风干后使用。

点火的方法一般选用闪火法，一手拿点火棒，一手拿罐，把点火棒的酒精棉球（酒精量不能过多，防止点燃后酒精滴下）点燃，迅速伸入罐内，大约 1 ~ 3 秒后拿出，另一手将火罐轻放在需要拔罐的部位。点火时不能在罐口燃烧，以免造成罐口过烫。

拔罐时，一般应选择丰满、有弹性的部位。对于皮肤过敏、皮肤破损、肌肉瘦削、毛发过多的部位应慎用，孕妇应慎用。

选择适当的体位，一般采用卧位，一经拔上，不宜移动体位，以免火罐脱落。根据不同部位，选用大小合适的罐具。先在应拔部位比试，罐口与部位吻合，方可应用。

在使用多罐时，罐具排列的距离，一般不宜太近，否则会因皮肤被罐具牵拉，而产生疼痛，同时因罐互相牵扯，也不易拔牢。走罐时，不宜在皮肤瘦薄骨突出处推拉，以免损伤皮肤，或使火罐漏气脱落。

起罐时，手法宜轻缓，右手持罐，左手拇指或食指抵住罐边肌肉，按压一下，使气漏入，吸力消失，火罐就会自然脱落，不可使劲硬拉或旋动，以免损伤皮肤。

起罐后，一般局部会出现红晕或紫绀色，这是正常现象，一般会在一星期左右自行消退。如局部瘀血严重者，不宜原处再次拔罐。如留罐过长，皮肤起水泡。小的不必处理，会自行吸收，但需防止擦破；大的刺破后，用干棉球擦拭，也可以涂上些紫药水，防止感染。室内需要温暖，空气清新，拔罐时不宜吹风扇、空调，以免着凉。

刮痧基本知识一点通

刮痧是以中医经络俞穴理论为指导，通过特制的刮痧器具和相应的手法，蘸取一定的介质，在体表进行反复刮动、摩擦，使皮肤局部出现红色粟粒状，或暗红色出血点等“出痧”变化，从而达到活血透痧的功效。还可配合针灸、拔罐、刺络放血等疗法使用，加强活血化瘀、驱邪排毒的效果。因其简、便、廉、效的特点，临床应用广泛，适合医疗及家庭保健。

刮痧板的持法和用法

刮痧板是刮痧使用的工具，只有正确地使用刮痧板，才能起到保健治病的功效。刮痧板分为厚面、薄面和棱角。治疗疾病时多用薄面刮拭皮肤，保健多用厚面刮拭皮肤，关节附近穴位和需要点按穴位时多用棱角刮拭。操作时要掌握好“三度一向”，促使出痧，缩短刺激时间，控制刺激强度，减少局部疼痛的感觉，下面向大家详细介绍如何使用刮痧板。

持板方法

正确的持板方法是用手握着刮痧板，将刮痧板的长边横靠在手掌心部位，拇指及其他四个手指弯曲，分别握住刮痧板的两侧，刮痧时用手掌心部位施加向下的按压力。刮拭时应单方向刮，最好顺着经络走行刮，不要来回刮。身体平坦部位和凹陷部位的刮拭手法不同，持板的方法也有区别，下面将详细地介绍。

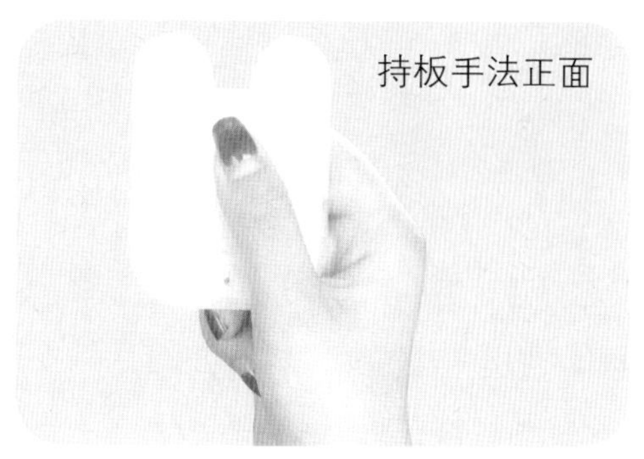
持板手法正面

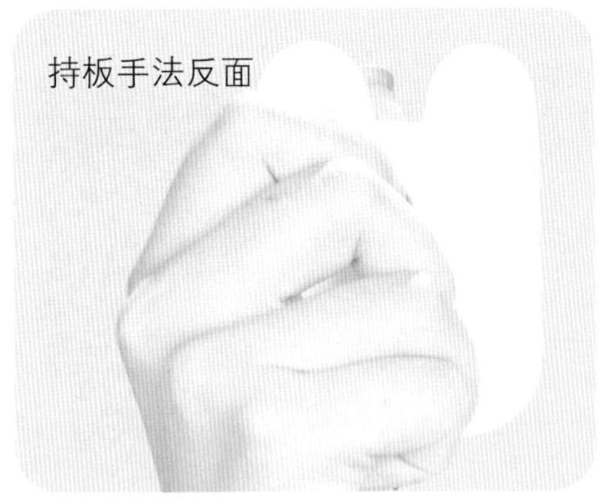
持板手法反面

面刮法

面刮法是刮痧最常用、最基本的刮拭方法。手持刮痧板，向刮拭的方向倾斜 30°~60°，以 45°角应用最为广泛，根据部位的需要，将刮痧板的1/2 长边或整个长边接触皮肤，自上而下或从内到外均匀地向同一方向直线刮拭。面刮法适用于身体比较平坦部位的经络和穴位。

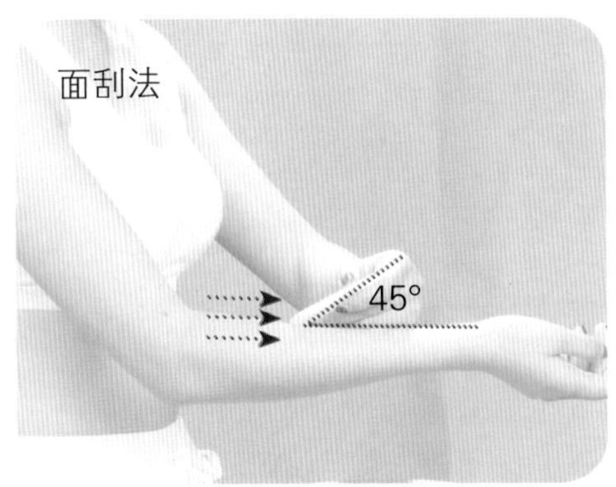

面刮法

平刮法

操作方法与面刮法相似，只是刮痧板向刮拭的方向倾斜的角度小于 15°，并且向下的渗透力比较大，刮拭速度缓慢。平刮法是诊断和刮拭疼痛区域的常用方法。

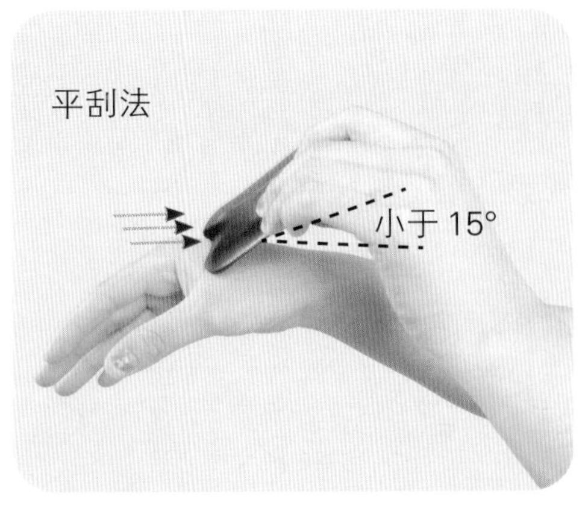

平刮法

推刮法

操作方法与面刮法相似，刮痧板向刮拭的方向倾斜的角度小于 45°（面部刮痧小于 15°），刮拭的按压力大于平刮法，刮拭的速度也慢于平刮法，每次刮拭的长度要短。推刮法可以发现细小的阳性反应，是诊断和刮拭疼痛区域的常用方法。

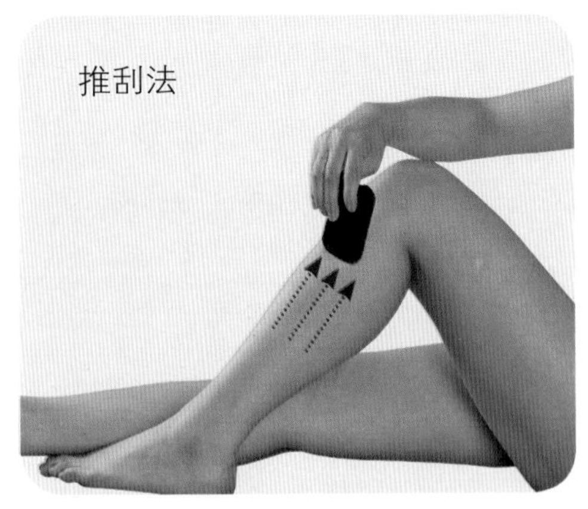
推刮法

单角刮法

用刮痧板的一个角部在穴位处自上而下刮拭，刮痧板向刮拭方向倾斜 45°。这种刮拭方法多用于肩部肩贞穴，胸部膻中穴、中府穴、云门穴，颈部风池穴。

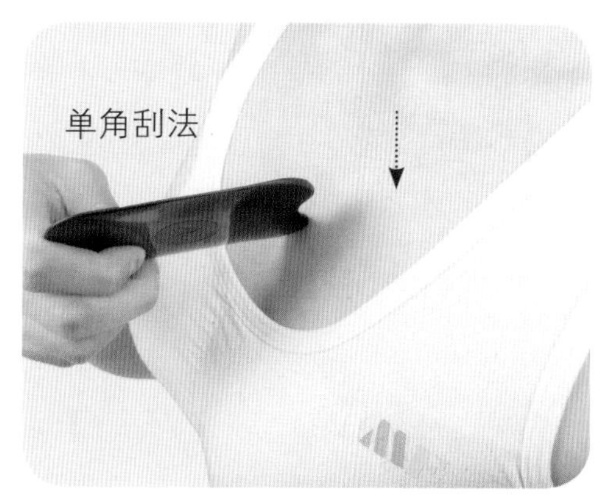

点按法

将刮痧板角部与穴位呈 90° 垂直，向下按压，由轻到重，逐渐加力，片刻后迅速抬起，使肌肉复原，多次重复，手法连贯。这种刮拭方法适用于无骨骼的软组织处和骨骼缝隙、凹陷部位，如人中穴、膝眼穴。

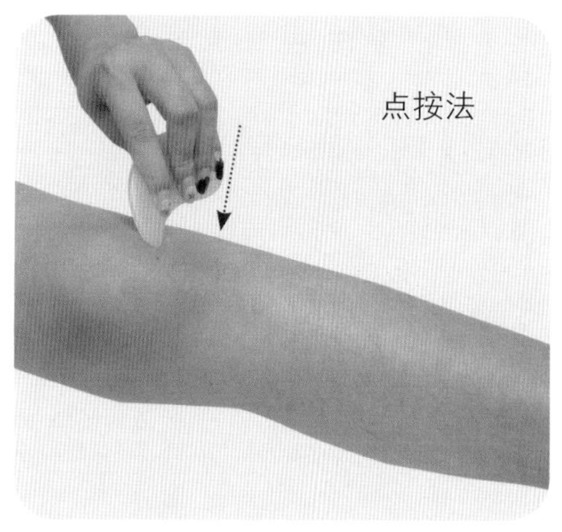

厉刮法

用刮痧板角部与穴区呈 90° 垂直，刮痧板始终不离皮肤，并施以一定的压力，作短距离（约 1 寸长）前后或左右摩擦刮拭。这种刮拭方法适用于头部全息穴区的诊断和治疗。

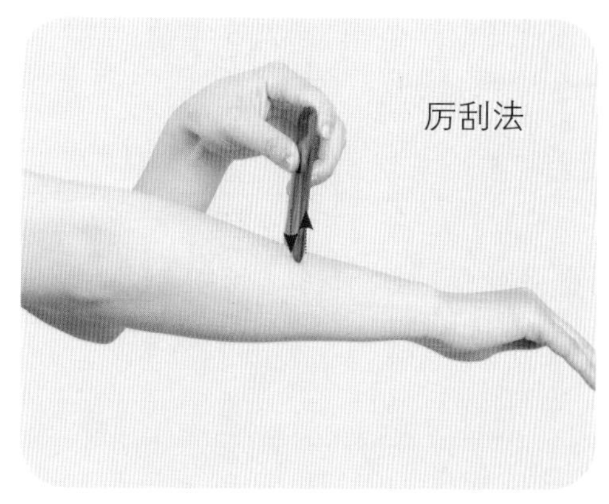

平面按揉法

用刮痧板角部的平面以小于 20° 按压在穴位上，做柔和、缓慢的旋转运动，刮痧板角部平面始终不离开所接触的皮肤，按揉压力应渗透至皮下组织或肌肉。这种刮拭方法常用于对脏腑有强壮作用的穴位，如合谷穴、足三里穴、内关穴，以及对手足全息穴区、后颈、背腰部全息穴区中疼痛敏感点的诊断和治疗。

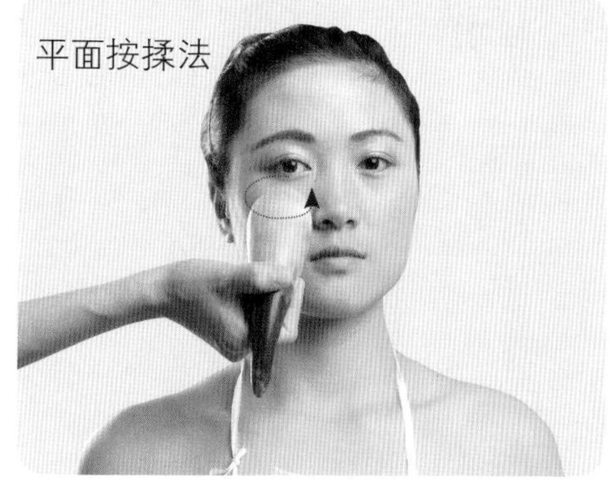

垂直按揉法

垂直按揉法将刮痧板的边缘以 90° 按压在穴区上，刮痧板始终不离开所接触的皮肤，作柔和的慢速按揉。

垂直按揉法适用于骨缝部穴位，以及第 2 掌骨桡侧全息穴区的诊断和治疗。

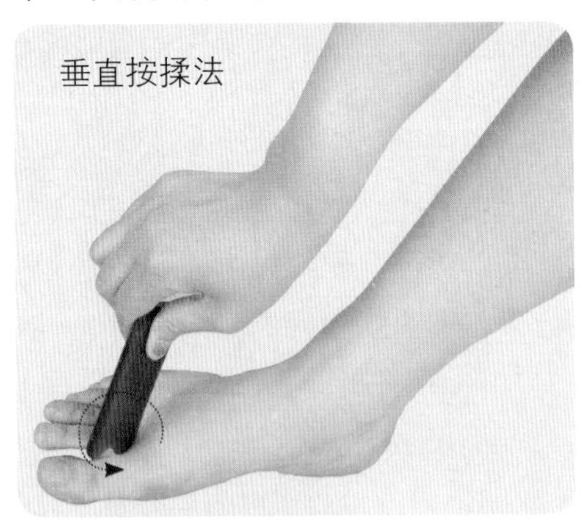
垂直按揉法

刮拭要领及技巧

按压力要适中

刮痧时除向刮拭方向用力外，更重要的是要有对肌肤向下的按压力，因为经脉和全息穴区在人体有一定的深度，须使刮拭的力道传导到深层组织才有治疗作用。刮板作用力透及的深度应达到皮下组织或肌肉，如作用力大，可达到骨骼和内肌。刮痧最忌不使用按力，仅在皮肤表面摩擦，这种刮法，不但没有治疗效果，还会因反复摩擦形成表皮水肿。但并不是按压力越大越好，人的体质、病情不同，治疗时按压力强度也不同。各部位的局部解剖结构不同，所能承受的压力强度也不同，在骨骼凸起部位按压力应较其他部位适当减轻。力度大小可根据患者体质、病情及承受能力决定。正确的刮拭手法，应始终保持按压力。

速度应均匀、平稳

刮拭速度决定舒适度及对组织的刺激强度。速度越慢疼痛越轻，刮拭速度过快会增加疼痛，且不易发现阳性反应，从而无法进行阳性反应诊断，更不能使刮痧的渗透力达到病所，产生刮痧的疗效。正确的刮拭手法应慢速均匀,力度平稳。这样可以减轻疼痛，利于诊断和消除阳性反应，产生疗效。每次刮拭应速度均匀，力度平稳，切忌快速，或忽快忽慢、忽轻忽重、头轻尾重和头重尾轻。

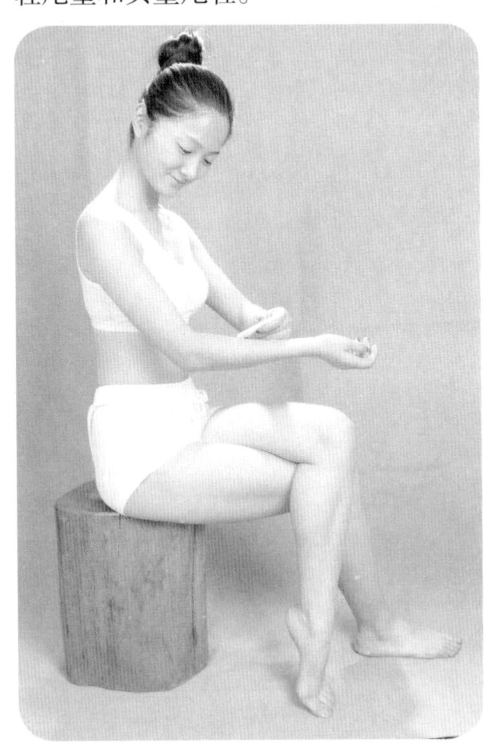

点、面、线相结合

点即穴位，穴位是人体脏腑经络之气输注于体表的部位。面即指刮痧治疗时刮板边缘接触皮肤的部分，约有 1 寸宽。这个面，在经络来说是其皮部；在全息穴区来说，即为其穴区。线即指经脉，是经络系统中的主干线，循行于体表并连及深部，约有 1 毫米宽。点、面、线相结合的刮拭方法，是在疏通经脉的同时，加强重点穴位的刺激，并掌握一定的刮拭宽度。因为刮拭的范围在经脉皮部的范围之内，经脉线就在皮部范围之下，刮拭有一定的宽度，便于准确地包含经络，而对全息穴区的刮拭，更具有一定面积的区域。刮痧法，以疏通调整经络为主，重点穴位加强为辅。经络、穴位相比较，重在经络，刮拭时重点是找准经络，宁失其穴，不失其经。只要经络的位置准确，穴位就在其中，始终重视经络整体疏通调节的效果。点、面、线相结合的方法是刮痧的特点，也是刮痧简便易学、疗效显著的原因之一。

刮拭长度要适宜

在刮拭经络时，应有一定的刮拭长度，约 8 ~ 15 厘米，如需要治疗的经脉较长，可分段刮拭。重点穴位的刮拭除凹陷部位外，也应有一定长度。一般以穴位为中心，上下总长度 8 ~ 15 厘米，在穴位处重点用力。在刮拭过程中，一般需一个部位刮拭完毕后再刮拭另一个部位。遇到病变反应较严重的经穴或穴区，刮拭反应较大时，为缓解疼痛，可先刮拭其他经穴处，让此处稍事休息后，再继续治疗。

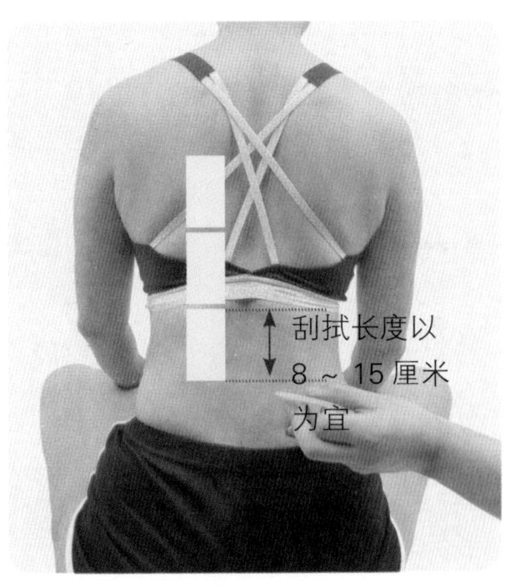

艾灸基础知识一点通

艾灸疗法能健身、防病、治病，在我国已有数千年历史。艾灸疗法的适应范围十分广泛，在中国古代是主要治疗疾病的手段。用中医的话说，它有温阳补气、祛寒止痛、补虚固脱、温经通络、消瘀散结、补中益气的功效。可以广泛用于内科、外科、妇科、儿科、五官科疾病，尤其对乳腺炎、前列腺炎、肩周炎、盆腔炎、颈椎病等有特效。

艾灸具有奇特养生保健的功效。用灸法预防疾病，延年益寿，在我国已有数千年的历史。《黄帝内经》有言“大风汗出，灸意喜穴”，说的就是一种保健灸法。近年来，随着人们对艾灸疗效独特性的认识，艾灸疗法重新得到了医学界重视，研究的步伐也在加快。现代的温灸疗法，并不直接接触皮肤，采用艾条悬灸、艾灸器温灸和药物温灸的方式来治疗疾病和保健养生，其疗效也大大提升。并具有使用方便，操作简单，不会烧灼皮肤产生疤痕的特点。艾灸正逐渐进入人们的生活，踏上了现代保健的医学舞台，成了现代防病、治病、养生保健的一颗闪耀的明星。

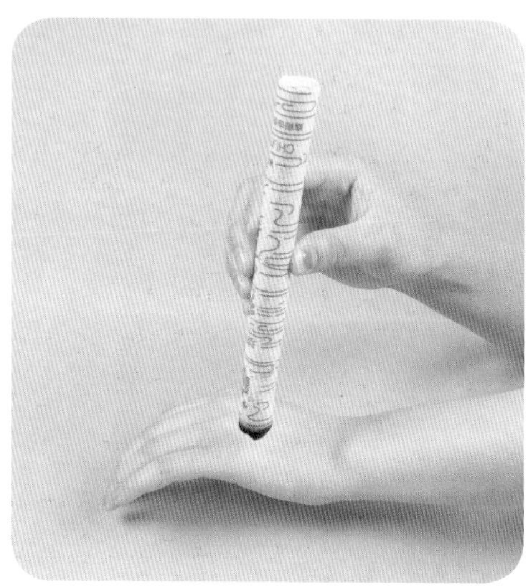

灸法的种类和操作方法

艾条温和灸

将艾条燃着的一端与施灸处的皮肤保持1厘米左右距离，使患者局部温热而无灼痛为宜。每穴灸15分钟左右，以皮肤出现红晕为度。对昏迷或局部知觉减退者，须随时注意局部温热程度，防止灼伤。近年来，有各种灸疗架，可将艾条插在上面，固定施灸。这种灸法的特点是温度较恒定和持续，对局部气血阻滞有散开的功效，主要用于病痛局部灸疗。

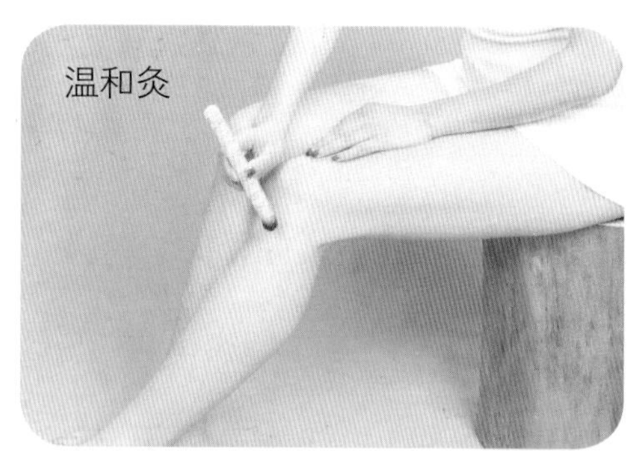

艾条雀啄灸

将艾条点燃的一端对准穴位，似鸟雀啄米状，一上一下地进行艾灸。多随呼吸的节奏进行雀啄。一般可灸15分钟左右。这种灸法的特点是温度突凉突温，对唤起俞穴和经络的功能有较强的功效，因此适用于灸治远端的病痛和内脏疾病。

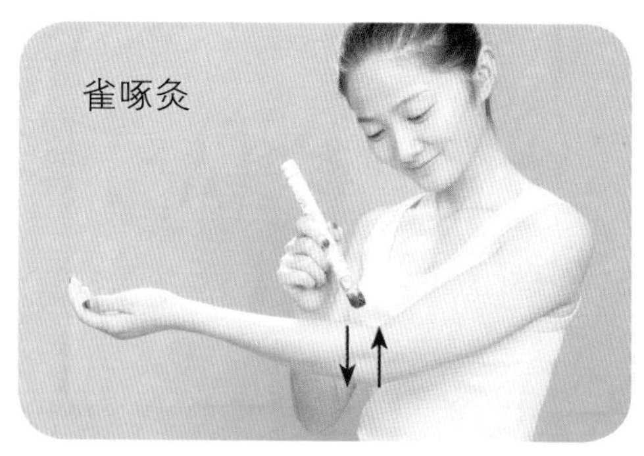

艾条回旋灸

又称熨热灸。即将点燃的艾条一端接近施灸部位，距皮肤1厘米左右，平行往复回旋施灸。一般灸20～30分钟。这种灸法的特点是温度呈渐凉渐温互相转化，除对局部病痛的气血阻滞有消散作用外，还能对经络气血的运行起到促进作用，因此对灸点远端的病痛有一定的治疗作用。

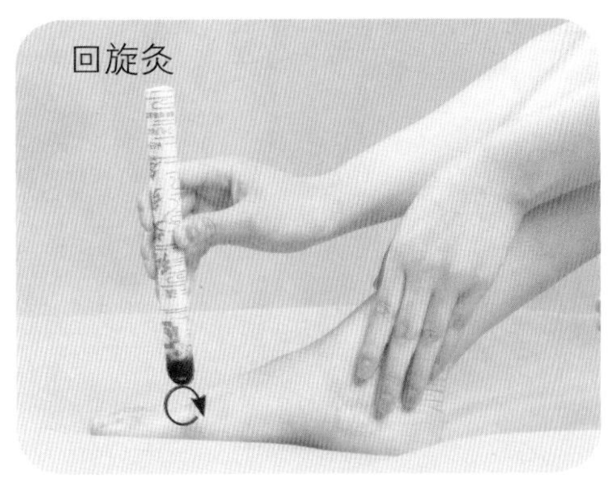
回旋灸

把握温度，按序施灸

由于艾灸以火熏灸，施灸不注意有可能引起局部皮肤的烫伤，所以必须要注意温度。对于皮肤感觉迟钝者或儿童，用食指和中指置于施灸部位两侧，以感知施灸部位的温度，做到既不致烫伤皮肤，又能收到良好的效果。初次使用灸法的患者，要注意掌握好刺激量，先少量、小剂量，如用小艾炷，或灸的时间短一些，壮数少一些，以后再加大剂量。不要一开始就大剂量进行。

注意卫生，防止晕灸

化脓灸或因施灸不当，局部烫伤可能起疮，产生灸疮，一定不要把疮搞破，如果已经破溃感染，要及时使用消炎药。晕灸虽不多见，但是一旦晕灸则会出现头晕、眼花、恶心、面色苍白、心慌、汗出等，甚至发生晕倒。出现晕灸后，要立即停灸，并躺下静卧，听从医生指导，或再加灸足三里穴，温和灸 10 分钟左右。

注意防护，安全施灸

因施灸时要暴露部分体表部位，在冬季要保暖，在夏天高温时要防中暑，同时还要注意室内温度的调节和开换气扇，及时换取新鲜空气。现代人的衣着不少是化纤、羽绒等质地，很容易引燃，因此，施灸时一定要注意防止落火，尤其是用艾炷灸时更要小心，以防艾炷翻滚脱落。用艾条灸后，可将艾条点燃的一头塞入直径比艾条略大的瓶内，以利于熄灭。

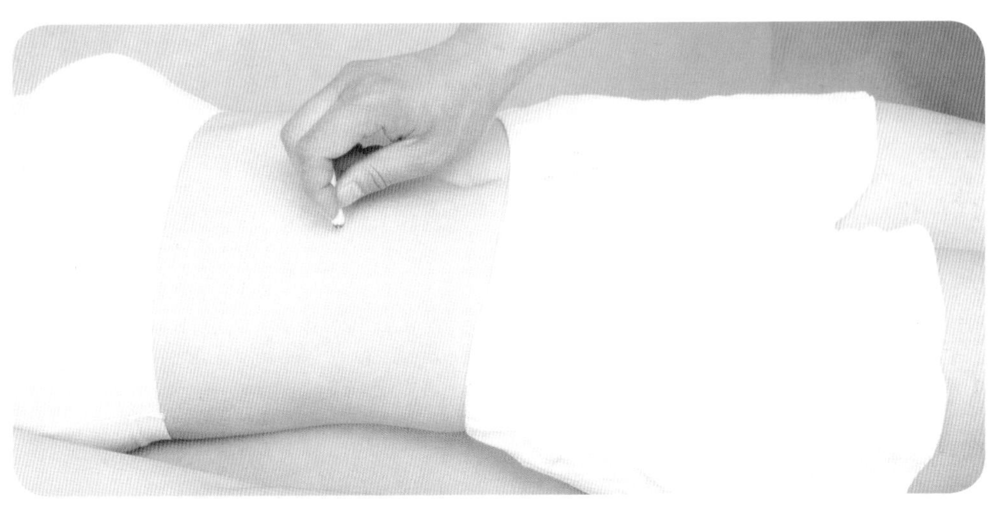

第二节 防治产后病胸腹部特效穴

膻中穴

理气止痛护心胸

膻中穴是心包募穴（心包经经气聚集之处），是气会穴（宗气聚会之处），又是足太阴、足少阴、手太阳、手少阳经的交会穴，任脉之会，能理气活血通络、宽胸理气、止咳平喘。现代医学研究也证实，刺激该穴能调节神经功能，有松弛平滑肌，扩张冠状血管及消化道内腔径的作用。

【定位】

该穴位于胸部，前正中线上，平第4肋间，两乳头连线的中点。

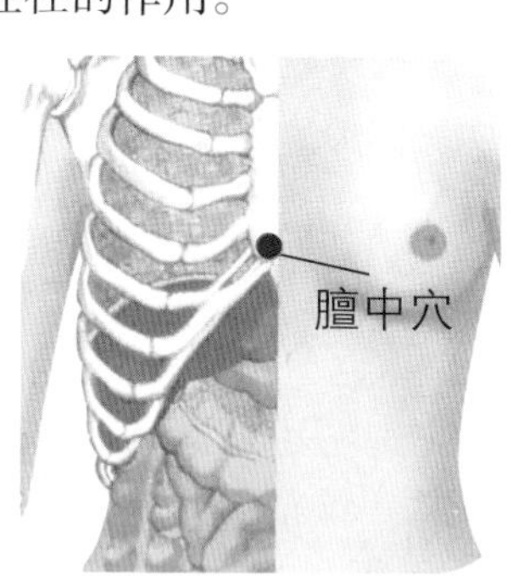

【主治】

胸部疼痛、腹部疼痛、心悸、呼吸困难、咳嗽、呃逆、乳腺炎、缺乳症、咳喘病等。

【功效】

理气止痛，生津增液。

【日常保健】

» **按摩：**

用中指自下而上推膻中穴约2～5分钟，以局部出现酸、麻、胀感觉为佳。长期坚持，可改善产后胸闷、胸部疼痛、心悸、缺乳等症。

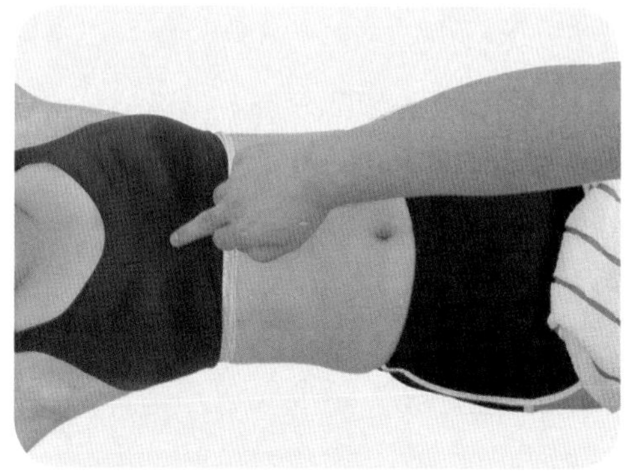

» **艾灸：**

用艾条温和灸膻中穴5～10分钟，每天1次，可治疗产后头痛、胸闷、咳喘、缺乳等症。

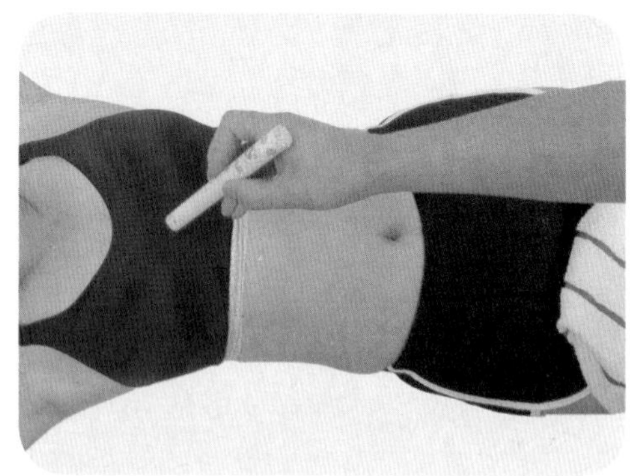

【配伍】

» **膻中＋神门＋足三里**

三穴合用，有理气宽中、宁心安神的功效，主治心脾两虚型产后失眠、抑郁、胸闷等症。

乳根穴

通乳化瘀治胸痛

《针灸甲乙经》:“胸乳下满痛,膺肿,乳根主之。”乳根是足阳明胃经的常用俞穴之一,是治疗产后缺乳的要穴,刺激该穴可以通经活络、行气解郁,疏通局部气血,促进乳汁分泌。

【定位】

位于胸部,当乳头直下,乳房根部,当第5肋间隙,距前正中线4寸。

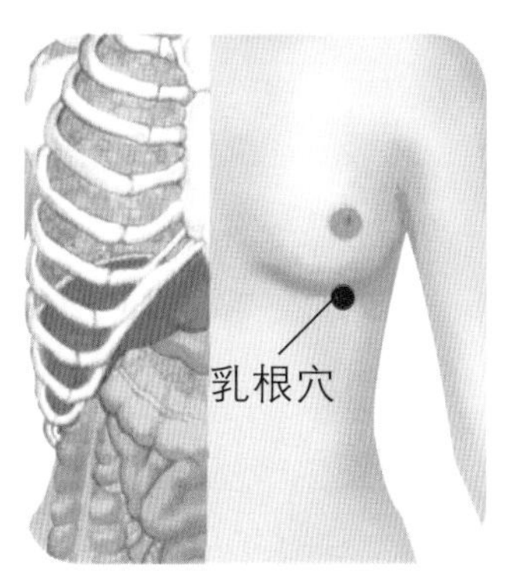

【主治】

咳嗽,气喘,呃逆,胸痛,乳痈,乳汁少。

【功效】

通乳化瘀,宣肺利气。

【日常保健】

» 按摩:

将拇、食指分开,用虎口处轻轻上托乳房,食指或中指稍用力下压,缓慢点揉位于肋间隙内的乳根穴5 ~ 10分钟,动作宜轻揉缓和,逐渐用力,使穴位出现酸胀感。可改善产后胸痛、缺乳等症。

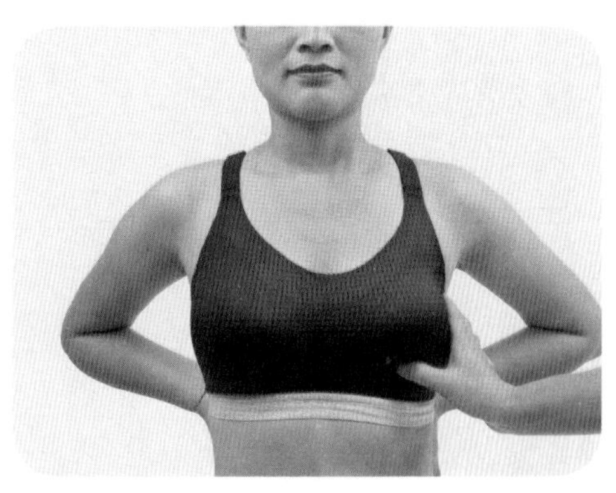

» 艾灸:

用艾条温和灸乳根穴5 ~ 10分钟,每天1次,可治疗产后缺乳、咳喘、胸痛等症。

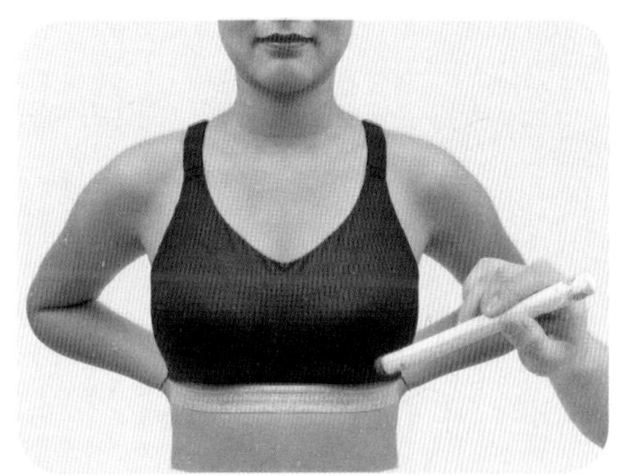

【配伍】

» **乳根+少泽+足三里+血海**

四穴合用,有补益气血、化生乳汁的功效,主治产后乳汁不足。

» **乳根+屋翳+章门**

三穴合用,有疏肝理气、通乳的功效,主治气滞型产后缺乳、失眠等。

关元穴

调理冲任补元气

关，关卡；元，元首。关元名意指任脉气血中的滞重水湿在此关卡不得上行，是小肠的募穴。该穴是调理冲、任两条经脉的要穴，而月经不调多与冲、任两脉的病变有关。另外，关元穴还是人体功效最强大的补穴之一，具有补肾壮阳，理气和血等作用，用于治疗元气虚损病症、妇科病症和下焦病症等效果显著。

【定位】

位于下腹部，前正中线上，当脐中下3寸。

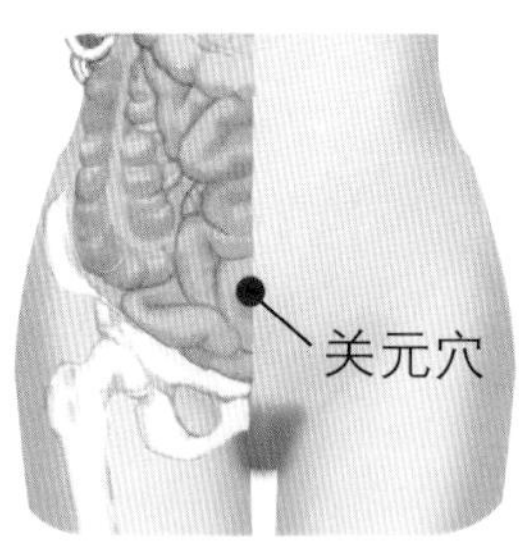

【主治】

中风脱证，虚劳冷惫，羸瘦无力，少腹疼痛，小便不利，尿频，尿闭，遗精，白浊，阳痿，早泄，月经不调，经闭，经痛，赤白带下，阴挺，崩漏，阴门瘙痒，恶露不止，胞衣不下，消渴，眩晕。

【功效】

补肾培元，温阳固脱。

【日常保健】

» 按摩：

用拇指指腹按揉法关元穴100～200次，不可以过度用力，按揉时只要局部有酸胀感即可。适用于产后失眠、腹疼、恶露不止等症。

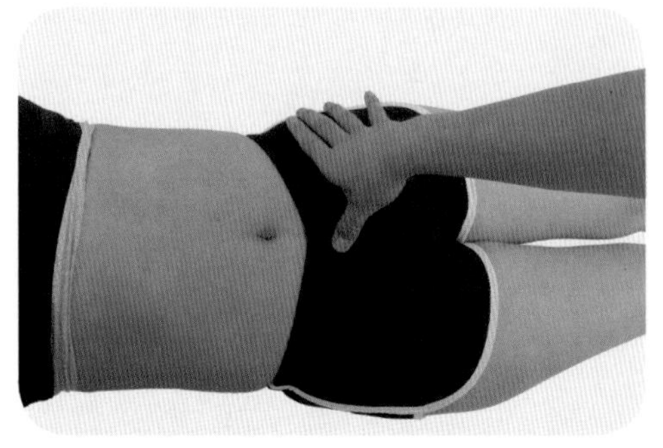

» 艾灸：

艾炷灸或温针灸5～7壮；艾条温和灸10～15分钟。可治疗产后失眠、恶露不止等症。

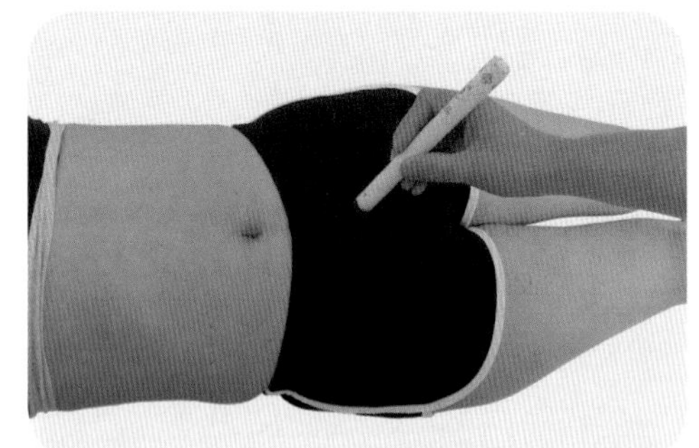

【配伍】

» **关元＋神阙＋气海**

三穴合用，有益气补肾、温经止痛的功效，能防治气虚型产后恶露不止、腹痛等。

» **关元＋三阴交＋血海**

三穴合用，有补肝肾、统血止血的功效，能防治气血虚弱型产后腹痛、血崩、出汗等。

气海穴

温阳益气擅补虚

气海穴是任脉常用俞穴之一，穴居脐下，为先天元气会聚之处。该穴是人体的补气要穴，有益气补虚、调经止带的功效。此穴位为人体任脉上的主要俞穴之一，为女子调经要穴，对月经不调痛经、崩漏、产后恶露不止等妇科疾病均有疗效。

【定位】

位于下腹部，前正中线上，当脐中下 1.5 寸。取穴时，可采用仰卧的姿势，直线连接肚脐与耻骨上方，将其分为十等分，从肚脐 3/10 的位置，即为此穴。

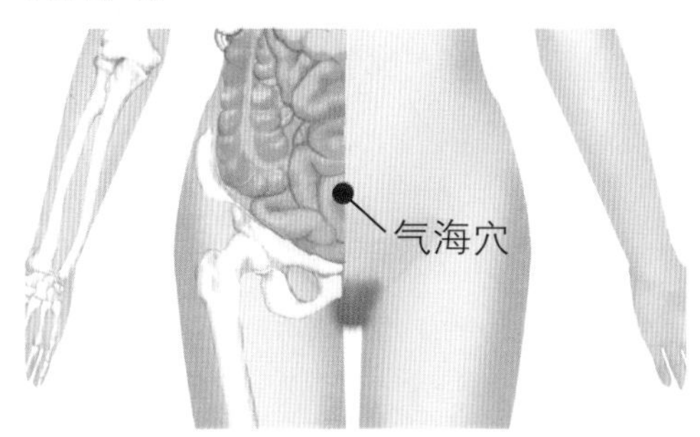

【主治】

水肿鼓胀，脘腹胀满，水谷不化，大便不通，泻痢不禁，遗尿，遗精，阳痿，疝气，月经不调，痛经，经闭，崩漏，带下，阴挺，腰痛，食欲不振，夜尿症，儿童发育不良等。

【功效】

温阳益气，扶正固本，培元补虚。

【日常保健】

» 按摩：

用拇指指腹按压气海穴约 30 秒，然后按顺时针方向按揉约 2 分钟，以局部出现酸、麻、胀感觉为佳。可适用于产后恶露不止、下腹疼痛等症。

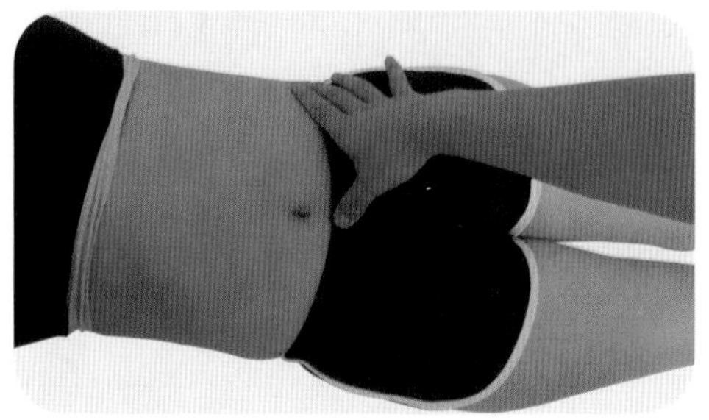

» 艾灸：

每天温和灸灸气海穴 10 ~ 20 分钟，长期坚持，可治疗产后恶露不止、崩漏、遗尿等病症。

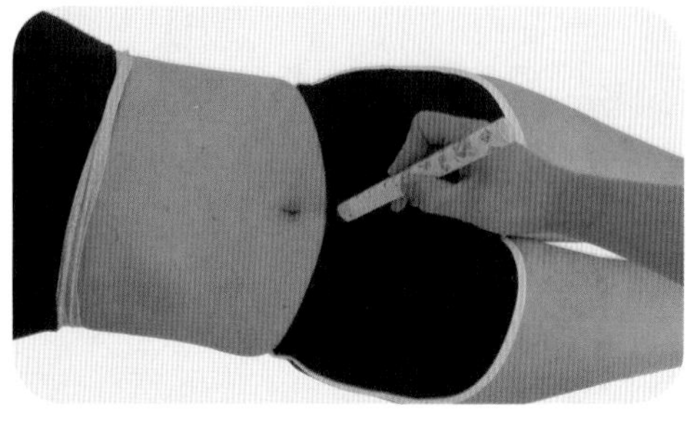

【配伍】

» **气海 + 足三里 + 阴交**

三穴合用，有补气益肾、活血通络的功效，主治气虚型产后疼痛、自汗、泄泻等。

中极穴

通经止带益肾阳

中极穴属膀胱经募穴，是膀胱之气结聚的部位，具有调节膀胱功能的功效。又系足三阴、任脉之所会。根据所在部位，该穴具有补肾调经、清热利湿的功效，因此可治疗遗尿、尿闭、腹痛、疝气，因任主胞宫，穴在腹部刺激中极穴可达到培元益精、理血暖宫的功效。本穴对于调理内在不通的疾病疗效显著，如产后腹痛、月经不调都可以按揉中极穴。

【定位】

位于下腹部，前正中线上，当脐中下4寸。

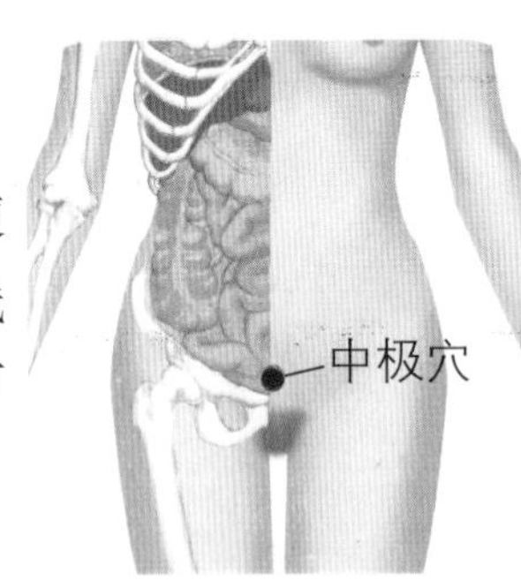

【主治】

小便不利，遗溺不禁，阳痿，早泄，遗精，白浊，疝气偏坠，积聚疼痛，月经不调，阴痛，阴痒，痛经，带下，崩漏，阴挺，产后恶露不止，胞衣不下，水肿。

【功效】

益肾兴阳，通经止带。

【日常保健】

» 按摩：

用拇指顺时针按揉中极穴2分钟，然后逆时针按揉2分钟，力度适中，手法连贯，按揉至局部有胀麻感为宜。每天坚持，适用于产后腹痛、泄泻、水肿等病症。

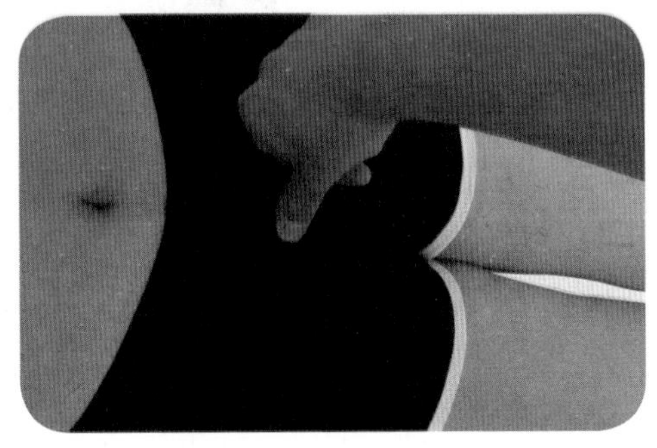

» 艾灸：

艾炷灸或温针灸5～7壮；艾条灸10～15分钟。每天1次，可治疗产后腹痛、月经不调、精力不济等症。

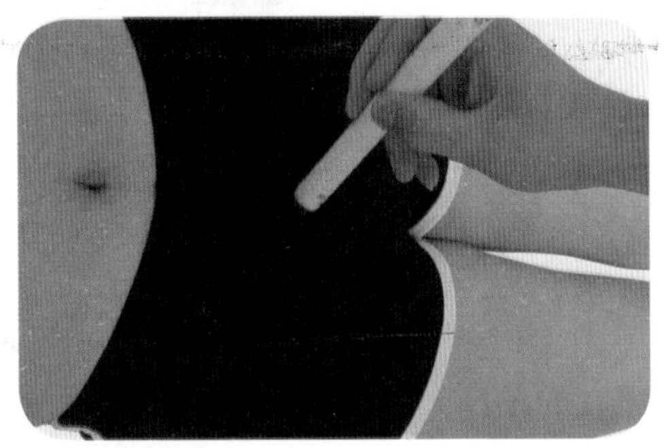

【配伍】

» 中极＋神阙＋肾俞

三穴合用，有补肾固任、利尿通淋的功效，主治肾虚型产后小便不通、小便淋痛、恶露不止等。

阴交穴

利水消肿调经带

阴交隶属奇经八脉之任脉，系足少阴肾经、任脉、冲脉之会，具有温下元、调经血的功效。善治各种内部阻塞不通的病症，如产后恶露不止、腹胀、水肿等症。

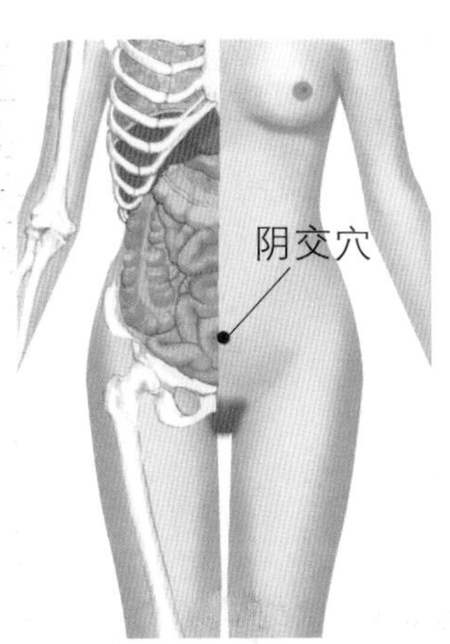

【定位】

位于下腹部，前正中线上，当脐中下1寸。

【主治】

绕脐冷痛，腹满水肿，泄泻，疝气，阴痒，小便不利，奔豚，血崩，带下，产后恶露不止，腰膝拘挛。

【功效】

调经固带，利水消肿。

【日常保健】

» 按摩：

大拇指放置在阴交穴位上，将两手的大拇指叠加，轻轻按在穴位处，用酸胀的感觉，每次大约按揉1～3分钟。可适用于产后失眠、恶露不止等症。

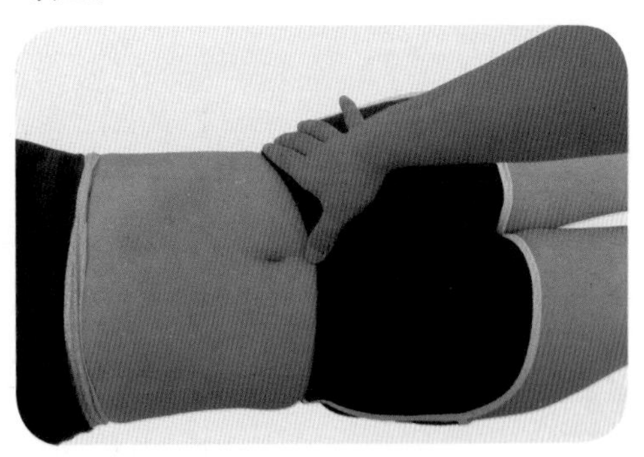

» 艾灸：

艾炷灸或温针灸5～7壮；艾条灸10～15分钟。每天1次，可治疗产后便秘、身体发热等症。

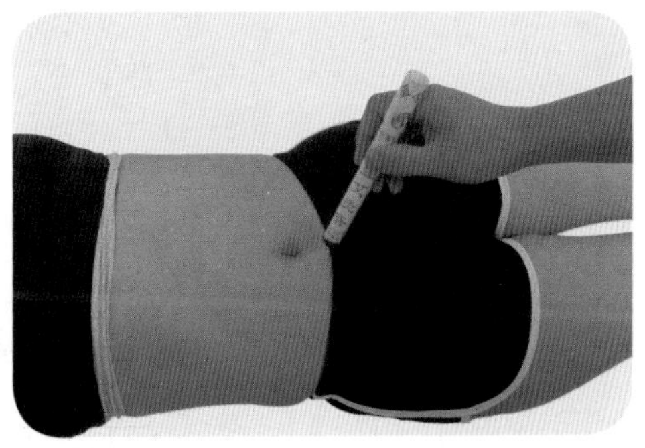

【配伍】

» **阴交＋阴市＋伏兔**

三穴合用，有温经通络、温补下元的功效，主治血瘀型产后腹痛、恶露不止等。

» **阴交＋章门＋期门**

三穴合用，有疏肝理气、活血化瘀的功效，主治气滞型产后抑郁、失眠、胸胁痛等。

子宫穴

调经理气化血瘀

子宫穴，经外奇穴，出《针灸大全》。直接以子宫为名，是女性朋友的福穴。刺激子宫穴具有活血化瘀、理气止痛的功效，可以起到防治妇科疾病的功效。除此之外，还能调节女性生殖机能，可用于配合治疗妇女不孕等病症。

【定位】

位于下腹部，当脐中下4寸，中极旁开3寸。

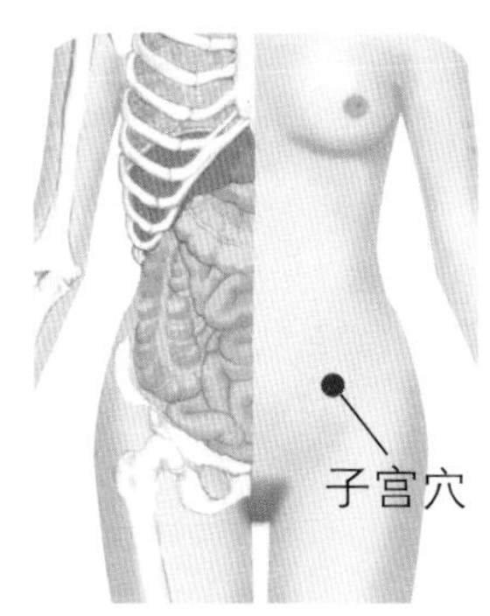

【主治】

阴挺；月经不调、痛经、崩漏；不孕。

【功效】

调经理气，升提下陷。

【日常保健】

» 按摩：

用拇指指腹按压住子宫穴，稍加压力，缓缓点揉，以酸胀为度，操作5分钟，以腹腔内有热感为最佳。可适用于产后腹痛、恶露不止等症。

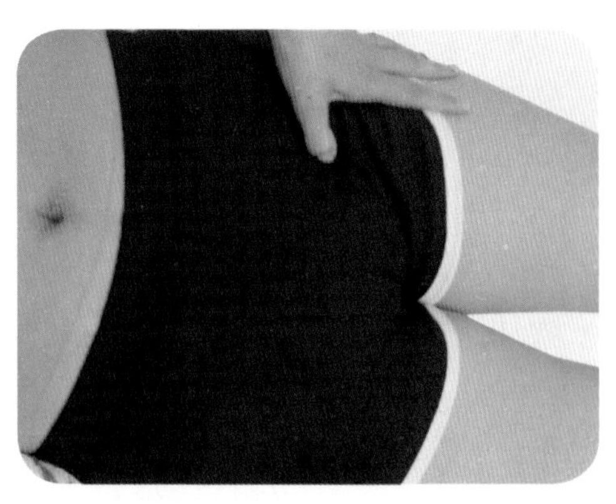

» 艾灸：

艾条温和灸灸子宫穴，每日灸1次，每次灸10分钟左右，灸至皮肤产生红晕为止。可治疗产后便秘、腹痛、发热，妇女不孕等症。

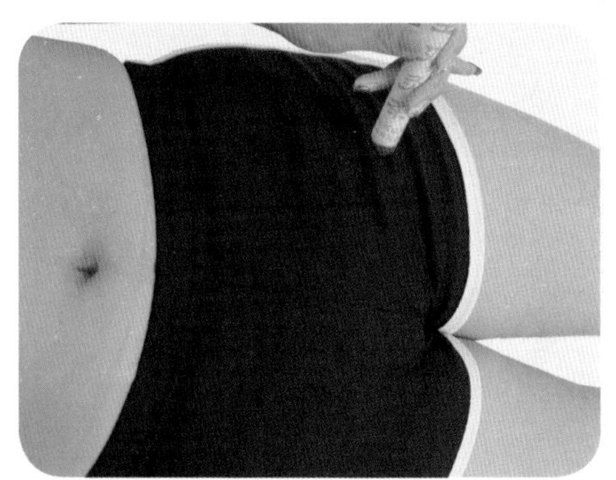

【配伍】

» **子宫+阴交+合阳**

三穴合用，有活血通络、调经止痛的功效，主治血瘀型产后腹痛、发热、恶露不止等。

» **子宫+三阴交+照海**

三穴合用，有滋阴补肾、理气和血的功效，主治血虚型产后便秘、盗汗、失眠等。

第三节　防治产后病背部特效穴

大椎穴

清热解表振阳气

大椎穴属奇经八脉之督脉，是督脉与十二正经中所有阳经的交汇点，总督一身之阳，因此本穴可清阳明之里，启太阳之开，和解少阳以驱邪外出而主治全身热病和外感之邪，使阳气得通，经脉不失温煦，起到化痰、祛寒、燥湿、散热的功效。刺激大椎穴，可以赶走疾病，恢复体力。

【定位】

位于后正中线上，第 7 颈椎棘突下凹陷中。

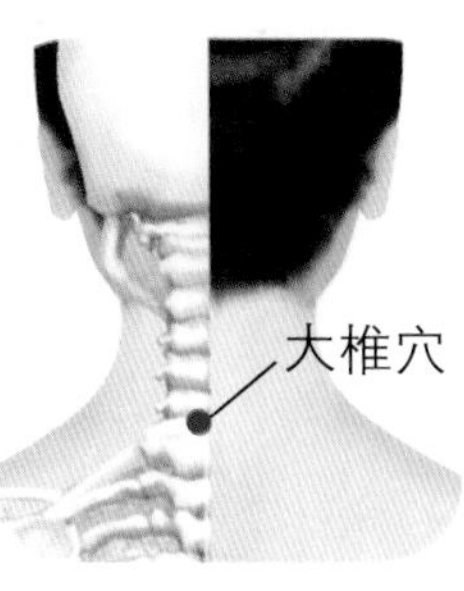

【主治】

热病，疟疾，咳嗽，喘逆，骨蒸潮热，项强，肩背痛，腰脊强，角弓反张，小儿惊风，癫狂痫证，五劳虚损，七伤乏力，中暑，霍乱，呕吐，黄疸，风疹。

【功效】

清热解表，截疟止痫。

【日常保健】

» 按摩：

用大拇指指腹揉按大椎穴 100 ~ 200 次，力度由轻至重再至轻，手法连贯。每天坚持，可适用于产后头痛、发热、痉症等病症。

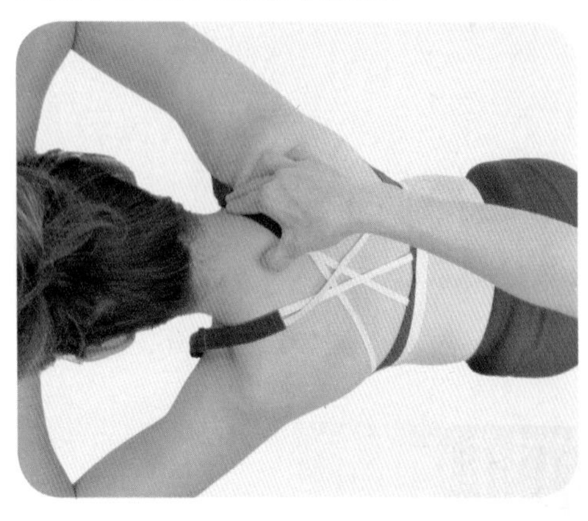

» 艾灸：

宜采用回旋灸，以感到施灸处温热、舒适为度。具有提高机体免疫力的功效。可防治产后发热、颈项强直等病症。

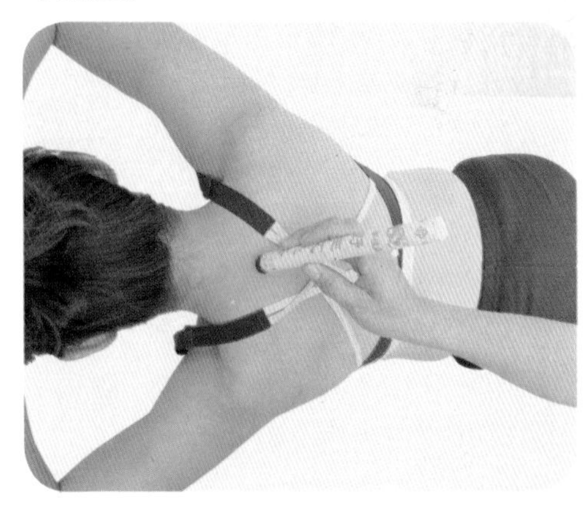

【配伍】

» **大椎 + 三阴交 + 膈俞**

三穴合用，有补肝肾、理气养血的功效，主治血虚型产后盗汗、头晕。

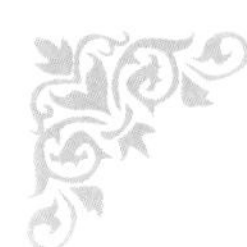

厥阴俞穴

宽胸理气除烦闷

本穴出自《千金要方》，别名厥俞，属足太阳膀胱经，乃心包之背俞穴，能外泄心包之热，有宽胸理气、活血止痛的功效。该穴可以治疗疾病性气喘，咳嗽，心痛、胸闷、呕吐等。

【定位】

位于背部，当第4胸椎棘突下，旁开1.5寸。

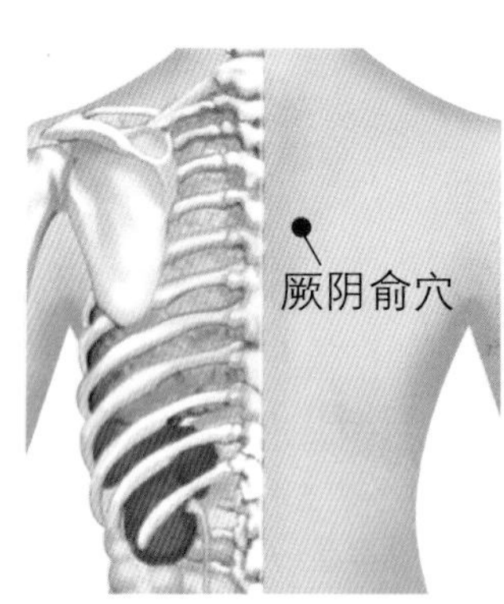

【主治】

咳嗽，心痛，胸闷，呕吐。

【功效】

宽胸理气，活血止痛。

【日常保健】

» 按摩：

用拇指按顺时针方向按揉厥阴俞穴约2分钟，然后按逆时针方向按揉约2分钟，以局部出现酸、麻、胀感觉为佳。每天1次，可适用于产后失眠、抑郁、发热等病症。

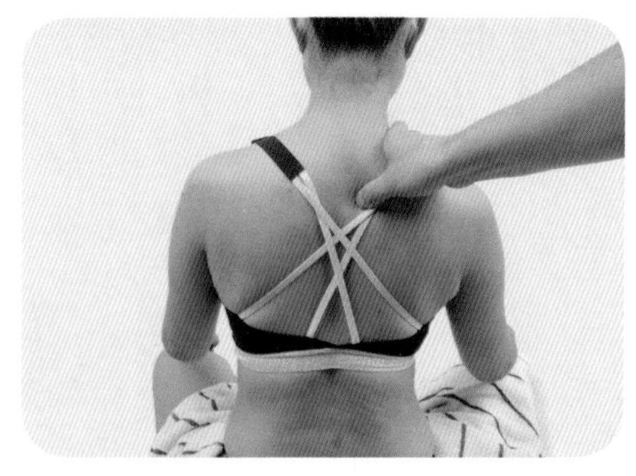

» 艾灸：

艾条温和灸灸厥阴俞穴10分钟，每日灸1次，灸至皮肤产生红晕为止。可治疗产后腰痛、失眠、抑郁等病症。

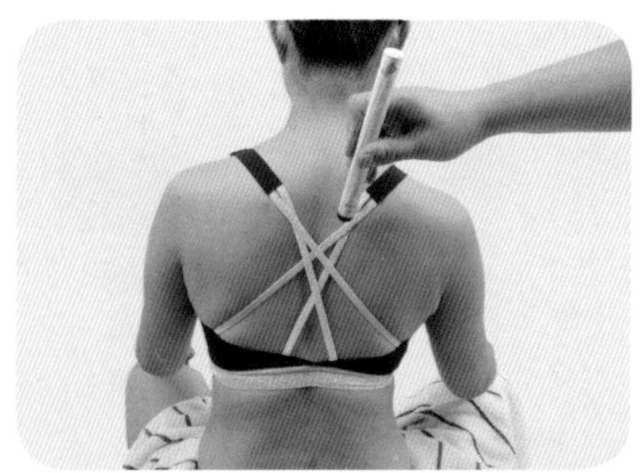

【配伍】

» **厥阴俞＋神门＋心俞**

三穴合用，有理气通络、宁心安神的功效，主治心脾两虚型产后抑郁、失眠、胸痛等。

» **厥阴俞＋足三里＋三阴交**

三穴合用，有补益气血、理气安神的功效，主治气血虚弱型产后发热、痉证、失眠、盗汗等。

心俞穴

补气养血护心脏

心俞属足太阳膀胱经，为心的背俞穴，与心脏联系密切，善于散发心室之热。心脏功能的强弱和血液循环的盛衰，直接影响全身的营养状况。而保养心脏则以养心安神、养血益气为主。适当刺激心俞穴能有效调节心脏功能，补充心神气血，达到养护心脏的目的。

心俞穴

【定位】

位于背部，当第5胸椎棘突下，旁开1.5寸。

【主治】

惊悸，健忘，心烦，癫痫，癫狂，失眠，咳嗽，吐血，以及风湿性心脏病，冠心病，心动过速或过缓，心律不齐，心绞痛等。

【功效】

散发心室之热，理气宁心。

【日常保健】

» 按摩：

用拇指指腹按顺时针方向按揉心俞穴约2分钟，然后按逆时针方向按揉约2分钟，以局部出现酸、麻、胀感觉为佳。每天坚持,适用于产后心痛、心悸、失眠等病症。

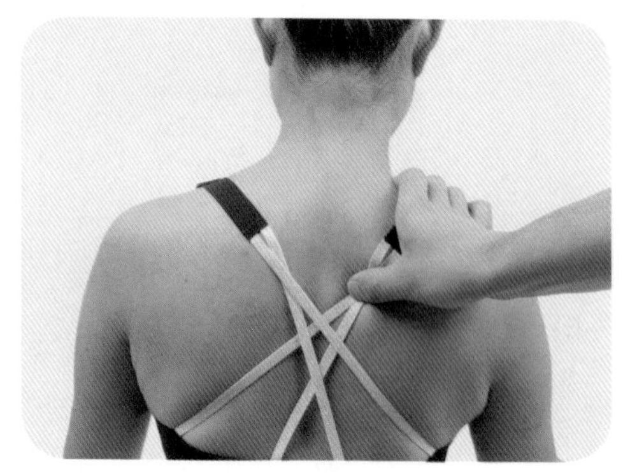

» 艾灸：

手执艾条以点燃的一端对准施灸部位，距离皮肤1.5 ~ 3厘米施灸，以感到施灸处温热、舒适为度。每日灸1 ~ 2次，每次灸10分钟左右，灸至皮肤产生红晕为止。能够防治产后胸痛、失眠健忘等病症。

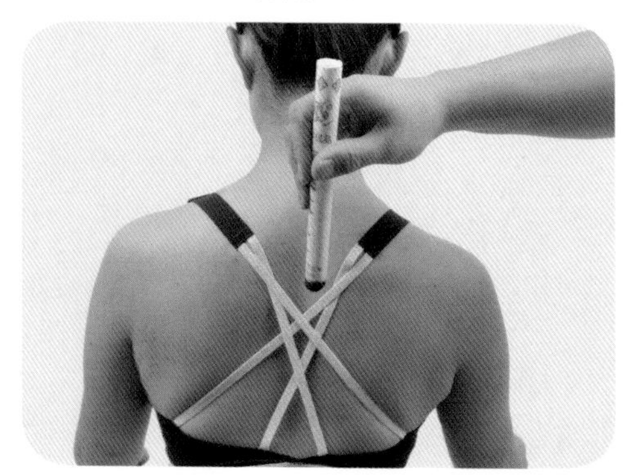

【配伍】

» 心俞 + 神门 + 三阴交

三穴合用，有调心脾，宁心神的功效，主治产后健忘、失眠、惊悸、梦遗等。

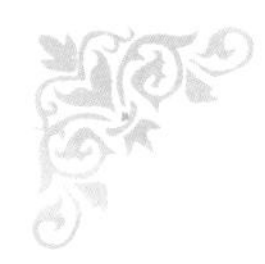

膈俞穴

理气宽胸通血脉

膈俞穴是足太阳膀胱经的常用俞穴之一，又是八会穴之血会。本穴不仅具有活血化瘀的功效，还兼具养血生血，健脾补心之力。临床上常配伍血海穴治疗多种血瘀病症，或与脾俞穴相伍以治疗气血不足、心脾两虚的病症。

【定位】

位于背部，当第7胸椎棘突下，旁开1.5寸。

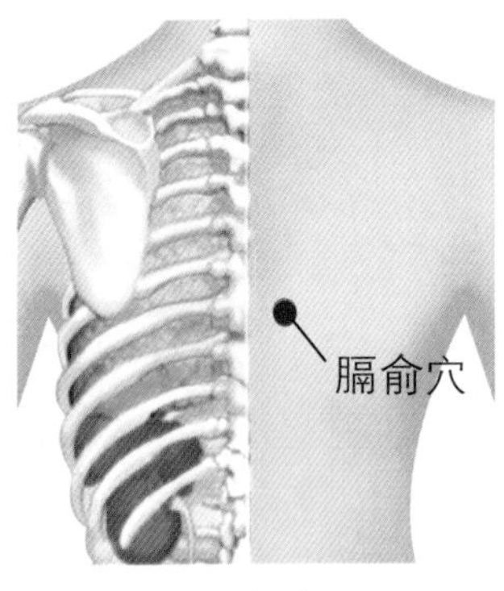

【主治】

呕吐，呃逆，气喘，咳嗽，吐血，潮热，盗汗。

【功效】

理气宽胸，活血通脉。

【日常保健】

» 按摩：

食指和中指并拢用指腹分别按揉两侧的膈俞穴。按揉的手法要均匀、柔和，以局部有酸痛感为佳。早晚各1次，每次按揉2 ~ 3分钟，两侧膈俞穴同时按揉。适用于产后恶露不止、血瘀型头痛等症。

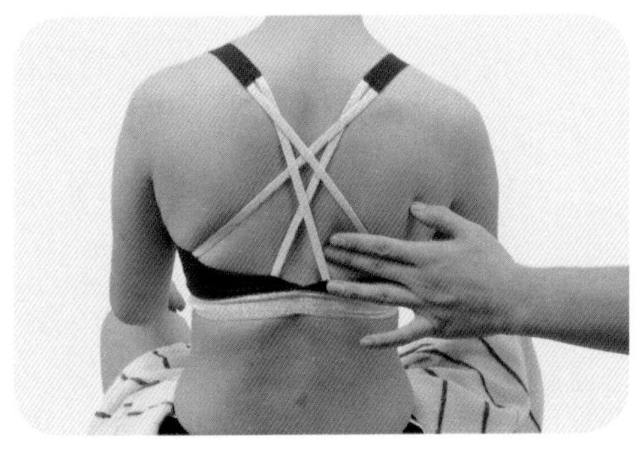

» 艾灸：

艾条温和灸。每日灸1 ~ 2次，每次灸15 ~ 20分钟左右，灸至皮肤产生红晕为止。具有行气解郁、散热活血的功效。

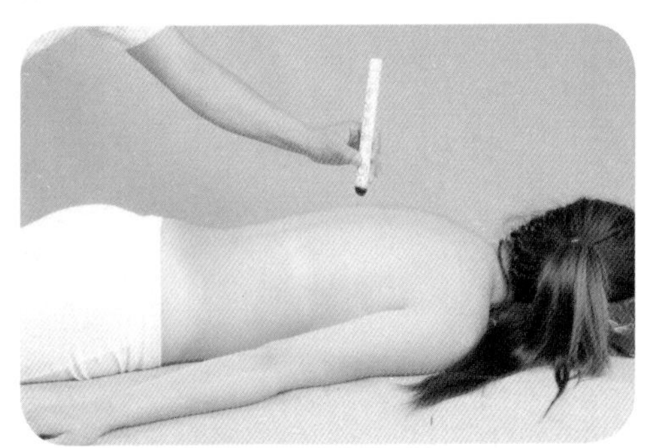

【配伍】

» **膈俞 + 肾俞 + 三阴交**

三穴合用，有益肾养阴、理血通脉的功效，主治血虚型产后恶露不止、发热、盗汗等。

» **膈俞 + 阴交 + 子宫**

三穴合用，有活血通络、散瘀止痛的功效，主治血瘀型产后腹痛、失眠、血崩等。

腰俞穴

调经清热除寒湿

腰俞名意指督脉的气血由此输向腰之各部。本穴位于骶部，近下焦，可助膀胱水液代谢，清利下焦湿热，治疗月经不调，近于肛门，又可治疗痔疾。又因本穴属督脉，可治疗腰脊强痛，下肢痿痹。因此，腰俞穴也是治疗腰部、腿部以及内脏疾病的重要穴位，能调经清热、散寒除湿。

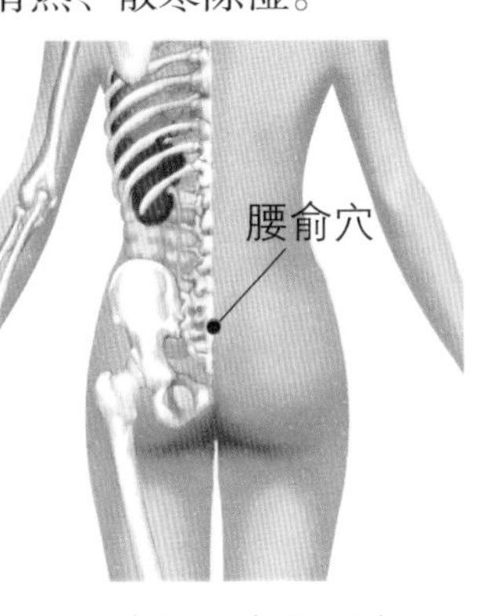

【定位】

位于骶部，当后正中线上，适对骶管裂孔。

【主治】

腰脊强痛，腹泻，便秘，痔疾，脱肛，便血，癫痫，淋浊，月经不调，下肢痿痹。

【功效】

调经清热，散寒除湿。

【日常保健】

» 按摩：

用拇指指腹按摩腰俞穴并做环状运动，每次 3 分钟。适用于产后腰脊强痛、恶露不止等症。

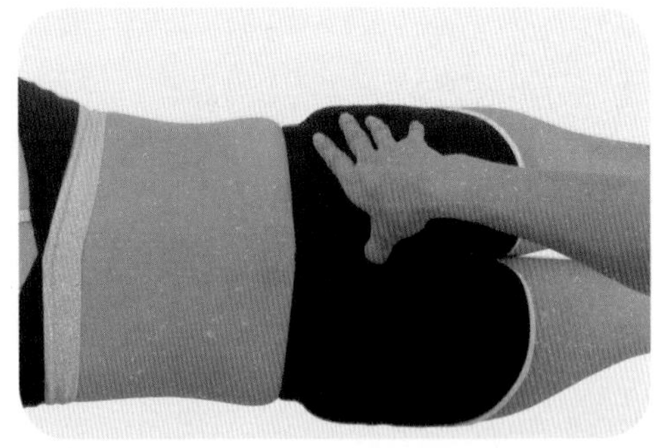

» 艾灸：

艾条温和灸灸腰俞穴。每日灸 1 次，每次灸 15 ~ 20 分钟左右，灸至皮肤产生红晕为止。能够治疗产后便秘、腹泻等症。

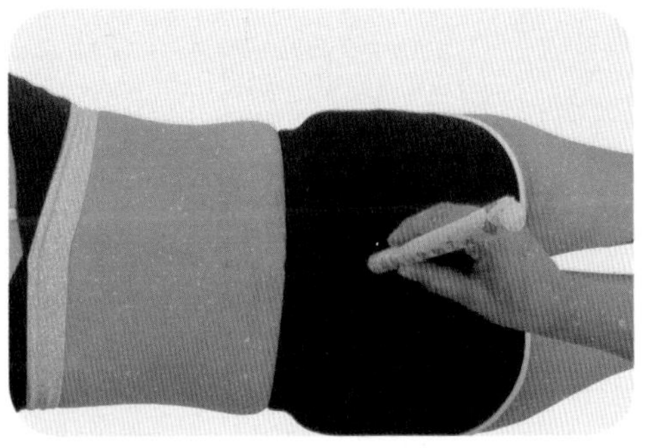

【配伍】

» **腰俞 + 筋缩 + 悬钟**

三穴合用，有补肾强筋、疏肝止痛的功效，主治气滞型产后腰痛、下肢无力、恶露不止等。

» **腰俞 + 肾俞 + 委中**

三穴合用，有补肾强筋、清热活血的功效，主治血瘀型产后下肢痹痛、血崩、发热等。

肾俞穴

益肾助阳强腰膝

肾，肾脏；俞，输注。肾俞穴意指肾脏的寒湿水气由此外输膀胱经，属足太阳膀胱经，为肾之背俞穴，善于外散肾脏之热，培补肾元。刺激肾俞穴可以调补肾气，能促进肾脏的血流量，改善肾脏的血液循环，达到强肾护肾的目的。

【定位】

位于腰部，当第 2 腰椎棘突下，旁开 1.5 寸。

【主治】

遗尿，遗精，阳痿，月经不调，白带，水肿，耳鸣，耳聋，腰痛。

【功效】

益肾助阳，强腰利水。

【日常保健】

» 按摩：

双掌摩擦至热后，将掌心贴于肾俞穴，如此反复 3 ~ 5 分钟；或者直接用手指按揉肾俞穴，至出现酸胀感，且腰部微微发热，适用于产后恶露不止、血崩等症。

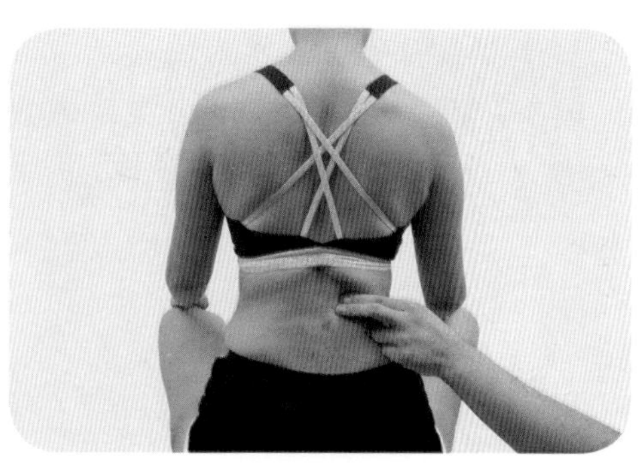

» 艾灸：

手执艾条以点燃的一端对准施灸部位，距离皮肤 1.5 ~ 3 厘米，左右方向平行往复或反复旋转施灸，以感到施灸处温热、舒适为度，灸至皮肤产生红晕为止。具有滋阴补肾的功能，可改善产后腰膝酸软、水肿等症。

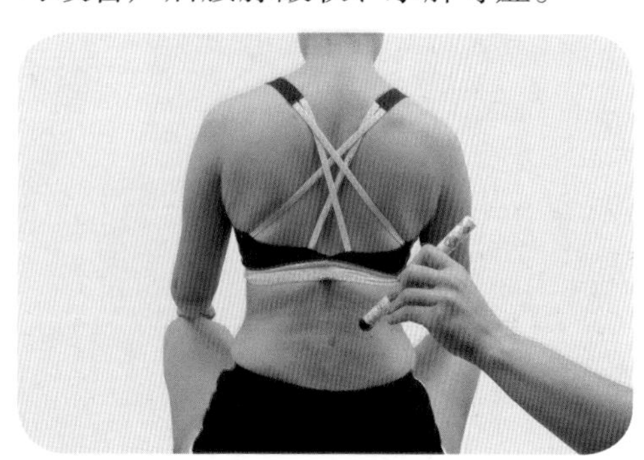

【配伍】

» **肾俞 + 阴交 + 阴市**

三穴合用，有补肾益阳、活血止痛的功效，主治血瘀型产后腰痛、恶露不止、发热等。

» **肾俞 + 三阴交 + 关元**

三穴合用，有固肾止遗、利尿止痛的功效，主治肾虚型产后尿闭、血崩、腰痛、血晕等。

膀胱俞穴

清利湿热通小便

膀胱，膀胱腑；俞，输注。该穴名意指膀胱腑中的寒湿水气由此外输膀胱经。刺激膀胱俞穴有清热利水消炎的功效，且可通调小便。

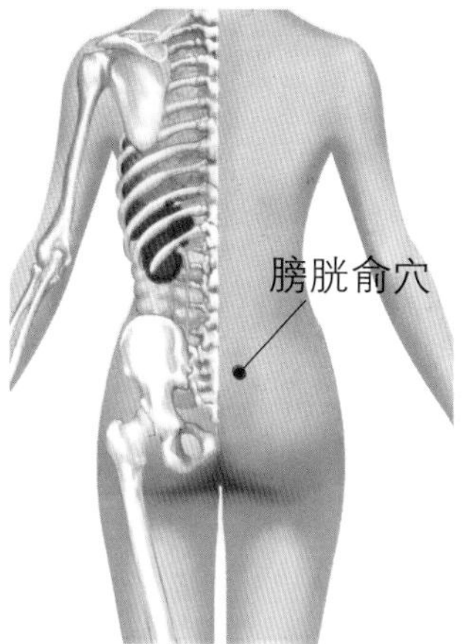

【定位】

位于骶部，当骶正中嵴旁1.5寸，平第2骶后孔。

【主治】

小便不利，遗尿，泄泻，便秘，腰脊强痛。

【功效】

通利下焦，清利湿热，通经活络。

【日常保健】

» 按摩：

食指和中指并拢按顺时针方向按揉三焦俞穴约2分钟，然后按逆时针方向按揉约2分钟，以局部出现酸、麻、胀感觉为佳。每天1次，可适用于产后泄泻、便秘、遗尿等病症。

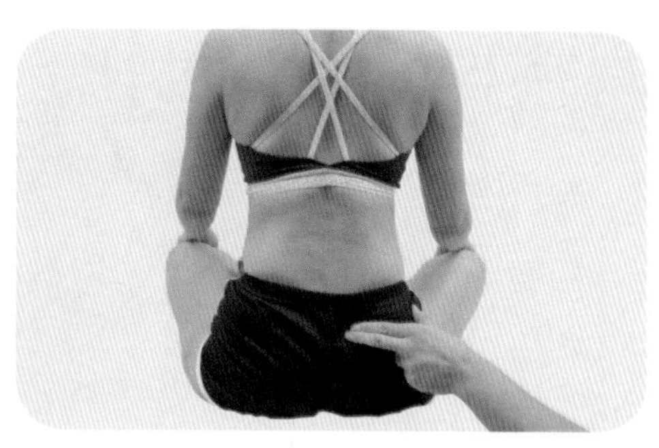

» 艾灸：

手执艾条以点燃的一端对准施灸部位，距离皮肤1.5 ~ 3厘米施灸，以感到施灸处温热、舒适为度。每日灸1次，每次灸10分钟左右，灸至皮肤产生红晕为止。可治疗产后腰痛、排尿不利等病症。

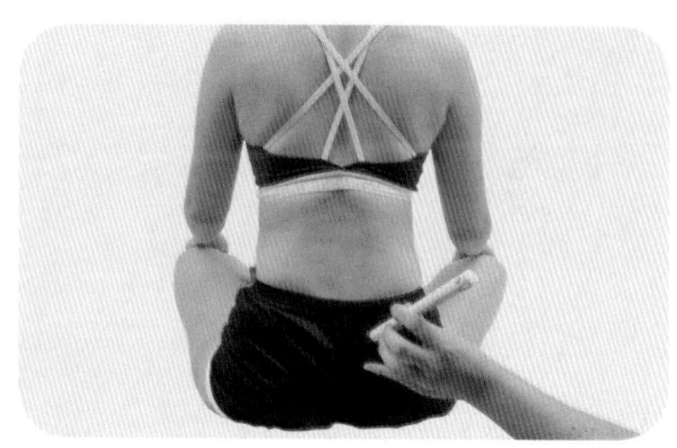

【配伍】

» 膀胱俞 + 筑宾 + 三阴交

筑宾穴理气助行水，三阴交穴健脾利湿、补益肝肾。三穴合用，有调理下焦、清热利湿的功效，能改善产后尿急、尿痛的症状。

» 膀胱俞 + 阴交 + 子宫

三穴合用，有活血散瘀、利尿通淋的功效，主治血瘀型产后小便淋痛、小便不通、发热等。

第四节　防治产后病四肢特效穴

劳宫穴

清热安神解疲劳

劳，劳作。宫，宫殿。该穴名意指心包经的高热之气在此带动脾土中的水湿气化为气。劳宫穴有内外之分，属手厥阴心包经穴，为心包经之“荥穴”。刺激劳宫穴可清心热、泻肝火，能够振奋精神情绪，缓解身体疲劳。

【定位】

在手掌心，当第2、3掌骨之间偏于第3掌骨，握拳屈指的中指尖处。

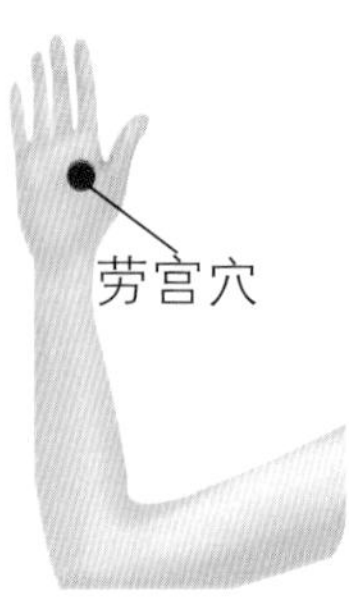

【主治】

中风昏迷，中暑，心痛，癫狂，痫证，口疮，口臭，鹅掌风。

【功效】

提神醒脑，清心安神。

【日常保健】

» 按摩：

用中指按压另一只手的劳宫穴100 ~ 200次，力度适中，适用于产后心悸、失眠、盗汗等。

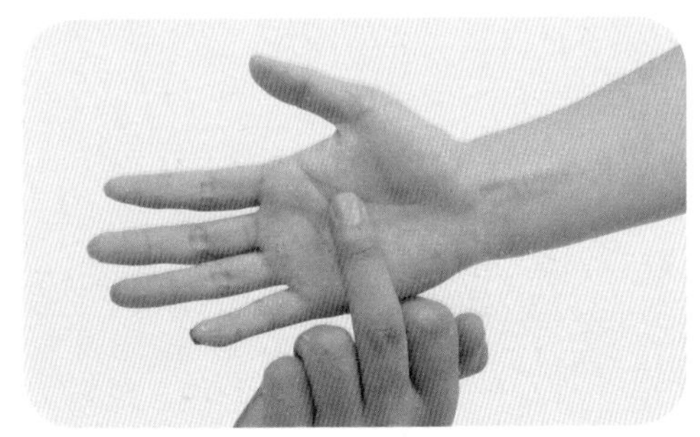

» 艾灸：

手执艾条以点燃的一端对准施灸部位，距离皮肤1.5 ~ 3厘米，以感到施灸处温热、舒适为度。每日灸1次，每次灸3 ~ 15分钟。可有效缓解产后胸闷、头痛、发热等。

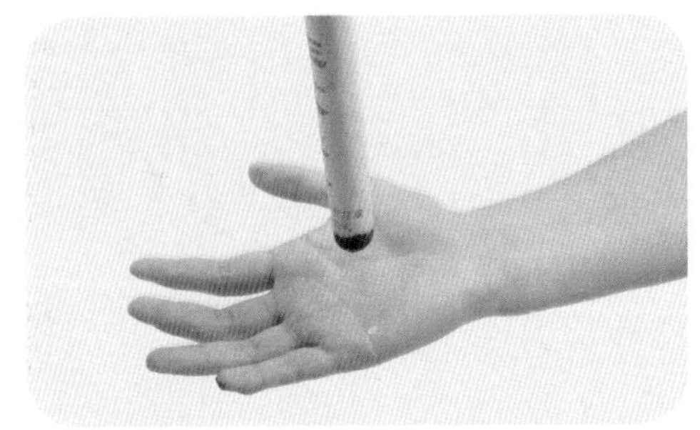

【配伍】

» **劳宫 + 大椎 + 合谷**

三穴合用，有清热开窍、通络止痛的功效，主治外感型产后头痛、发热、汗出、胸闷、呕吐等。

» **劳宫 + 神门 + 涌泉**

三穴合用，有清热开窍、宁心安神的功效，主治心肾不交型产后失眠、心悸、盗汗、胸闷等。

神门穴

通经活络益心神

神门穴是手少阴心经的穴位之一，该穴是心经的原穴，是神气出入的门户，具有静心安神、清心调气的作用。本穴对治疗失眠有良好的效果。按摩神门穴可掐、揉、刺激，以有轻微酸胀感为宜，此手法最适合在晚间睡前操作。

【定位】

位于腕部，腕掌侧横纹尺侧端，尺侧腕屈肌腱的桡侧凹陷处。取穴时仰掌，在尺侧腕屈肌桡侧缘，腕横纹上取穴。

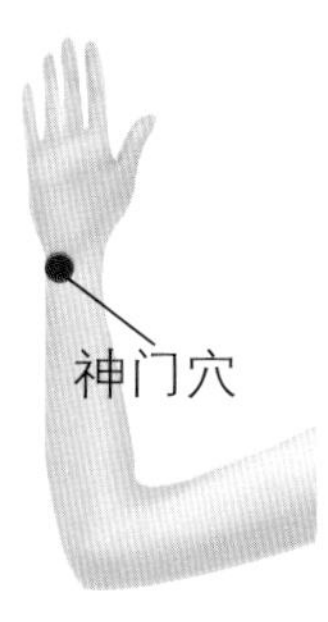

【主治】

现代常用于主治心绞痛、无脉症、神经衰弱、癔症、失眠、心痛、惊悸、健忘等。

【功效】

益心安神，通经活络。

【日常保健】

» 按摩：

一手拇指掐住神门穴大约 30 秒，然后松开 5 秒，反复操作，直到出现酸、麻、胀感觉为止，左右手交替进行。适用于产后前臂麻木、失眠、健忘等病症。

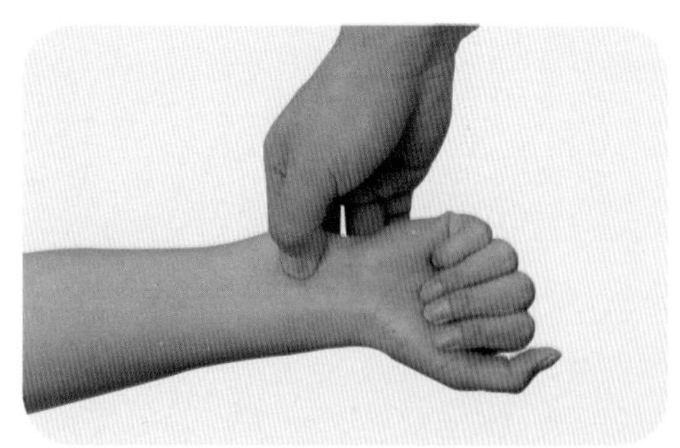

» 艾灸：

手执艾条以点燃的一端对准施灸部位，距离皮肤 1.5 ~ 3 厘米，以感到施灸处温热、舒适为度。每日灸 1 次，每次灸 5 ~ 15 分钟。可缓解产后健忘、失眠、癫狂等症状。

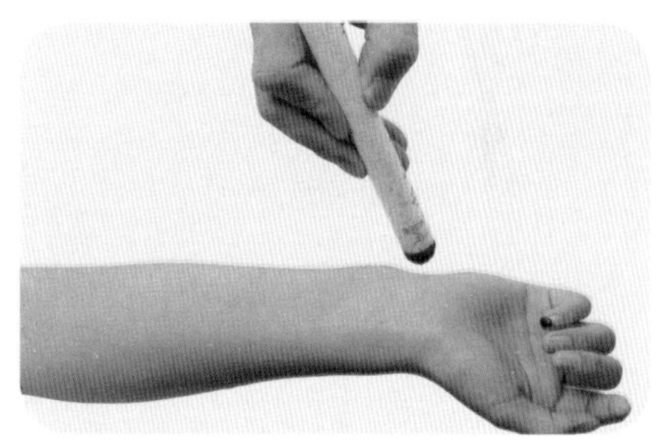

【配伍】

» 神门 + 三阴交 + 照海

三穴合用，有补肝肾、滋阴安神的功效，主治心肾不交型产后失眠、胸闷、眩晕、抑郁等。

» 神门 + 内关 + 厥阴俞

三穴合用，有通经活络、安心安神的功效，主治血瘀型产后胸痛、心悸、失眠等。

合谷穴

调理气血通经络

合，汇聚；谷，两山之间的空隙。合谷名意指大肠经气血会聚于此并形成强盛的水湿风气场。合谷穴为大肠经之原穴，长于清泻阳明之郁热，疏解面齿之风邪，通调头面之经络，是治疗热病和头面五官各种疾患之要穴。

【定位】

位于手背，第 1、2 掌骨间，当第 2 掌骨桡侧的中点处。

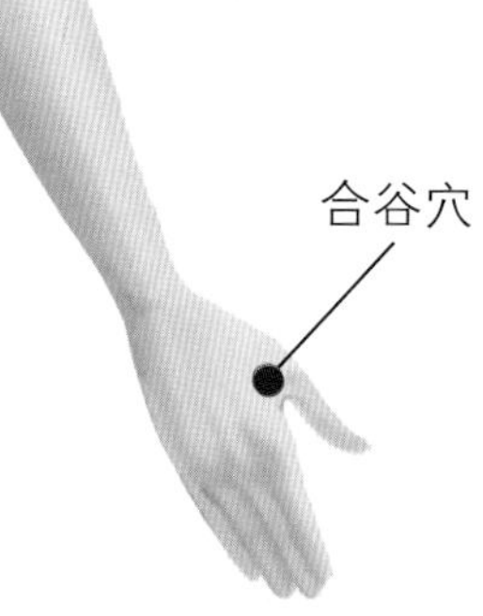

【主治】

头痛，高血压病，目赤肿痛，鼻衄，齿痛，牙关紧闭，口眼歪斜，耳聋，痄腮，咽喉肿痛，热病无汗，多汗，腹痛，便秘，经闭，滞产等。

【功效】

镇静止痛，通经活经，清热解表。

【日常保健】

» 按摩：

将拇指指尖置于对侧的合谷穴上，接下来将其他 4 指放置在掌心处做攥拳式，用力掐压穴位约 2 分钟。适用于产后腹痛、头痛、眩晕等。

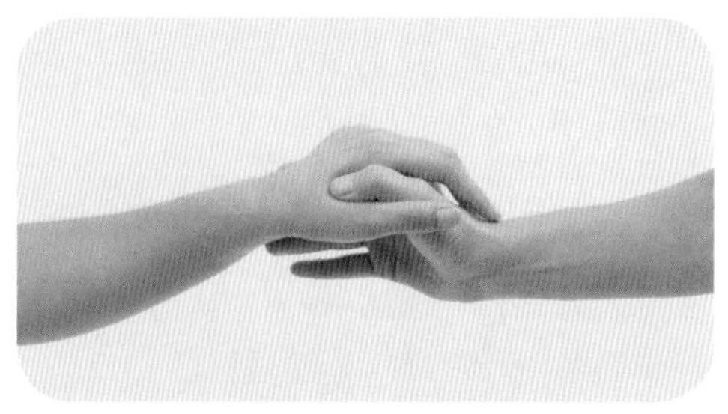

» 艾灸：

宜采用温和灸。将点燃的艾条对准施灸部位，距离皮肤 1.5 ～ 3 厘米，以感到施灸处温热、舒适为度。每日灸 1 次，每次灸 5 ～ 10 分钟，灸至皮肤产生红晕为止。可有效缓解产后头晕、胃痛等病症。

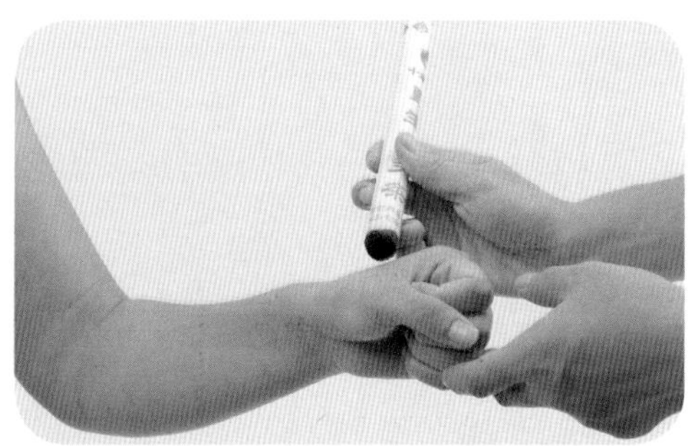

【配伍】

» **合谷 + 太冲 + 大椎**

三穴合用，有活血通络、清热止痛的功效，主治邪毒感染型产后痉症、发热、身痛等。

» **合谷 + 三阴交 + 照海**

三穴合用，有补肝肾、凉血通络的功效，主治阴血亏虚型产后小便不通、便秘、发热、盗汗等。

内关穴

理气止痛补心气

内关穴属手厥阴心包经，为心包经之络穴，亦为八脉交会穴之一，与阴维脉相通。“内”意位内侧，与外相对，“关”意为关隘，因穴在前臂内侧要处，犹如关隘而为名。刺激内关穴还有理气止痛、宁心安神的功效，对于产后心悸、气短有很好的疗效。

【定位】

位于前臂掌侧，当曲泽与大陵的连线上，腕横纹上2寸，掌长肌腱与桡侧腕屈肌腱之间。

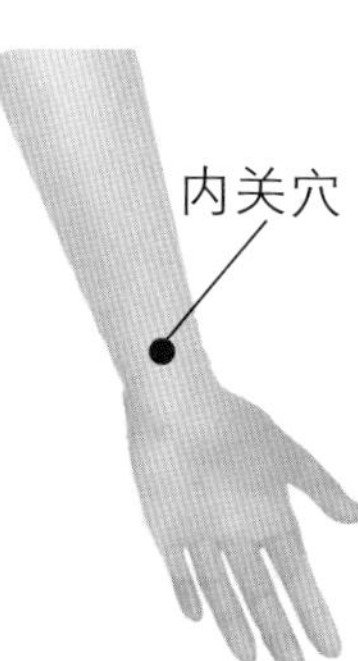

【主治】

现代常用于主治心绞痛，心肌炎，心律不齐，高血压病，高脂血症，胃炎，癔症等。

【功效】

宁心安神，理气止痛。

【日常保健】

» 按摩：

用拇指指腹揉按内关穴，100 ~ 200次，力度适中，手法连贯，按之局部有酸胀感为宜。每天坚持，能够缓解产后失眠、心痛等病症。

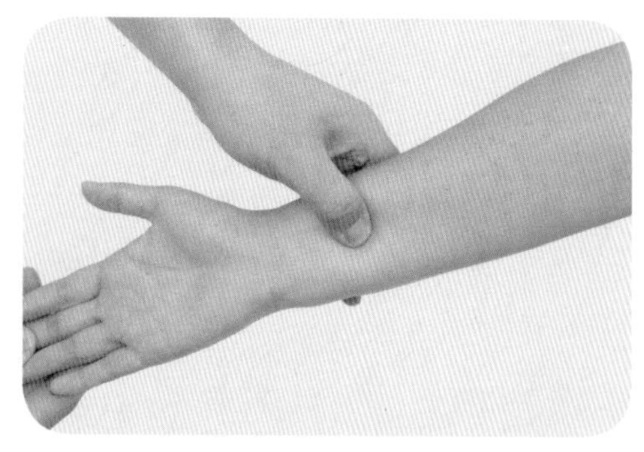

» 艾灸：

施灸时，手执艾条以点燃的一端对准施灸部位，距离皮肤1.5 ~ 3厘米，以感到施灸处温热、舒适为度。具有理气止痛的功效，可治疗产后心痛、胃痛、气短等病症。

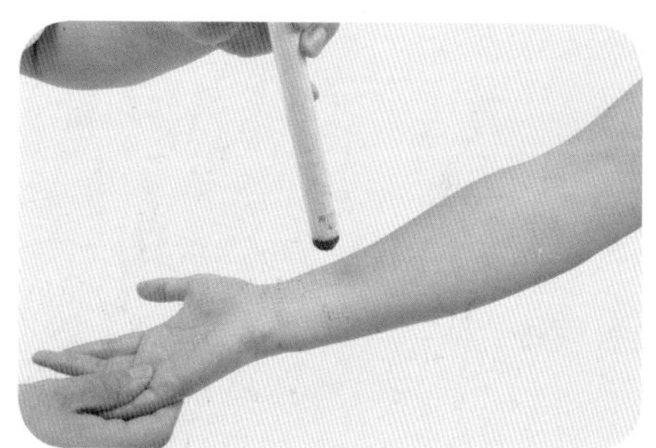

【配伍】

» 内关＋足三里＋公孙

三穴合用，有健脾益气、理气宽中的功效，主治气虚型产后伤食、呕吐、腹痛、胸闷等。

» 内关＋神门＋劳宫

三穴合用，有清心安神、活血通络的功效，主治产后失眠、盗汗、发热、心悸等。

足三里穴

调理脾胃益气血

足三里为足阳明胃经之合穴，是五俞穴之一，“合治内腑”凡六腑之病皆可用之，是一个强壮身心的大穴。因此刺激足三里穴具有健脾和胃、生化气血的功效，对产妇产后恢复也有很大益处。

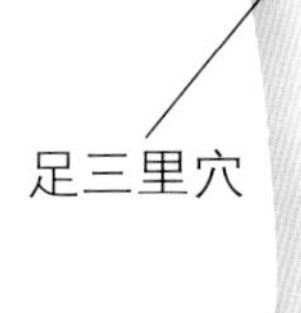

【定位】

位于小腿前外侧，当犊鼻下 3 寸，距胫骨前缘一横指（中指）。

【主治】

现代常用于主治急慢性胃肠炎，十二指肠溃疡，胃下垂，痢疾，阑尾炎，肠梗阻，肝炎，高血压，高脂血症，冠心病，心绞痛，风湿热，支气管炎，支气管哮喘，肾炎，肾绞痛，膀胱炎，阳痿，遗精，功能性子宫出血，盆腔炎，休克，失眠等。

【功效】

调理脾胃，补中益气，通经活络，疏风化湿，扶正祛邪。

【日常保健】

» 按摩：

每天用大拇指或中指按压足三里穴 1 次，每次每穴按压 1 ~ 3 分钟，每分钟按压 15 ~ 20 次，适用于改善产后身痛、伤食、抑郁等病症。

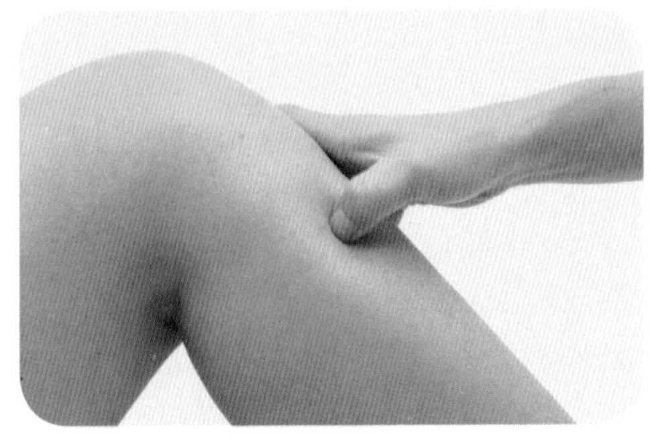

» 艾灸：

每周用艾条温和灸灸足三里穴 1 ~ 2 次，每次灸 15 ~ 20 分钟。坚持 2 ~ 3 个月，有理脾胃、调气血、补虚弱之功效。

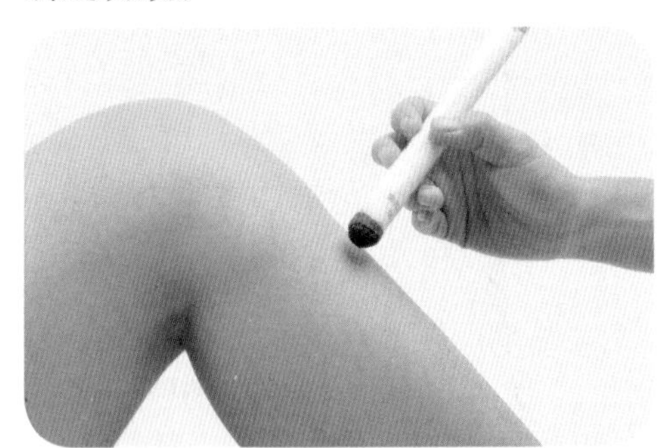

【配伍】

» **足三里 + 三阴交 + 肾俞**

三穴合用，有补气和胃、益精固肾的功效，主治气血虚弱型产后病，如血崩、失眠、缺乳等。

» **足三里 + 厥阴俞 + 期门**

三穴合用，有疏肝理气、健脾行气作用，主治气滞型产后病，如抑郁、失眠、胸腹痛等。

三阴交穴

益肾健脾补气血

三阴，足三阴经；交，交会。属足太阴脾经，该穴名意指足部的三条阴经中气血物质在本穴交会。三阴交这个穴位是妇科的首选要穴，具有双向调节作用，刺激该穴可疏调足三阴之经气，能健脾胃、益肝肾、补气血、调经水，是治疗女性疾病的首选穴位。

【定位】

位于小腿内侧，当足内踝尖上3寸，胫骨内侧缘后方。

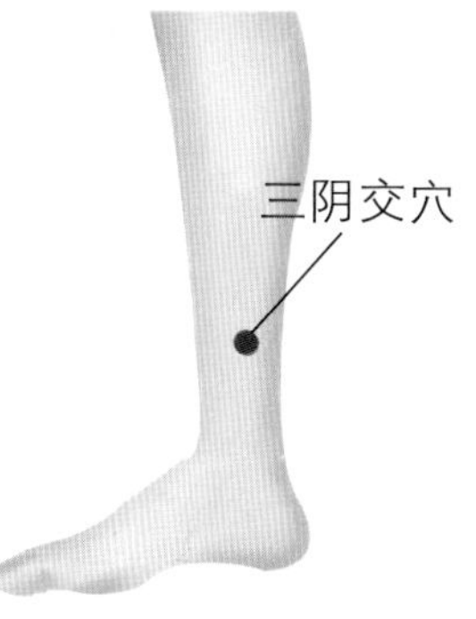

【主治】

肠鸣腹胀，泄泻，月经不调，带下，阴挺，不孕，滞产，遗精，阳痿，遗尿，疝气，心悸，失眠，高血压病，高脂血症、下肢痿痹，脚气。

【功效】

健脾和胃，调补肝肾，行气活血，疏经通络。

【日常保健】

» 按摩：

用拇指指腹按揉或者是以食指指端对三阴交穴进行点按刺激，按摩时间以1分钟为好。适用于产后胸闷、心烦气躁、身痛、血崩等症状。

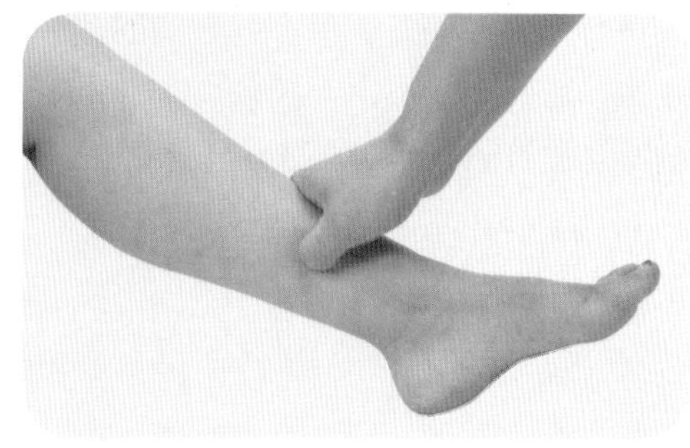

» 艾灸：

宜采用温和灸。每日灸1次，每次灸10～15分钟，灸至皮肤产生红晕为止。可改善产后腹痛、恶露不止等病症。

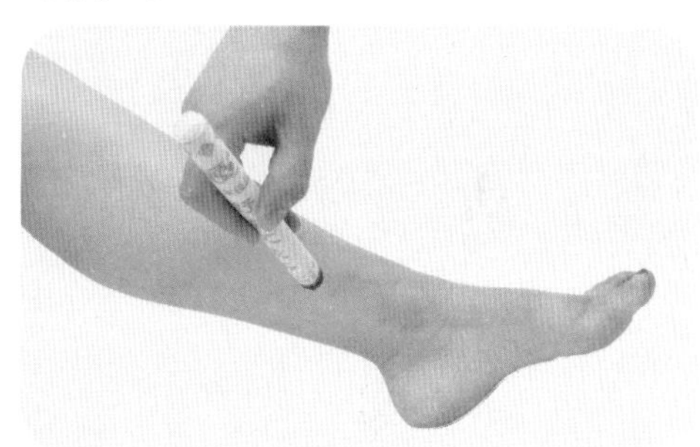

【配伍】

» 三阴交＋血海＋隐白

三穴合用，有补肝肾、统血止血的功效，主治血虚型产后恶露不止、血崩、血晕、发热、盗汗等。

» 三阴交＋关元＋足三里

三穴合用，有健脾补气、补肾固任的功效，主治气血虚弱型产后腹痛、便秘、发热、出汗等。

照海穴

滋阴清热调三焦

照，照射也；海，大水也。照海穴是八脉交会穴，该穴名意指肾经经水在此大量蒸发。该穴有滋阴清热、通调三焦的作用，可促进女性内分泌和生殖系统功能的改善，有益于卵巢的保养。

【定位】

位于足内侧，内踝尖下方凹陷处。

【主治】

咽喉干燥，痫证，失眠，嗜卧，惊恐不宁，目赤肿痛，月经不调，痛经，赤白带下，阴挺，阴痒，疝气，小便频数，不寐，脚气。

【功效】

滋阴清热，调经止痛。

【日常保健】

» 按摩：

用拇指指腹用力按揉照海穴100~200次，适用于产后恶露不止、失眠、抑郁、盗汗等病症。

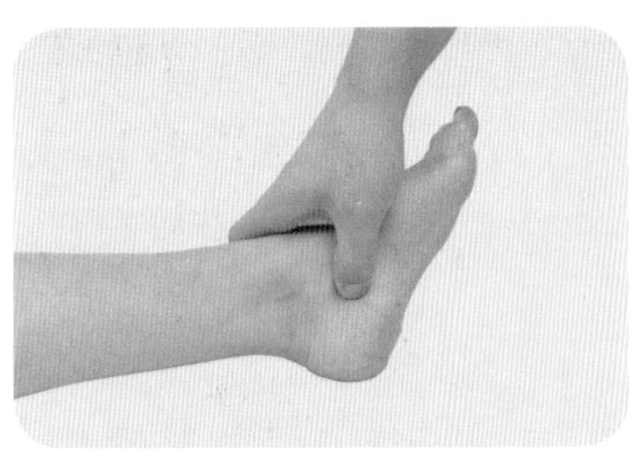

» 艾灸：

艾炷灸或温针灸3~5壮；艾条温灸5~10分钟。每天1次，可改善产后气喘、腹痛等病症。

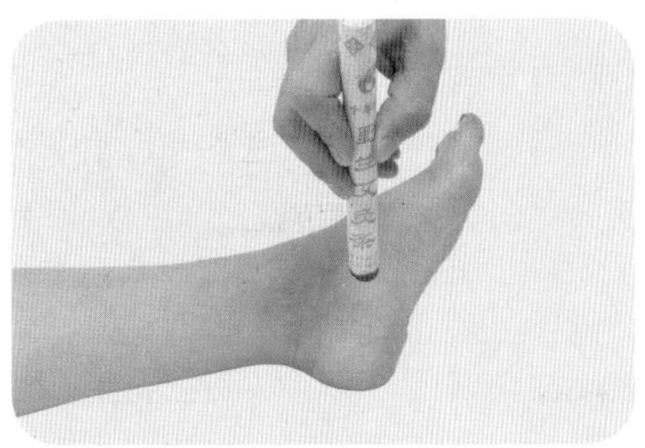

【配伍】

» 照海 + 三阴交 + 阴交

三穴合用，有补肝肾、滋阴活血的功效，主治血虚型产后腹痛、恶露不止、发热、盗汗等。

» 照海 + 足三里 + 血海

三穴合用，有补气血、统血止血的功效，主治气血虚弱型产后血崩、痉症、血晕等。

血海穴

调经统血治妇科病

血，受热变成的红色液体；海，大水。属足太阴脾经，该穴名意指本穴为脾经所生之血的聚集之处。血海是活血化瘀的主要穴位，具有化血为气，运化脾血的功能，对治疗妇科的病患诸症状有效。还具有美容护肤的作用。

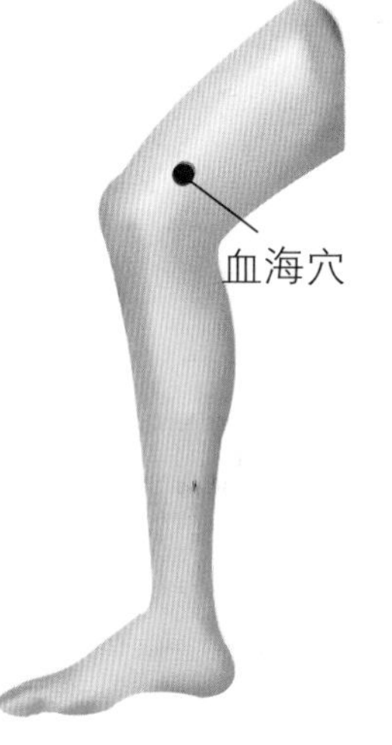

【定位】

屈膝，在大腿内侧，髌底内侧端上2寸，当股四头肌内侧头的隆起处。

【主治】

月经不调，崩漏，经闭，瘾疹，湿疹，丹毒。

【功效】

活血化瘀，补血养血，引血归经。

【日常保健】

» 按摩：

以一侧拇指的指腹对另一侧手部的血海穴进行按揉刺激，每侧按摩约2分钟，每天早晨和晚上各按摩1次。适用于产后恶露不止、血崩、腹痛等。

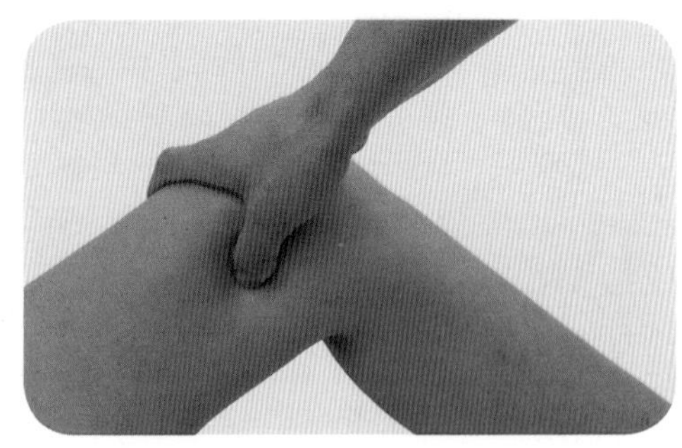

» 艾灸：

艾条温和灸每日灸1～2次，每次灸20分钟左右，灸至皮肤产生红晕为止。可以疏散风邪、培元补气，对产后血晕、腹痛有很好的疗效。

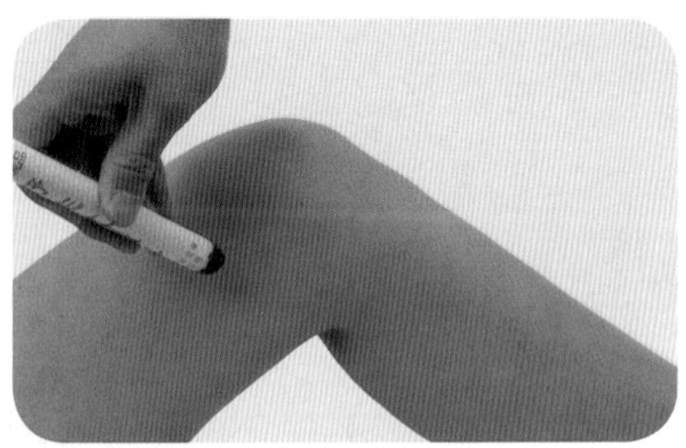

【配伍】

» **血海＋三阴交＋隐白**

三穴合用，有补肝肾、统血止血的功效，主治血虚型产后恶露不止、血崩、血晕等。

» **血海＋阴交＋伏兔**

三穴合用，有温通经络、统血止血的功效，主治血瘀型产后恶露不止、腹痛、小便不通等。

隐白穴

调血统血的“妇科御医”

隐，隐秘、隐藏；白，白色。该穴名意指脾经体内经脉的阳热之气由本穴外出脾经体表经脉，是足太阴脾经的井穴。隐白穴可调控脾经血气，健脾回阳止血，让人恢复正常的好气色。

【定位】

位于足大趾末节内侧，距趾甲角0.1寸。

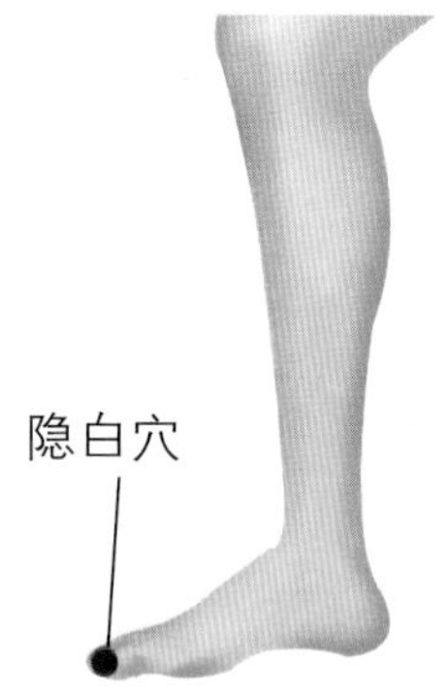

【主治】

腹胀，便血，尿血，月经过多，崩漏，癫狂，多梦，惊风。

【功效】

调血统血，扶脾温脾，清心宁神，温阳回厥。

【日常保健】

» 按摩：

用拇指指甲掐按隐白穴50～100次，适用于产后抑郁、崩漏、血晕、失眠等症。

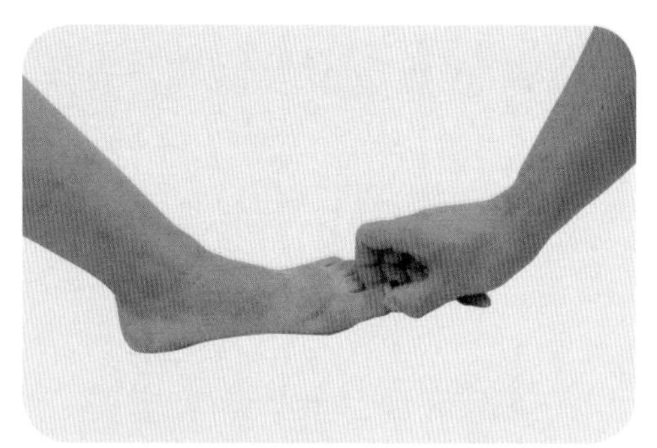

» 艾灸：

艾条温和灸每日灸1次，每次灸10～20分钟左右，灸至皮肤产生红晕为止。对产后伤食、腹痛、血崩有很好的疗效。

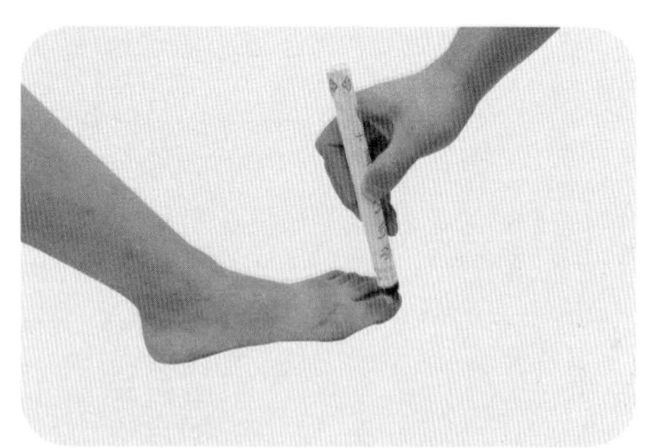

【配伍】

» 隐白＋三阴交＋照海

三穴合用，有滋阴补血、统血止血的功效，主治血虚型产后血崩、血晕、失眠、盗汗等。

» 隐白＋气海＋足三里

三穴合用，有健脾益气、调经统血的功效，主治气虚型产后恶露不止、发热、血崩等。

公孙穴

健脾和胃调血海

公孙，公之辈与孙之辈，言穴内气血物质与脾土之间的关系。名意指本穴为脾经，与冲脉的气血相会后化成了天部的水湿风气。公孙穴属足太阴脾经，为足太阴之络穴，肝木为公，脾土为孙。肝脾不调，则易出现胸胁胀满窜痛、情志抑郁或急躁易怒、腹痛欲泻等症状。该穴可以治疗脾胃和胸腹部等疾病。

【定位】

足内侧缘，第1跖骨基底前下方凹陷处，当太白后1寸。

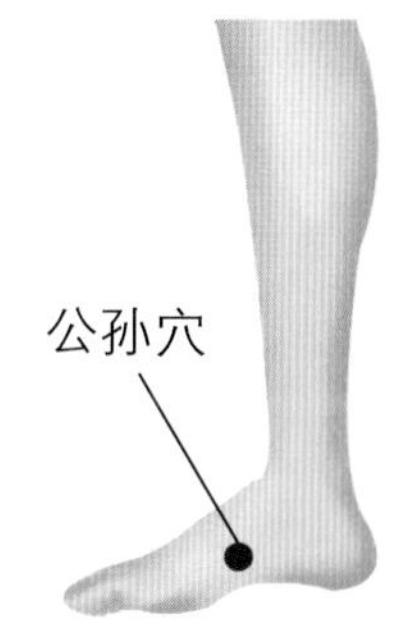

【主治】

现代医学常用于主治急慢性胃炎、消化道溃疡、急慢性肠炎、神经性呕吐、消化不良、精神分裂症等。

【功效】

扶脾胃，理气机，调血海，和冲脉。

【日常保健】

» 按摩：

用拇指掐按公孙穴100～200次，以局部出现酸、麻、胀感觉为佳。适用于产后腹痛、腹胀、便秘、胃痛等症。

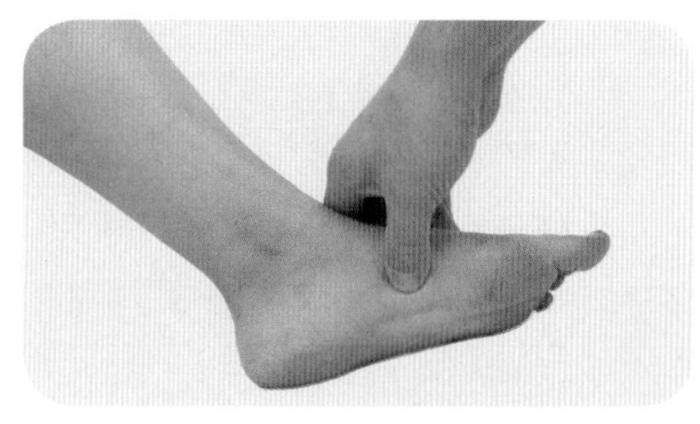

» 艾灸：

手执艾条以点燃的一端对准施灸部位，距离皮肤1.5～3厘米施灸，以感到施灸处温热、舒适为度。每日灸1次，每次灸10分钟左右，灸至皮肤产生红晕为止。可治疗产后呕吐、心悸、胃痛等症。

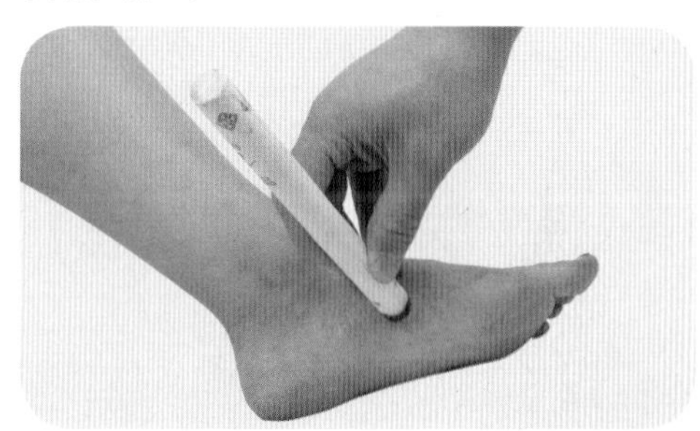

【配伍】

» **公孙＋内关＋膻中**

三穴合用，有理气降逆、和胃宽中的功效，主治肝胃不和型产后呕吐、心悸怔忡、胸闷、失眠等。

» **公孙＋足三里＋气海**

三穴合用，有补气助阳、行气降逆的功效，主治气虚型产后血晕、腹痛、呕吐等。

委中穴

解除腰背酸痛的奇效穴

委中穴是足太阳膀胱经上的重要穴位之一，为膀胱经之合穴。体力劳动和久坐之人，往往会出现腰背部，甚至全身上下尽痛，古有“腰背委中求”之语，刺激该穴可以治腰背疼痛，对一些下肢疾病也有缓解作用。

【定位】

在腘横纹中点，当股二头肌腱与半腱肌肌腱的中间。

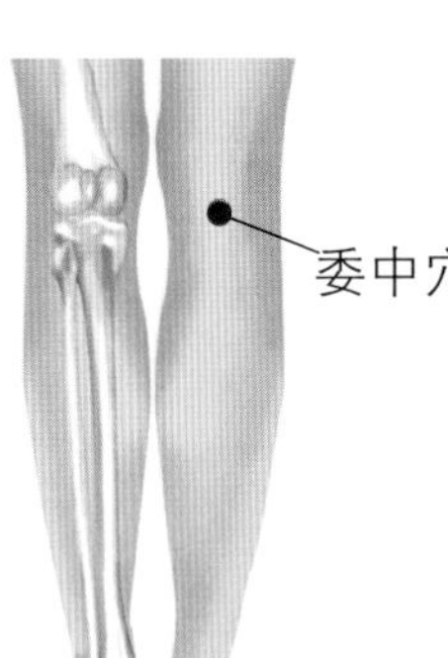

【主治】

腰痛，下肢痿痹，腹痛，吐泻，小便不利，遗尿，丹毒。

【功效】

通经活络，活血化瘀，清热凉血，开窍启闭，定志安神。

【日常保健】

» 按摩：

用拇指或中指按揉委中穴 200 次，力度适中，手法连贯，以有胀痛感为宜。适用于产后腰背痛、头痛、恶风寒等疾病。

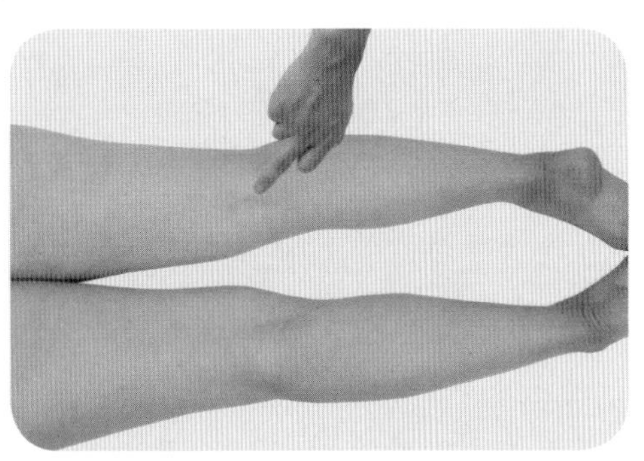

» 艾灸：

宜采用温和灸。手执艾条以点燃的一端对准施灸部位，距离皮肤 1 ~ 3 厘米施灸。每次灸 10 ~ 20 分钟，灸至皮肤产生红晕为止。具有通经活络、止痛的作用。

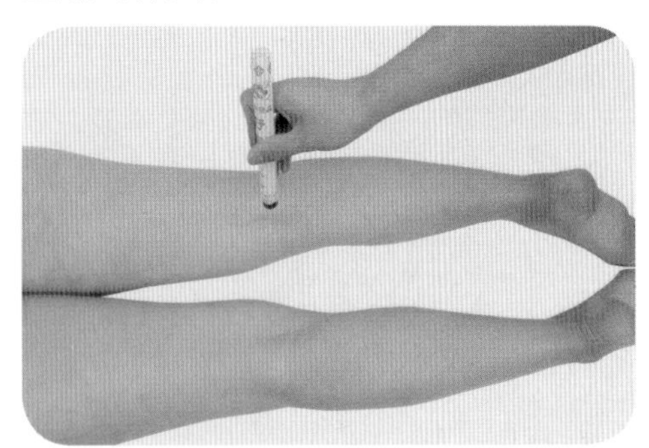

【配伍】

» 委中 + 大椎 + 阴交

三穴合用，有清热散结、活血通络的功效，主治血瘀型产后腰痛、发热、汗出等。

» 委中 + 足三里 + 三阴交

三穴合用，有补气养血、通经活络的功效，主治气血虚弱型产后腰腿痛、出汗、乏力等。

太冲穴

疏肝养血通三焦

太，大也；冲，冲射之状也。该穴名意指肝经的水湿风气在此向上冲行。穴属肝经，为肝脏原气留止之处，而原穴往往调控着该经的总体气血，有疏肝养血的作用，该穴可疏理气、通三焦，使人心平气和，养护肝脏健康，远离疾病困扰。

【定位】

位于足背侧，当第 1、2 跖骨结合部之前方凹陷处。

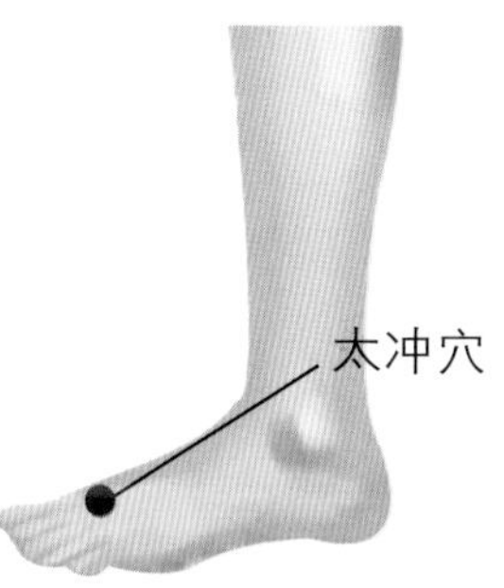

【主治】

脑血管病、高血压、青光眼、面神经麻痹、癫痫、肋间神经痛、月经不调、下肢瘫痪、头痛、眩晕、小儿惊风、口㖞等。

【功效】

回阳救逆，调经止淋。

【日常保健】

» 按摩：

用拇指指腹按揉太冲穴，每天按揉 3 次，每次 100 下，对情绪压抑，生闷气后产生的反应有疏泄作用。也适用于产后头晕、头痛、抑郁等症。

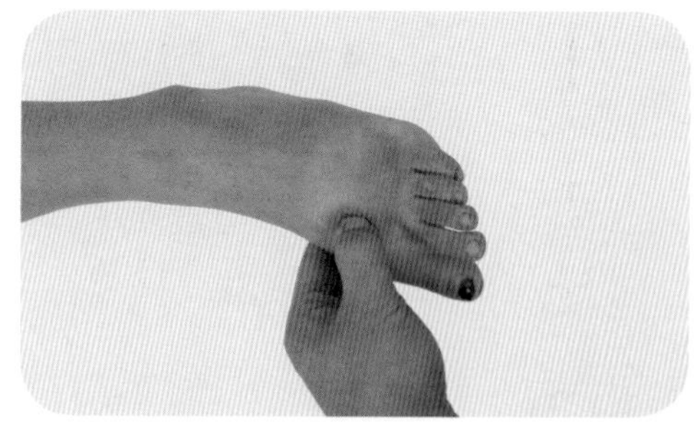

» 艾灸：

每天温和灸灸太冲穴 10 ~ 20 分钟，具有调理气血，平肝息风的作用。也治疗产后头痛、高血压、恶露不止等症。

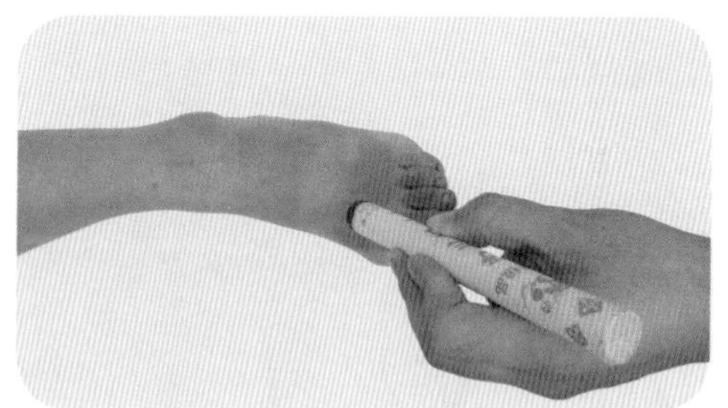

【配伍】

» **太冲 + 合谷 + 厥阴俞**

三穴合用，有疏肝理气、通络止痛的功效，主治肝郁气滞型产后四肢抽搐、头痛、抑郁、失眠等。

» **太冲 + 三阴交 + 照海**

三穴合用，有滋阴养血、通络止痛的功效，主治血虚型产后发热、盗汗、腹痛、恶露不止等。

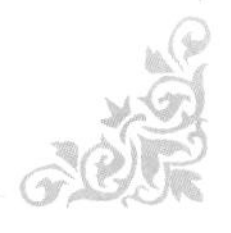

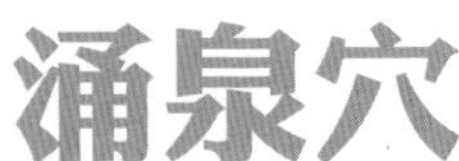

涌泉穴

滋肾益阴息肝风

涌泉穴为肾经经脉的第一穴，为肾经井穴。它联通肾经的体表经脉，肾经体内经脉中的高温高压的水液由此外涌而出体表而为名。涌泉穴在人体养生、防病、治病、保健等各个方面显示出它的重要作用。通过刺激涌泉穴，可以起到对肾、肾经及全身由下到上的整体性调节，使人精力充沛，对各类亚健康的缓解有很大帮助。

【定位】

位于足底部，卷足时足前部凹陷处，约当第 2、3 趾缝纹头端与足跟连线的前 1/3 与后 2/3 交点上。

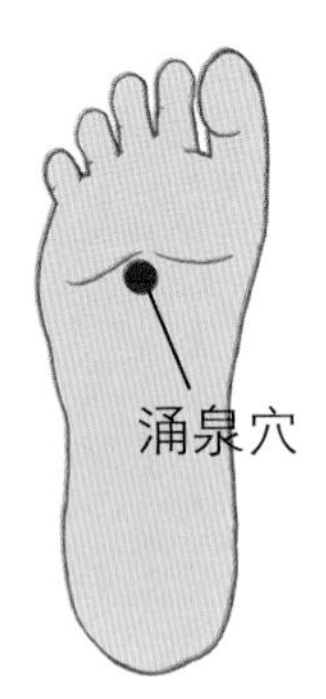

【主治】

现代常用于主治休克、高血压、高脂血症、失眠、癔症、癫痫、小儿惊风、神经性头痛、遗尿、尿潴留等，为急救穴之一。

【功效】

滋肾益阴，平肝息风。

【日常保健】

» 按摩：

用中指或大拇指从足跟向足尖搓涌泉穴约 1 分钟，然后按揉约 3 分钟。搓涌泉穴具有使肾阴和肾阳旺盛的作用，从而治疗产后头晕、头痛、小便不利等症。

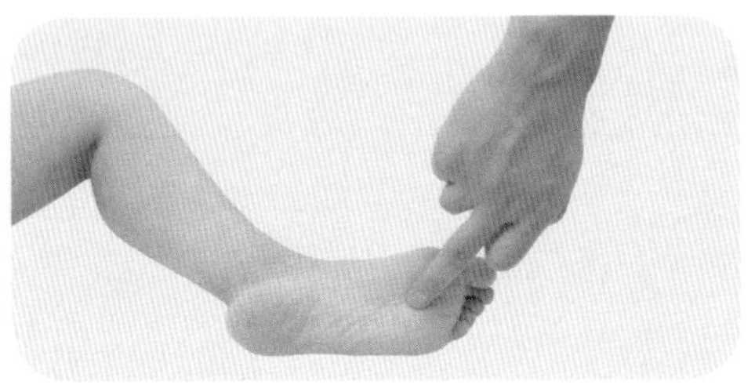

» 艾灸：

每日艾条温和灸灸 1 次涌泉穴，每次灸 10 分钟。可改善产后头顶痛、喉痹、小便不利等病症。

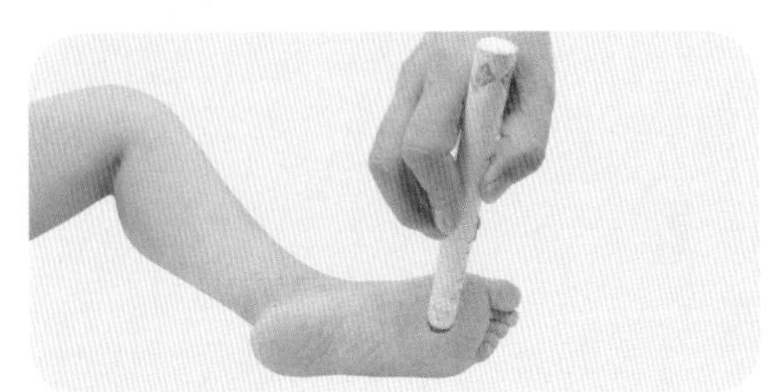

【配伍】

» 涌泉 + 天突 + 人中

三穴合用，有苏厥开窍、通络救逆作用，主治血瘀型逆行产后血晕。

» 涌泉 + 神门 + 内关

三穴合用，有宁心安神、清热止痛的功效，主治血分热盛型产后失眠、胸闷、发热等。

第五章

中医辨证论治九大产后病

第一节 中医对产后病的认识

产妇在产褥期内发生与分娩或产褥有关的疾病，称为“产后病”。

常见的产后病有产后血晕、产后血崩、产后腹痛、产后痉证、产后发热、产后身痛、产后恶露不止、产后小便不通、缺乳等。上述诸病多数发生在“新产后”，目前根据临床实际，倾向将产后7天以内称为“新产后”。

产后病的发病机理可以概括为三个方面：一是失血过多，亡血伤津，虚阳浮散，或血虚火动，易致产后血晕、产后痉证、产后发热、产后大便难等；二是瘀血内阻，气机不利，血行不畅，或气机逆乱，可致产后血晕、产后腹痛、产后发热、产后身痛、产后恶露不止等；三是外感六淫或饮食、房劳所伤等，导致产后腹痛、产后痉证、产后发热、产后身痛、产后恶露不止等。总之，产后脏腑伤动，百节空虚，腠理不实，卫表不固，稍有不慎便可发生各种产后疾病。

产后疾病的诊断在运用四诊的基础上，根据新产特点，还须注意“三审”，即先审小腹痛与不痛，以辨有无恶露的停滞；次审大便通与不通，以验津液之盛衰，三审乳汁的行与不行及饮食多少，以察胃气的强弱。同时，参以脉症和产妇体质，运用八纲进行综合分析，才能做出正确的诊断。在古代医籍中，对新产疾病颇为重视，不但论述了亡血伤津的情况下产生的“新产三病”，即《金匮要略》所云“新产妇人有三病，一者病痉，二者病郁冒，三者大便难”，而且指出了急重症“三冲”“三急”的危害性。如《张氏医通》所论的“三冲”，即冲心、冲肺、冲胃，其临床表现为冲心者，心中烦躁，卧起不安，甚则神志不清，语言颠倒；冲肺者，气急，喘满，汗出，甚则咳血；冲胃者，腹满胀痛，呕吐，烦乱。张氏还指出：“大抵冲心者，十难救一；冲胃者，五死五生；冲肺者，十全一二。”该书又提出产后“三急”，曰：“产后诸病，唯呕吐、盗汗、泄泻为急，三者并见必危。”

产后病的治疗应根据亡血伤津、瘀血内阻、多虚多瘀的特点，本着“勿拘于产后，亦勿忘于产后”的原则，结合病情进行辨证论治。《景岳全书》说：“产后气血俱去，诚多虚证，然有虚者，有不虚者，有全实者，凡此三者，但当随证随人，辨其虚实，以常法治疗，不得执有诚心，概行大补以致助邪，此辨之不可不真也。”即产后多虚应以大补气血为主，但其用药须防滞邪、助邪之弊；产后多瘀，当以活血行瘀之法，然产后之活血化瘀，又须佐以养血，使祛邪而不伤正，化瘀而不伤血。选方用药，必须照顾气血。开郁勿过于耗散，消导必兼扶脾，祛寒勿过于温燥，清热勿过用苦寒。同时，应掌握产后用药。注意三禁，即禁大汗，以防亡阳；禁峻下，以防亡阴；禁通利小便，以防亡津液。

第二节　产后血晕

产妇分娩后突然头晕眼花，不能起坐，或心胸满闷，恶心呕吐，或痰涌气急，甚则神昏口噤，不省人事，称为“产后血晕”，又称“产后血运”。

本病相当于西医学产后出血引起的虚脱、休克，妊娠合并心脏病产后心衰，或羊水栓塞等病症，是产后危急重症之一，若救治不及时，往往危及产妇生命，或因气血虚衰而变生他疾。

病因病机

主要病机不外虚实两端，阴血暴亡，心神失养，或瘀血停滞，气逆攻心。

一、血虚气脱

新产元气虚惫，或因分娩伤损胞宫，血去过多，营阴下夺，气随血脱，心神失养，而致血晕。

二、瘀阻气闭

产时感寒，气血不畅，恶露凝滞，血瘀气逆，上攻心神，发而为病。

辨证论治

本病为产后危重病证之一，临床虽有虚实之分，但俱属危证，一旦发作，须立即抢救，最好采取中西医结合方法，以西医为主，实施抢救，以防不测。虚者为脱证，证见下血量多，面色苍白，心悸愦闷，渐至昏厥，眼闭口开，手撒肢凉；实者为闭证，恶露量少，面色紫黯，胸腹胀痛，神昏口噤，两拳固握。

出现此症状时，应立即联系医生，进行抢救，并配合实验室等各项检查，明确病因，分别处理。

一、血虚气脱型

【主证】新产去血过多，突然昏晕，面色苍白，心悸愦闷，甚则昏不知人，眼闭口开，手撒肢冷，冷汗淋漓，舌淡，苔少，脉微欲绝或浮大而虚。

【证候分析】血去过多，心失所养，神明不守，则令昏晕，心悸愦闷，或昏不知人；阴血暴脱，不能上荣于目，则瞑冒眼闭；气随血脱，脾阳衰微，而面色苍白，口开，手撒肢冷；营阴暴虚，孤阳外泄，则冷汗淋漓。舌淡，苔少，脉微欲绝或浮大而虚，为血虚气脱之征。

【治法】益气固脱。

【方药】清魂散（《丹溪心法》）。

人参、荆芥、泽兰叶、川芎、甘草。

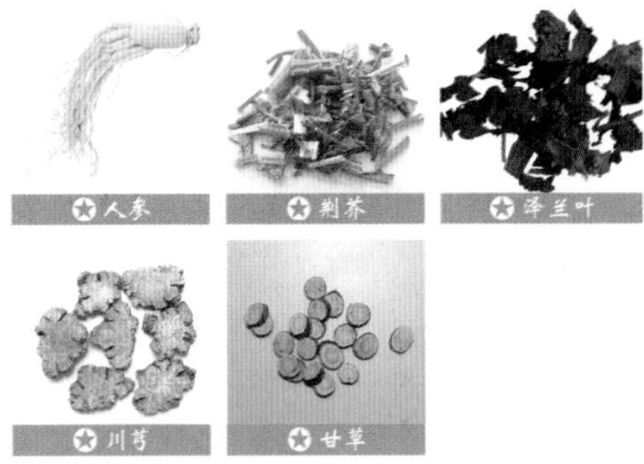
人参 荆芥 泽兰叶 川芎 甘草

方中人参、甘草补气固脱；荆芥理血升散以达清空；川芎上行头目，合泽兰辛散芳香以醒神。全方共奏益气固脱醒神之效。

心清神醒之后，继之则应大补气血，方用人参黄芪汤（《景岳全书》）加味。

人参、黄芪、当归、白术、白芍、艾叶、阿胶、炮姜、黑芥穗。

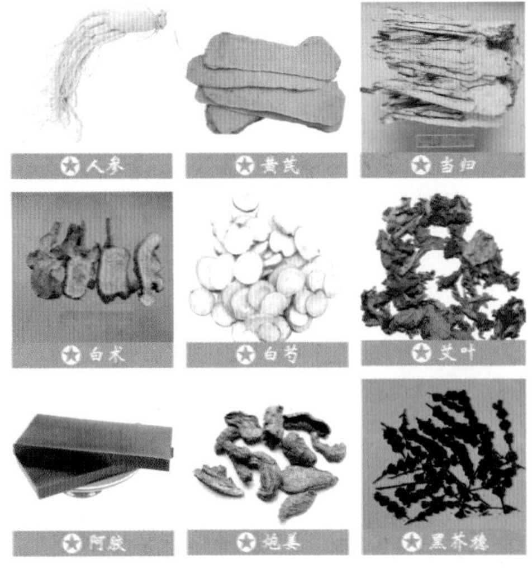
人参 黄芪 当归 白术 白芍 艾叶 阿胶 炮姜 黑芥穗

本方为人参黄芪汤加炮姜、黑芥穗。

方中人参、黄芪、白术健脾益气；当归、白芍、阿胶滋补阴血；艾叶、炮姜、黑芥穗温经固冲，以防下血过多。

二、血瘀气逆型

【主证】产后恶露不下，或下血甚少，小腹疼痛拒按，甚则心下满闷，气粗喘促，恶心呕吐，神昏口噤，不省人事，两手握拳，面色青紫，唇舌紫黯，脉涩有力。

【证候分析】新产感寒，内袭胞中，余血浊液遇寒则凝滞，停蓄于内不得下出，因而恶露不下，或下血甚少；瘀血内阻，因而小腹疼痛拒按；败血停留，气机不畅，逆上攻心、攻肺、攻胃，攻心则扰乱神明，清窍闭塞，以致神昏口噤，不省人事；攻肺则肺失清肃之职，症见心下满闷，气粗喘促；攻胃则胃失和降，而见恶心呕吐。瘀血内停，筋脉失养而拘急，则两手握拳，为闭证之象。面色青紫，唇舌紫黯，脉涩有力，为血瘀之征。

【治法】活血逐瘀。

【方药】夺命散（《妇人大全良方》）加当归、川芎。

没药、血竭、当归、川芎。

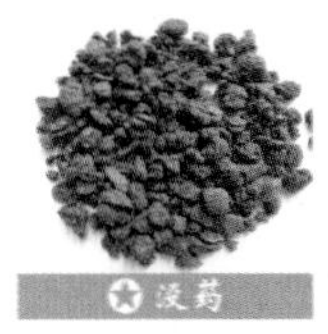
没药

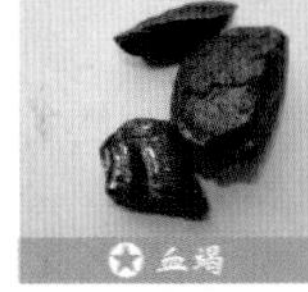
血竭

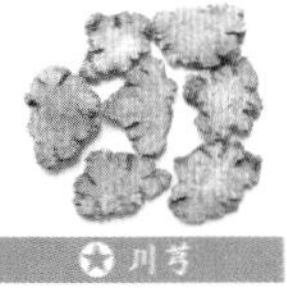
川芎

方中没药、血竭活血理气，逐瘀止痛，加当归、川芎以增强活血行瘀之力，瘀去则气机条畅，逆气可平，晕厥除则神自清。

若见胸闷呕恶，苔厚腻，脉弦滑，审志时清时昧。此为痰迷心窍，治宜豁痰开窍，方易𫑡饮六神汤（《沈氏女科辑要》）。

橘红、石菖蒲、制半夏、制胆星、茯神、旋覆花。

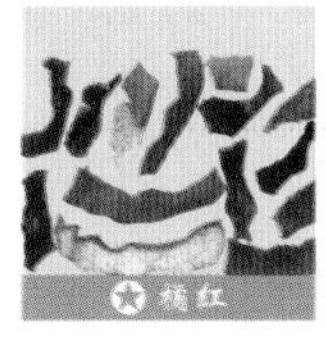
橘红

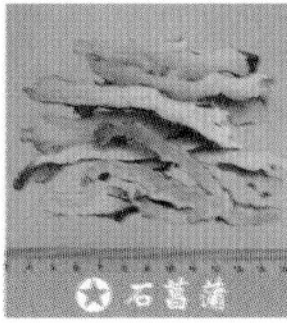
石菖蒲

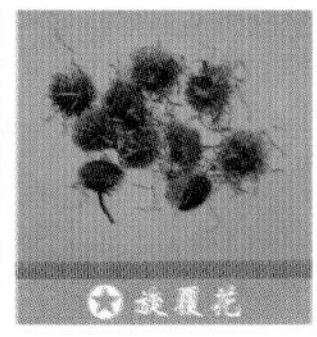
旋覆花

方中橘红、制半夏、制胆星燥湿化痰；石菖蒲化痰宁神；茯神养养心安神；旋覆花消痰降逆。

艾灸疗法

灸百会穴

【定位】

该穴位于头部，头顶正中心。

【艾灸】

艾条温和灸，每日灸 1 次，每次灸 3~15 分钟，灸至皮肤温热为度。

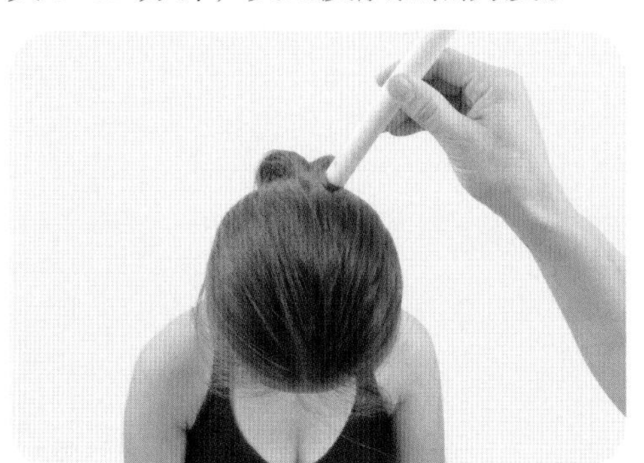

灸人中穴

【定位】

位于上嘴唇沟的上 1/3 与下 2/3 交界处，为急救昏厥要穴。

【艾灸】

艾条温和灸，每日灸 1 次，每次灸 3~5 分钟。

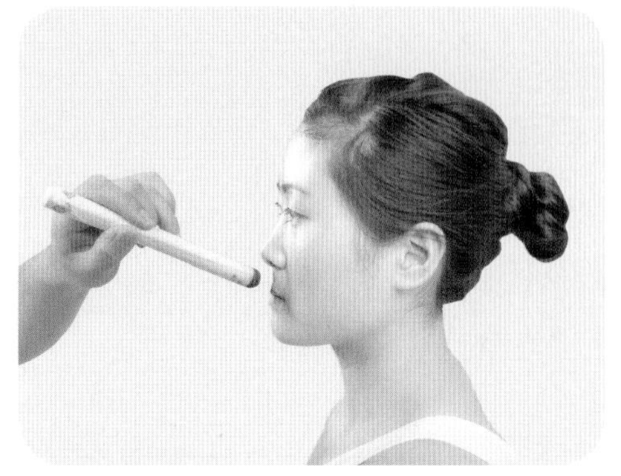

灸神阙穴

【定位】

该穴位于腹中部，脐中央。

【艾灸】

艾条温和灸，每日灸 1 次，每次灸 3~15 分钟，灸至皮肤产生红晕为止。

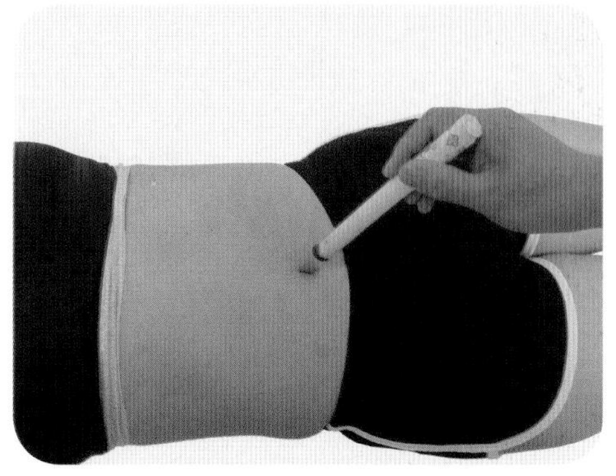

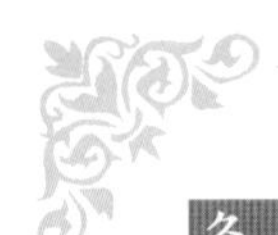

灸关元穴

【定位】

该穴位于脐中下 3 寸，腹中线上，仰卧取穴。

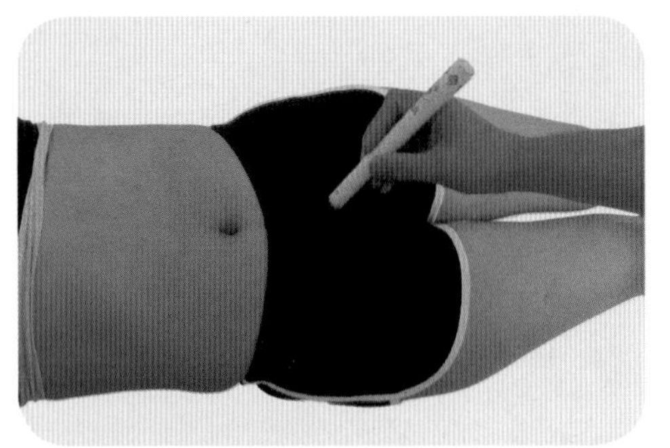

【艾灸】

艾条温和灸，每日灸 1 次，每次灸 3~15 分钟，灸至皮肤产生红晕为止。

专家指导

出血不止者，加隐白。本方具有益气固脱苏厥的作用。方中百会为三阳五会，位居头顶，善能回阳固脱；人中苏厥醒神；神阙、关元为元气之根，有形之血不能速生，无形之气所当急固，宗凡阴阳之要，阳秘乃固之旨。

第三节　产后腹痛

产妇分娩后，小腹疼痛者，称为“产后腹痛”，又称“儿枕痛”。

本病相当于西医学的产后宫缩痛及产褥感染引起的腹痛。

病因病机

产后腹痛的主要机理有不荣而痛与不通而痛虚实两端。

一、气血亏虚

素体虚弱，气血不足，因产重虚，复因产后失血过多，冲任血虚，胞脉失养；又气随血耗，气虚运血无力，血行迟滞，而致腹痛。

二、瘀血阻滞

产后脏腑虚弱，血室正开，起居不慎，当风感寒，风寒乘虚而入，血为寒凝，或因情志不遂，肝气郁结，血随气结而为瘀，瘀阻冲任，胞脉失畅，不通则痛，则使腹痛。

三、热结阻痹

素体阳盛，或产后胞宫胞脉空虚，邪毒内侵，入里化热，损伤冲任经脉，热与血结，阻痹胞脉，败血浊液不得下行，不通则痛，则使腹痛。

辨证论治

一、气血亏虚

产后腹痛有虚实之分。气血亏虚者，小腹隐痛，喜按，恶露量少，色淡；瘀血阻滞者，小腹疼痛拒按，恶露量少，色黯有块；热结阻痹者，小腹灼痛，按之剧痛，恶露初则量多，继则量少，甚如败脓。

【主证】产后小腹隐隐作痛，喜揉喜按，恶露量少，色淡，头晕眼花，心悸怔忡，大便秘结，舌淡红，苔薄白，脉细弱。

【证候分析】产后营血亏虚，胞脉失养，或气随血耗，气虚运血无力，血行迟滞，则令小腹隐隐作痛，喜揉喜按；阴血亏虚，冲任血少，则恶露量少，色淡；血虚上不荣清窍，则头晕眼花；血少内不荣心，则心悸怔忡；血虚津亏，肠道失于濡润，则大便秘结。舌淡红，苔薄白，脉细弱。为血虚之证。

【治法】益气养血，疗虚补脏。

【方药】黄雌鸡汤（《妇人良方》）

当归、白术、熟地黄、黄芪、桂心、小黄雌鸡。

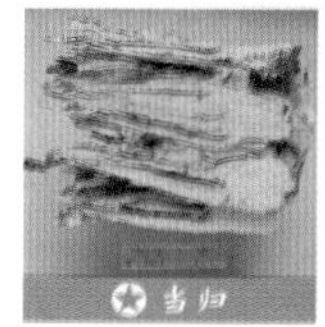
当归

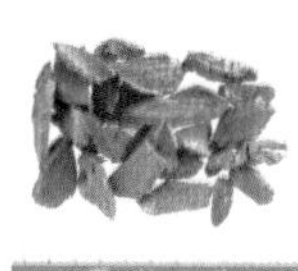
熟地黄

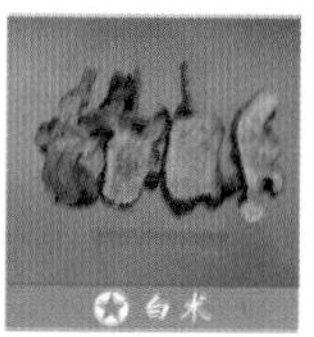
白术

先熬鸡汤，以鸡汤煎药。

方中白术、黄芪益气健脾；当归、熟地黄补益阴血；桂心温经通络；小雌鸡疗虚养脏。诸药合用，共奏益气养血，疗虚补脏之功。

若血虚兼寒者，症见面色青白，小腹疼痛，得热痛减，形寒肢冷，或大便溏薄，舌淡，脉细而迟。治宜养血温中，方用当归建中汤（《千金翼方》）。

当归、桂枝、白芍、甘草、生姜、大枣、饴糖。

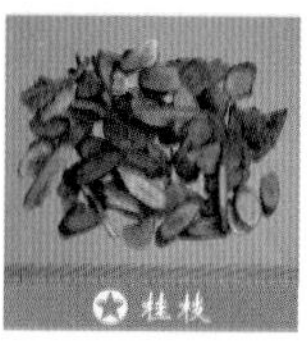
桂枝

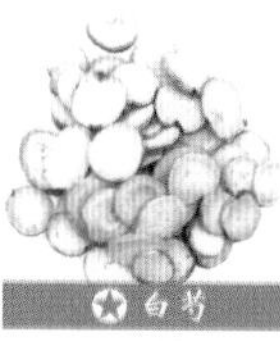
白芍

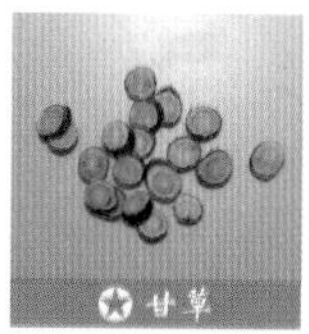
甘草

方中当归、白芍养血和血；饴糖、甘草、大枣温中补虚；桂枝、生姜温中除寒；芍药配甘草缓急止痛。全方共奏养血温中，祛寒止痛之效。

二、瘀血阻滞

【主证】产后小腹疼痛拒按，得热痛减，恶血量少，色紫黯，夹有血块，块下痛减，形寒肢冷，面色青白，舌淡黯，脉沉紧或沉弦。

【证候分析】产后血室正开，百脉空虚，风寒乘虚而入，血为寒凝，滞而成瘀，瘀阻冲任，血行不畅，则小腹疼痛拒按，恶露量少，色紫黯，有块；血遇热则行畅，则得热痛减；血块下后，瘀滞暂时减轻，则块下痛缓；寒为阴邪，易伤阳气，则面色青白，形寒肢冷。舌淡黯，脉沉紧或沉弦，为产后瘀血内阻之征。

【治法】活血祛瘀，温经止痛。

【方药】生化汤（《傅青主女科》）。

当归、川芎、桃仁、炮姜、炙甘草。

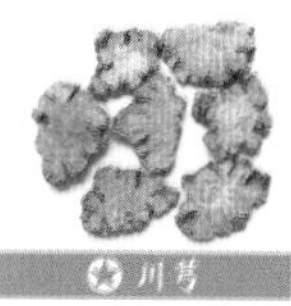
川芎

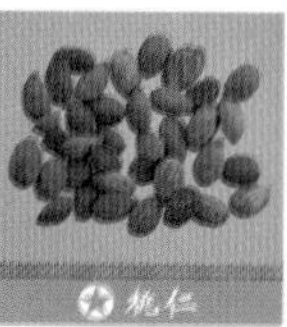
桃仁

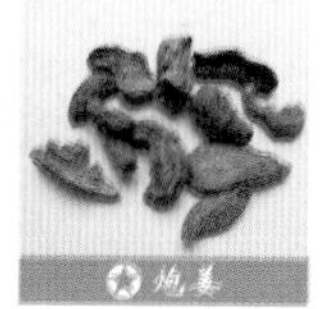
炮姜

方中当归、川芎补血活血；桃仁化瘀止痛；炙甘草补气缓急止痛；炮姜温经止痛。全方寓攻于补之中，化瘀血，生新血，血行流畅，通则痛止。

若兼小腹冷痛、绞痛者，酌加小茴香、吴茱萸以增温经散寒之功；若伴肢体倦怠，气短乏力者，酌加黄芪、党参以益气补虚；若兼心烦易怒，胸胁胀痛，小腹胀甚而痛者，酌加郁金、香附以疏肝理气，行滞止痛。

三、热结阻痹

【主证】产后小腹疼痛拒按，或灼热疼痛，恶露初则量多，继则量少，色紫黯或如败脓，其气秽臭，高热不退，口渴欲饮，大便秘结，小便短赤，舌红绛，苔黄而燥，或起芒刺，脉弦数。

【证候分析】邪毒内侵，入里化热，热与血结，胞脉阻痹，则小腹疼痛拒按，或灼热疼痛；初时热迫血行则恶露量多，继之热与血结则量少，色紫黯，邪毒熏蒸于血，则恶露如败脓，其气秽臭；邪毒化热，热与血结，则高热不退；热为阳邪，灼伤津液，在上则口渴喜饮，在下则大便秘结，小便短赤。舌红绛，苔黄而燥，起芒刺，脉弦数，为热盛阴伤，瘀滞在里之证。

【治法】泻热逐瘀，活血止痛。

【方药】大黄牡丹皮汤（《金匮要略》）。

大黄、牡丹皮、桃仁、冬瓜仁、芒硝。

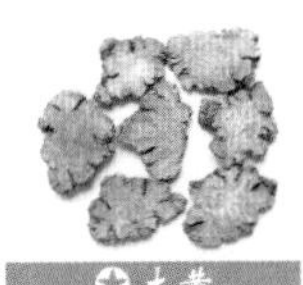
大黄

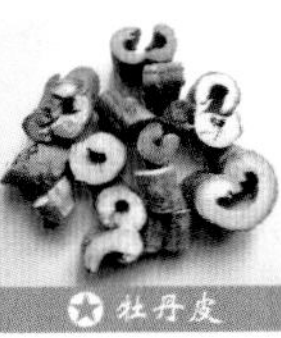
牡丹皮

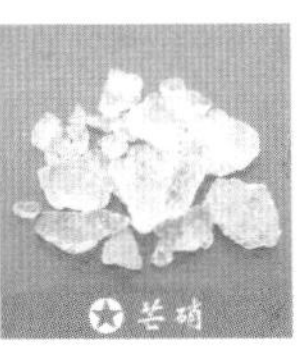
芒硝

方中大黄、芒硝荡涤瘀结，通腑泄热；桃仁、牡丹皮凉血祛瘀，与大黄同用逐瘀力更强；冬瓜仁清热消痈排脓。本方有急下存阴，逐瘀止痛之效。

拔罐疗法

拔罐脾俞穴

【定位】

该穴位于背部，当第 11 胸椎棘突下，旁开 1.5 寸。

【拔罐】

灸罐法。先用艾条温和灸灸脾俞穴 15 分钟，灸至皮肤温热。然后把罐吸拔在脾俞穴上，留罐 10 分钟，每日 1 次，10 次为 1 疗程。

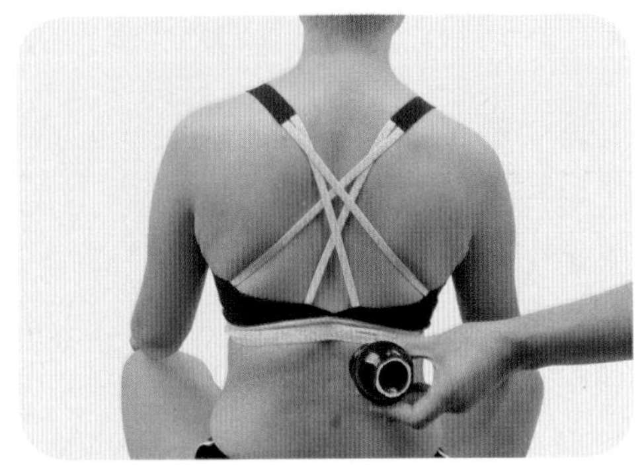

拔罐关元穴

【定位】

位于下腹部，前正中线上，位于

脐下 3 寸处。

【拔罐】

灸罐法。先用艾条温和灸灸关元穴 15 分钟，灸至皮肤温热。再将罐吸拔在关元穴上，留罐 10 分钟左右，每日 1 次，10 次为 1 疗程。

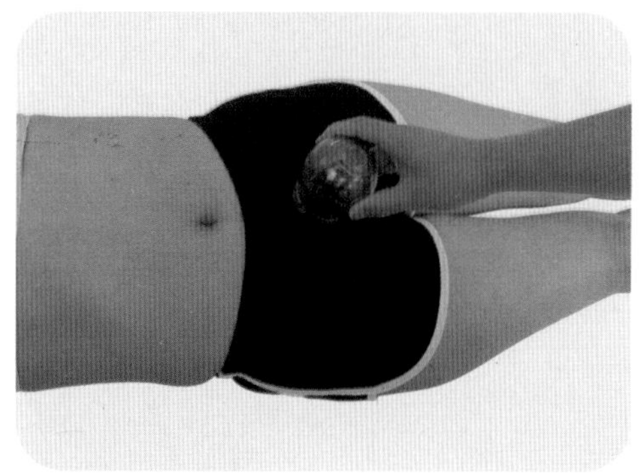

拔罐中极穴

【定位】

位于下腹部，前正中线上，当脐中下 4 寸。

【拔罐】

灸罐法。先用艾条温和灸灸中极穴 15 分钟，灸至皮肤温热。再将罐吸拔在中极穴上，留罐 10 分钟左右，每日 1 次，10 次为 1 疗程。

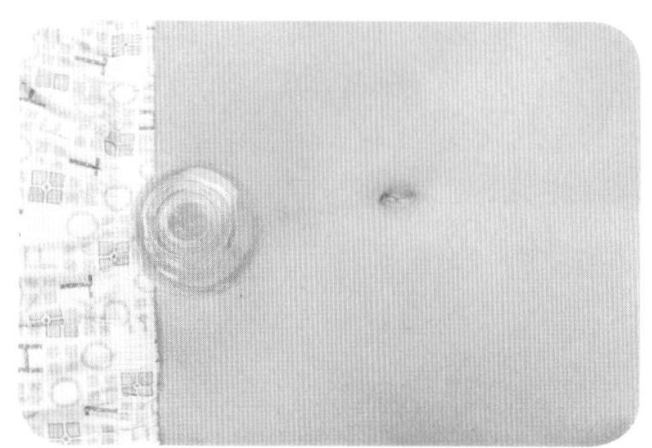

拔罐足三里穴

【定位】

位于小腿，外膝眼下 3 寸，距胫骨前嵴 1 横指，当胫骨前肌上。

【拔罐】

灸罐法。先用艾条温和灸灸足三里穴 15 分钟，灸至皮肤温热。再将罐吸拔在足三里穴位上，留罐 10 分钟，每日 1 次，10 次为 1 疗程。

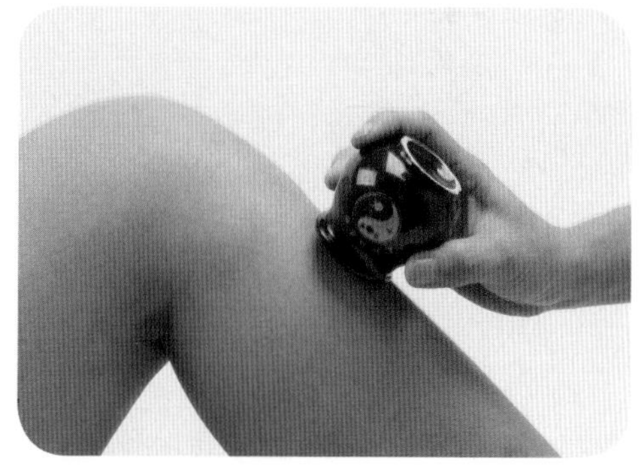

拔罐三阴交穴

【定位】

位于小腿内侧，当足内踝尖上 3 寸，胫骨内侧缘后方。

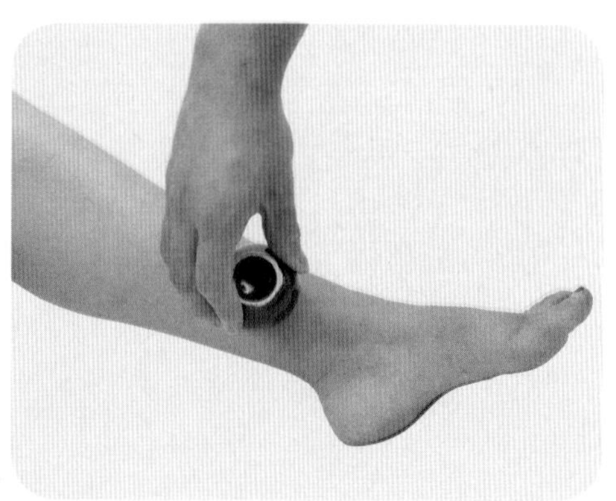

【拔罐】

灸罐法。先用艾条温和灸灸三阴交穴 15 分钟，灸至皮肤温热。再将罐吸拔在三阴交穴上，留罐 10 分钟左右，每日 1 次，10 次为 1 疗程。

专家解析

此法适用于气血亏虚型产后腹痛。

拔罐膈俞穴

【定位】

位于背部，当第 7 胸椎棘突下，旁开 1.5 寸。

【拔罐】

刺络拔罐法。消毒后，用梅花针轻刺，以皮肤微微出血为度。然后用中号口径玻璃火罐，在穴位吸至皮肤有较多出血点为度，每日 1 次，3 次为 1 疗程。

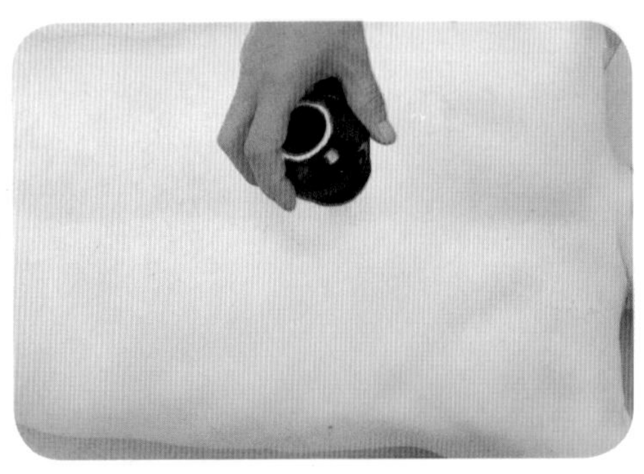

拔罐血海穴

【定位】

位于下腹部，当脐中下 4 寸，距前正中线 2 寸。

【拔罐】

单纯拔罐法。将罐吸拔在血海穴上，留罐 10 分钟左右，每日 1 次，3 次为 1 疗程。

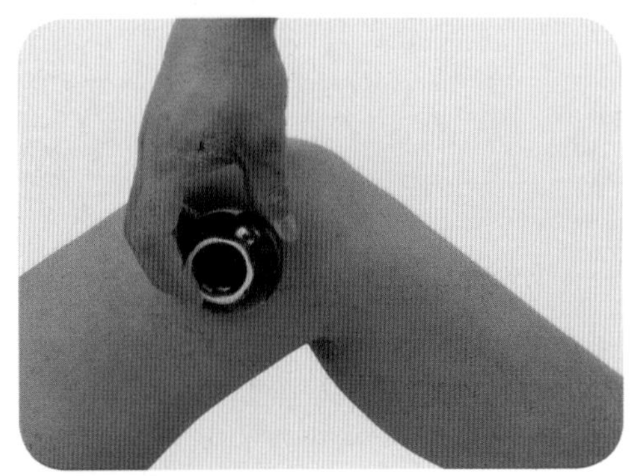

拔罐归来穴

【定位】

该穴位于大腿内侧，髌底内侧端上 2 寸，当股四头肌内侧头的隆起处。

【拔罐】

单纯拔罐法。将罐吸拔在归来穴上，留罐 10 分钟左右，每日 1 次，3 次为 1 疗程。

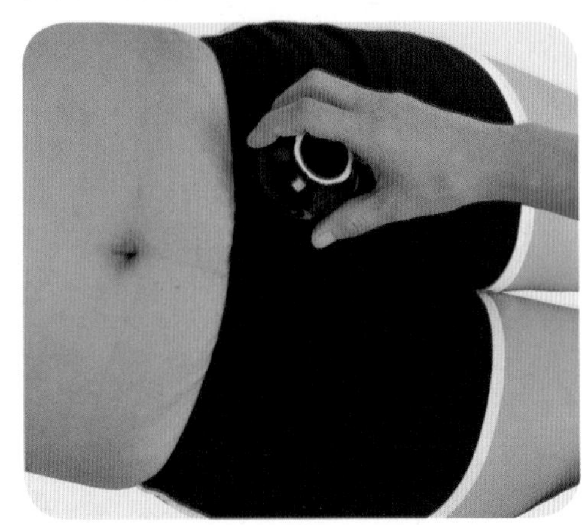

拔罐三阴交穴

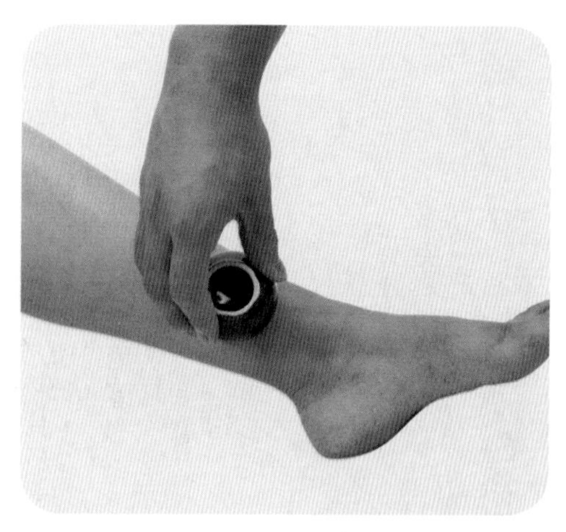

【定位】

位于小腿内侧，当足内踝尖上 3 寸，胫骨内侧缘后方。

【拔罐】

单纯拔罐法。将罐吸拔在三阴交穴上，留罐 10 分钟左右，每日 1 次，3 次为 1 疗程。

专家解析

此法适用于气血瘀滞型产后腹痛。

第四节　产后痉证

产褥期间，突然项背强直，四肢抽搐，甚则口噤不开，角弓反张者，称为“产后痉证”，又称“产后发痉”“产后痉风”。

本病阴血亏虚型相当于西医学的产后搐搦症，感染邪毒型相当于西医学产后破伤风。后者病情变化迅速，若治疗不及时，常可危及产妇生命。

病因病机

一、阴血亏虚

素体阴血亏虚，产后失血伤津，因产后血虚津伤，筋脉失养，拘急抽搐，致令发痉。

二、风痰壅盛

素体湿盛，痰郁内蕴，新产之后，风邪乘袭，风痰互搏，筋脉失养，发而为病。

三、邪毒感染

多因接生不慎，或产创护理不洁，邪毒乘虚而入，损及脉络，直窜筋脉，以致筋脉拘急而发痉。

辨证论治

临证对于血虚者，治宜养血熄风；对于风痰壅盛者，治宜祛风豁痰；对于邪毒侵袭者，治宜解毒镇痉。

一、阴血亏虚

【主证】产后出血过多，突然头项强直，四肢抽搐，牙关紧闭，面色苍白，舌淡红，苔少或无苔，脉细无力。

【证候分析】因产亡血伤津，筋脉失养，血虚肝风内动，则头项强直，四肢抽搐，牙关紧闭；血虚不能上荣于面，则面色苍白。舌淡红，苔少或无苔，脉细无力，为阴血亏虚之征。

【治法】滋阴养血，柔肝息风。

【方药】三甲复脉汤（《温病条辨》）加天麻、钩藤。

炙甘草、干地黄、白芍、阿胶、麦冬、生牡蛎、生鳖甲、生龟板、天麻、钩藤。

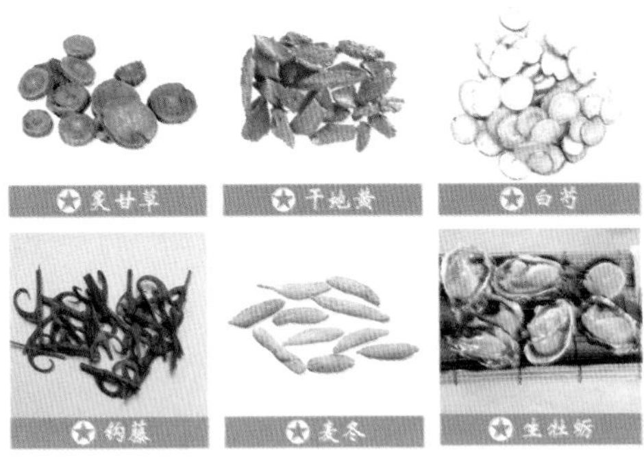
炙甘草　干地黄　白芍　钩藤　麦冬　生牡蛎

方中阿胶、干地黄、白芍、麦冬滋阴养血柔肝；生龟板、生鳖甲、生牡蛎育阴潜阳；天麻、钩藤平肝熄风；炙甘草和中。全方共奏滋阴养血，平肝潜阳，熄风镇痉之效。

若阴道出血不止者，酌加党参、黄芪益气摄血，山茱萸敛阴止血；汗出过多者，酌加浮小麦、山茱萸、麻黄根敛汗防脱。

二、邪毒感染

【主证】产后头项强痛，发热恶寒，牙关紧闭，口角抽动，面呈苦笑，继而项背强直，角弓反张，舌正常，苔薄白，脉浮而弦。

【证候分析】产后气血亏虚，产伤不洁，感染邪毒，初起邪入未深，正邪交争，则发热恶寒，头项强痛；继而邪窜经脉，致使牙关紧闭，口角抽动，面如苦笑；进而邪毒入里，直犯筋脉，筋脉拘急，则项背强直，角弓反张。脉浮而弦，为邪毒感染之征。

【治法】解毒镇痉，理血祛风。

【方药】五虎追风散（《晋男史传恩家传方》）。

蝉蜕、天南星、天麻、全蝎、僵蚕。

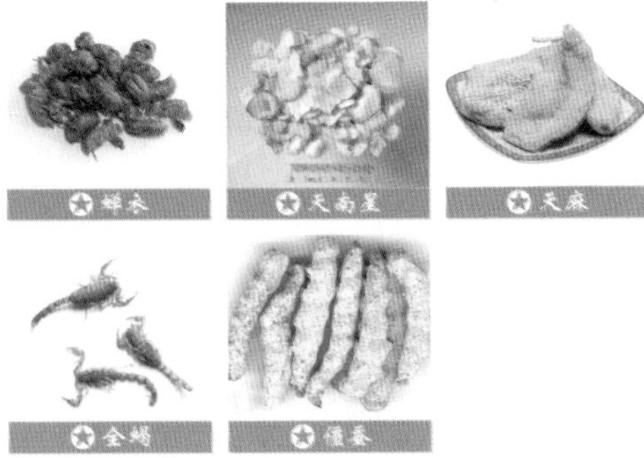
蝉衣　天南星　天麻　全蝎　僵蚕

方中全蝎、僵蚕解毒镇痉，熄风定搐，配天麻、天南星、蝉蜕以增祛风解痉之功。

若证轻者，方用止痉散（经验方）。

全蝎2个、蜈蚣1条。

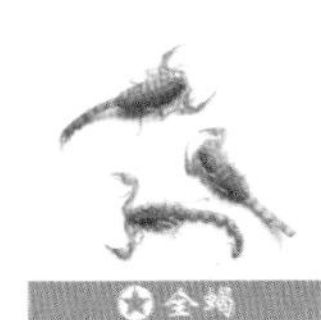
全蝎

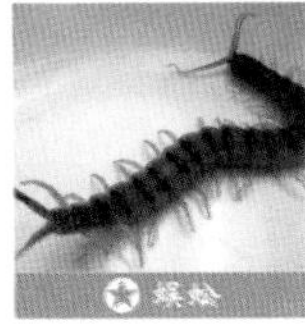
蜈蚣

方中全蝎、蜈蚣为解毒镇痉，熄风定搐之要药，以豆淋酒送服，其效更佳。

若邪毒内传攻心，病势笃重，如伴高热不退，抽搐频繁发作者，应立即进行中西医结合抢救。

艾灸疗法

灸合谷穴

【定位】

该穴位于第1、第2掌骨间，当第2掌骨桡侧的中点处。

【艾灸】

艾条温和灸，每日灸1次，每次灸10～20分钟，一般10天为1个疗程。

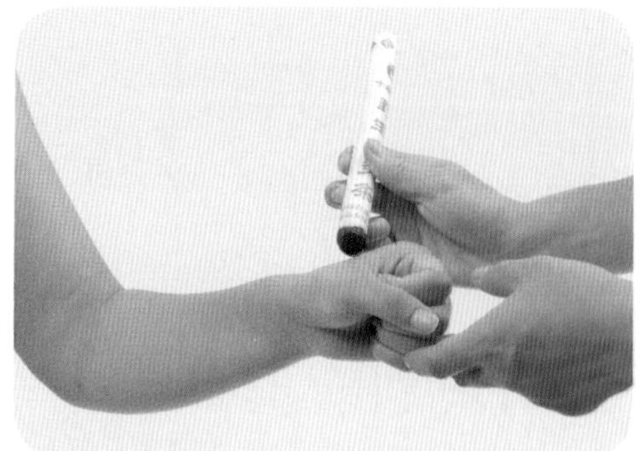

灸太冲穴

【定位】

该穴位于足背侧，第1、2趾跖骨连接部位中。

【艾灸】

艾条温和灸，每日灸1次，每次灸10～20分钟，一般10天为1个疗程。

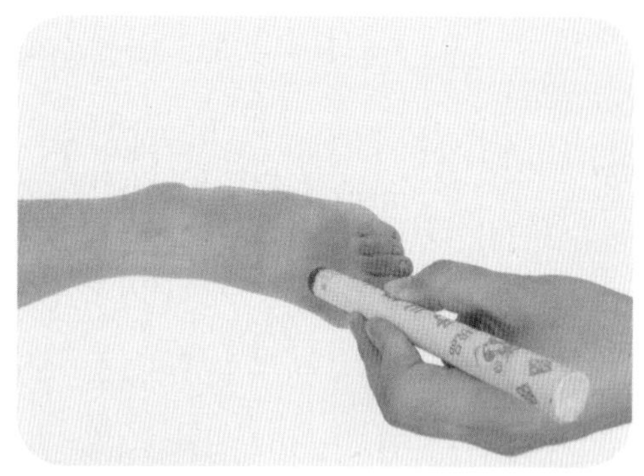

灸大椎穴

【定位】

该穴位于颈部下端，背部正中线上，第7颈椎棘突下凹陷中。

【艾灸】

艾条回旋灸，每日灸1次，每次灸10～20分钟，一般10天为1个疗程。

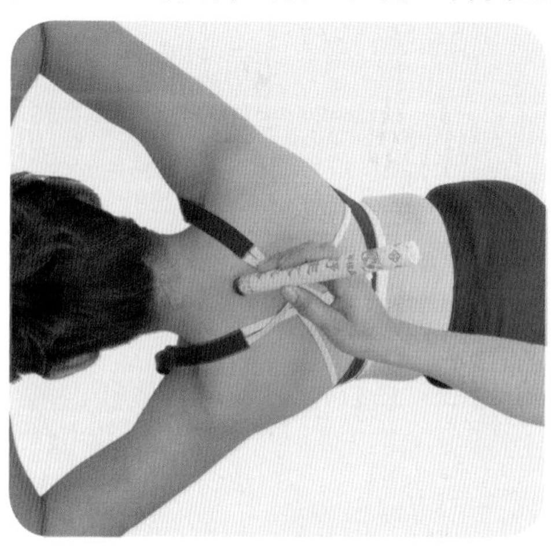

专家指导

三穴合用，有活血通络、清热止痛的功效，主治邪毒感染型产后痉症。

第五节 产后发热

产褥期内，出现发热持续不退，或突发高热寒战者，称为“产后发热”。

本病感染邪毒型发热，相当于西医学产褥感染，其为重症，可危及产妇的生命，应予重视。

病因病机

本病多由邪毒侵袭，或外感六淫，或瘀血阻滞，或饮食失节，或气血亏虚，劳倦而致。

一、邪毒侵袭

产后胞宫空虚，邪毒乘虚侵染，正邪相搏，发而为病。

二、外感六淫

新产之后，营卫俱虚，腠理不固，六淫邪气乘虚侵袭，正邪相争，营卫不和，发而为病。或季节炎热，暑热冒犯，耗气伤津，发而为病。

三、瘀血阻滞

产后恶露不畅，瘀血停滞，气机受阻，营卫不调，发而为病。

四、饮食积滞

产后饮食不节，过度饱食，以至气机阻滞，食积化热，发而为病。

五、营阴亏虚

素体血虚，或产时亡血伤津，虚阳外浮；或营阴亏虚，虚热内生，发而为病。

六、气虚发热

素体脾虚，运化失司，谷气下流，郁而为热，发而为病。

辨证论治

本病发于产褥期内，尤以新产后为多见。若因产时过度疲劳，阴血骤虚，产后之初，出现轻微低热，且不伴有其他症状，一天以内不治而退者，不做病论。

本病临床有虚实之分，虚证一般发热不高，多为低热。若发热寒战，伴小腹疼痛拒按，恶露臭秽，或见高热神昏惊厥者，多为邪毒侵袭，此属产后危重症之一，当予特别重视；若寒战时作，恶露量少有块，小腹疼痛拒按者，多为瘀血阻滞；若发热恶寒，肢体酸疼，咳嗽清涕者，为外感发热；若季节炎热，身热汗多，心烦口干，倦怠乏力者，多为中暑发热；若见低热起伏，午后较甚，自汗盗者，多为营阴亏虚；若见低热自汗，头晕乏力者，多为气虚发热。

治疗时，应顾及产后多虚多瘀的情况，治以调气血，和营卫为主，不可过于发表攻里。宜随机应变，辨证论治，勿犯虚虚实实之戒。

一、邪毒侵袭

【主证】产后发热恶寒，或高热寒战，小腹疼痛拒按，恶露初时量多，继则量少，色紫黯，或如败脓，其气臭秽，心烦不宁，口渴喜饮，小便短赤，大便燥结，舌红，苔黄而干，脉数有力。

【证候分析】新产血室正开，百脉俱虚，邪毒乘虚内侵，损及胞宫、胞脉，正邪交争，而致发热恶寒，高热寒战；邪毒与血相搏，结而成瘀，胞脉阻痹，则小腹疼痛拒按，恶露色紫黯；热迫血行则量多，热与血结则量少；热毒熏蒸，则恶露如败脓，其气臭秽；热扰心神，则心烦不宁；热为阳邪，灼伤津液，则口渴喜饮，小便短赤，大便燥结。舌红，苔黄而干，脉数有力，为毒热内盛之征。

【治法】清热解毒，凉血化瘀。

【方药】解毒活血汤（《医林改错》）加金银花、黄芩。

连翘、葛根、柴胡、枳壳、当归、赤芍、生地黄、红花、桃仁、甘草。

方中金银花、连翘、黄芩、葛根、柴胡、甘草清热解毒；生地黄、赤芍凉血解毒，当归配之以和血；桃仁、红花活血行瘀；枳壳理气行滞。全方共奏清热解毒，凉血祛瘀之效。

本证之发热，因产妇体质之强弱不同，所感邪毒种类之差异，其临床表现也颇复杂，而且病情变化快，应当随症而治。

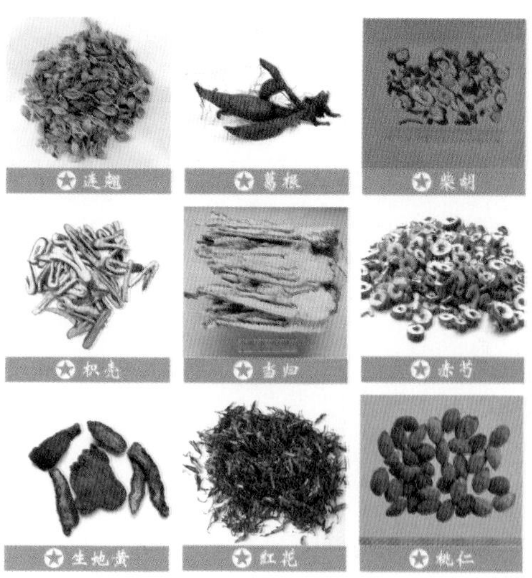

若高热不退，大汗出，烦渴引饮，脉虚大而数者，属热盛津伤之候。治宜清热除烦，益气生津，方用白虎加人参汤（《伤寒论》）。

石膏、知母、粳米、甘草、人参。

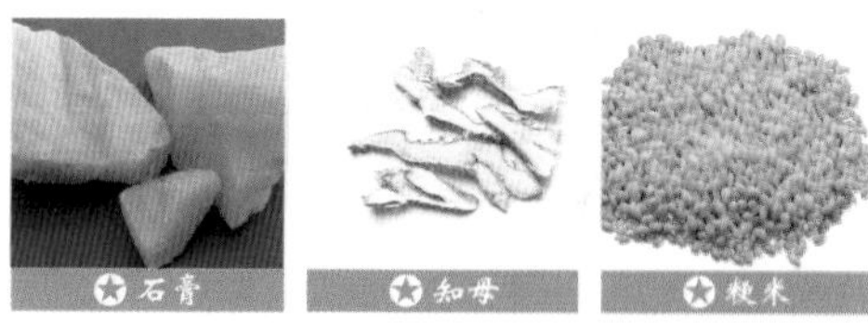

若高热不退，烦渴引饮，大便燥结，恶露不畅，秽臭如脓，小腹疼痛拒按，甚则全腹满痛，神昏谵语，舌紫黯，苔黄而燥，或焦老芒刺，脉滑数者，为热结在里，应急下存阴，方用大黄牡丹皮汤（《金匮要略》）。如寒热往来者，加柴胡、黄芩和解少阳。

若高热汗出，心烦不安，斑疹隐隐，舌红绛，苔少或花剥，脉弦细数者，此为热入营分。治宜清营解毒，散瘀泻热，方用清营汤（《温病条辨》）。

玄参、麦冬、生地黄、金银花、连翘、竹叶心、丹参、黄连、水牛角。

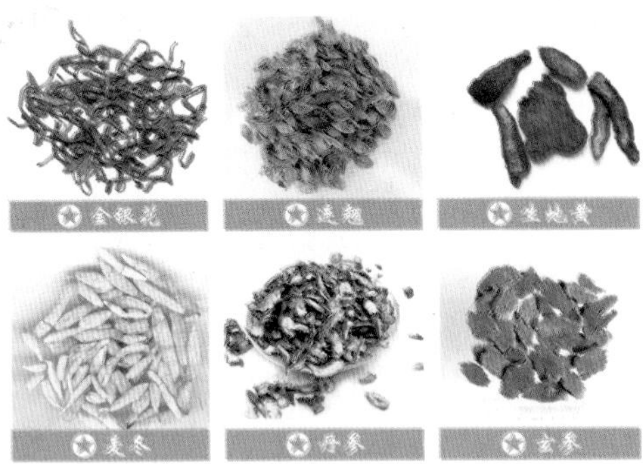
金银花 连翘 生地黄 麦冬 丹参 玄参

若壮热不退，神昏谵语者，可配服安宫牛黄丸（《温病条辨》），或紫雪丹（《太平惠民和剂局方》），或清开灵注射液。

二、外感发热

本证各型在治疗时宜中病即止，不必尽剂，一般服药两剂。

【主证】产后发热恶寒，头痛身疼，鼻塞流涕，咳嗽，苔薄白，脉浮紧。

【证候分析】产后元气虚弱，卫阳失固，腠理不实，风寒袭表，正邪交争，则发热恶寒，头痛身疼；肺与皮毛相表里，肺气失宣，则鼻塞流涕，咳嗽。苔薄白，脉浮紧，为风寒感冒之征。

【治法】养血祛风，散寒解表。

【方药】荆防四物汤（《医宗金鉴》）加苏叶。

荆芥、防风、川芎、当归、白芍、生地黄、苏叶。

方中四物汤养血扶正，荆芥、防风、苏叶祛风散寒解表。

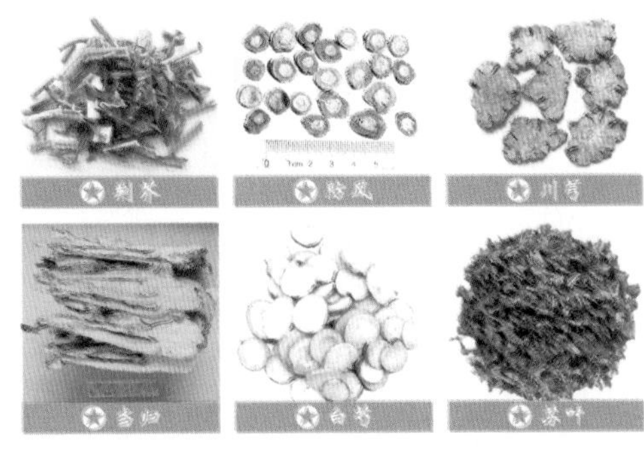
荆芥 防风 川芎 当归 白芍 苏叶

若感冒风热者，症见发热微恶风寒，头痛身疼，咽喉肿痛，口渴欲饮，咳嗽，痰黄，苔薄黄，脉浮数。治宜辛凉解表，方用银翘散（《温病条辨》）。

金银花、连翘、竹叶、荆芥穗、薄荷、牛蒡子、桔梗、淡豆豉、甘草、芦根。

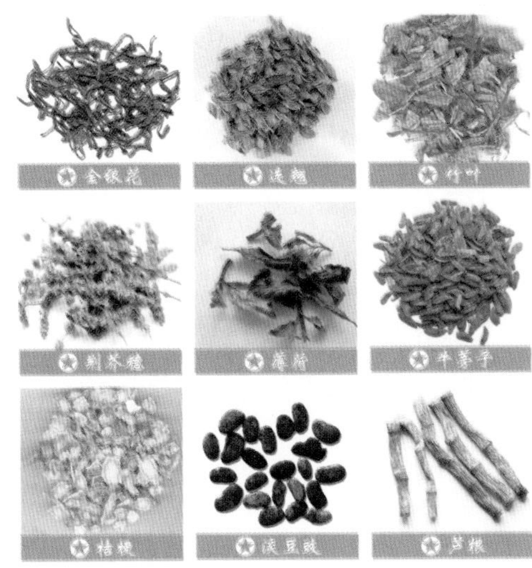
金银花 连翘 竹叶 荆芥穗 薄荷 牛蒡子 桔梗 淡豆豉 芦根

若外感暑热者，症见身热多汗，口渴心烦，倦怠乏力，舌红少津，脉虚数。治宜清暑益气，养阴生津，方用清暑益气汤（《温热经纬》）。

西洋参、石斛、麦冬、黄连、竹叶、荷梗、知母、甘草、粳米、西瓜翠衣。

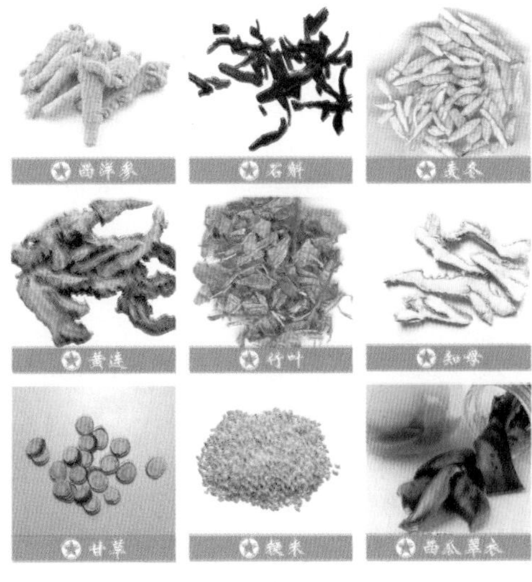

三、瘀血阻滞

【主证】产后乍寒乍热，恶露不下，或下亦甚少，色紫黯有块，小腹疼痛拒按，舌紫黯，或有瘀点瘀斑，脉弦涩有力。

【证候分析】产后瘀血内阻，营卫不通，阴阳失和，则乍寒乍热；瘀血内停，阻滞胞脉，则恶露不下，或下而甚少，色紫黯有块；胞脉瘀阻不通，则腹痛拒按。舌紫黯，或有瘀点瘀斑，脉弦涩有力，为血瘀之征。

【治法】活血化瘀，凉血解毒。

【方药】加味生化汤（《傅青主女科》）加减。

川芎、当归、桃仁、三棱、玄胡、炙甘草、丹参、牡丹皮、益母草、香附、金银花、连翘、鱼腥草。

本方为加味生化汤去炮姜、荆芥，加三棱、玄胡、丹参、牡丹皮、益母草、香附、金银花、连翘、鱼腥草。方中川芎、桃仁、三棱、玄胡、益母草活血化瘀；当归、丹参养血活血；牡丹皮凉血活血；香附理气行滞；金银花、连翘、鱼腥草清热解毒；炙甘草健脾和中；调和诸药。

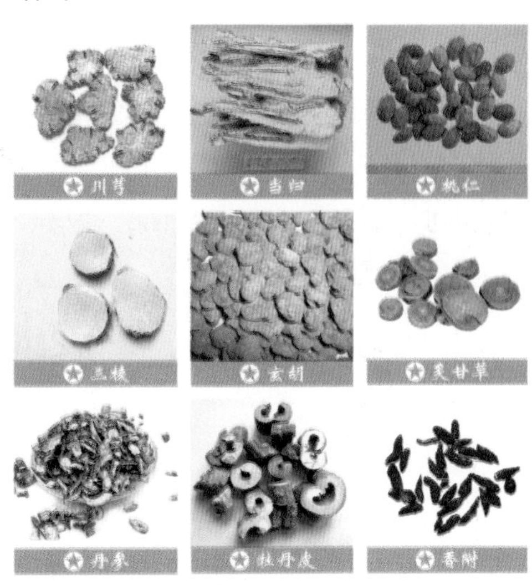

四、饮食积滞

【主证】产后发热，脘腹胀满，疼痛拒按，嗳腐吞酸，厌食呕恶，痛而欲泻，泻后痛减，或大便秘结，舌苔厚腻，脉滑。

【证候分析】食滞中焦则脘腹饱胀；纳化失常，胃失和降，则胃脘胀痛拒按，恶心欲吐；浊气上逆，则嗳气吞酸，呕出食物积滞减少而稍舒；腑气不畅则大便不爽；积滞瘀久酸腐，则矢气酸臭。苔厚腻、脉滑均为食积内阻之象。

【治法】消食导滞，和胃健脾。

【方药】保和丸（《丹溪心法》）加黄连、黄芩。

山楂、炒神曲、制半夏、茯苓、陈皮、连翘、炒莱菔子、黄连、黄芩、炒麦芽。

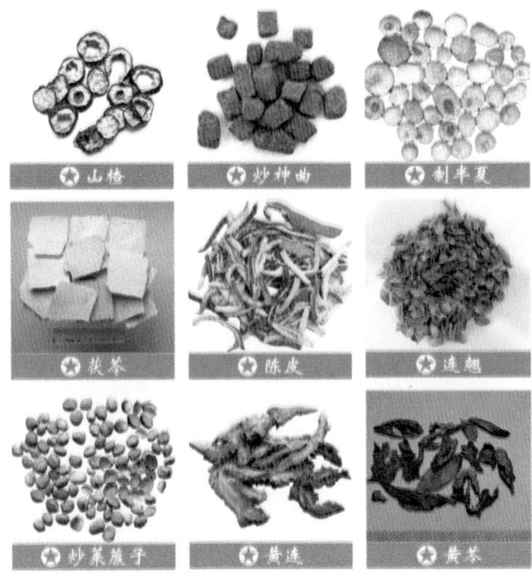

本方为保和丸加黄连、黄芩。

方中山楂、炒神曲、炒莱菔子、炒麦芽消食导滞；制半夏、陈皮行气化滞，和胃止呕；茯苓健脾渗湿；连翘、黄连、黄芩清热泻火。

本证服药一般一至两剂，病好即止。

五、血虚发热

【主证】产后失血过多，身有微热，头晕眼花，心悸少寐，恶露或多或少，色淡质稀，小腹绵绵作痛，喜按，舌淡红，脉细弱。

【证候分析】产后亡血伤津，阴血骤虚，阳无所依，虚阳越浮于外，则身有微热；血虚不能上荣清窍，则头晕眼花；血虚心神失养，则心悸少寐；气随血耗，气虚冲任不固，则恶露量多；血虚冲任不足，则恶露量少；气血虚弱，则恶露色淡而质稀；血虚不荣，则小腹绵绵作痛，喜按。舌淡红，脉细弱，为血虚之征。

【治法】养血益气，和营退热。

【方药】圣愈汤（《医宗金鉴》）加减。

熟地黄、白芍、川芎、人参、当归、黄芪、地骨皮、乌梅、红枣、山茱萸、柴胡。

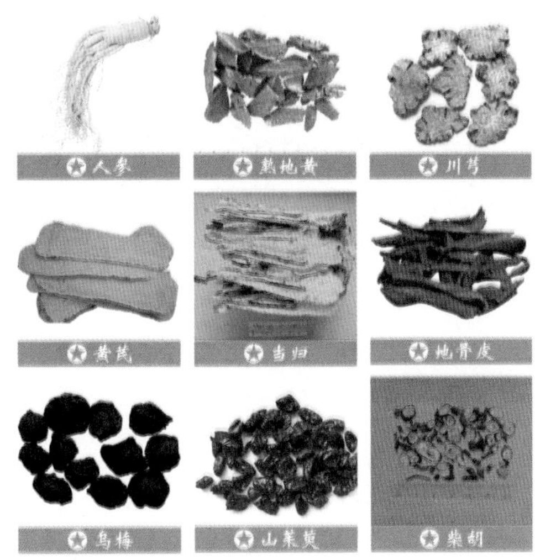

本方为圣愈汤去生地黄加地骨皮、乌梅、红枣、山茱萸、柴胡。

方中熟地黄、川芎、白芍、当归养益阴血；人参、黄芪、红枣健脾益气；乌梅、山茱萸柔肝敛阴；柴胡、地骨皮疏解邪热。

六、气虚发热

【主证】产后低热，动则尤甚，兼少气自汗，体倦心烦。

【证候分析】多因饮食劳倦，内伤脾胃，以致气虚火旺，虚热内生。

【治法】补中益气，甘温除热。

【方药】补中益气汤（《脾胃论》）

黄芪、炙甘草、人参、当归、橘皮、升麻、柴胡、白术。

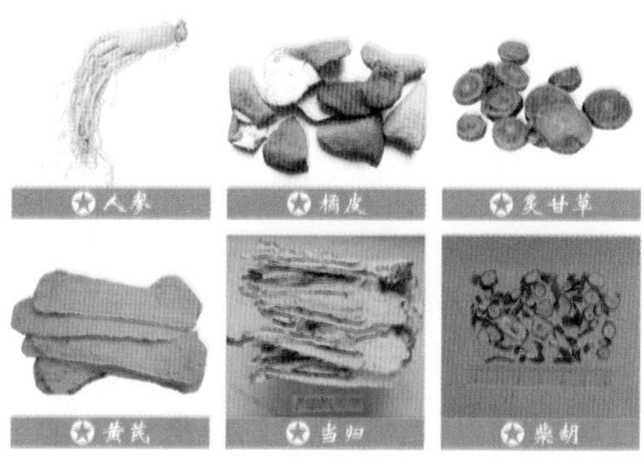

方中黄芪、人参、白术、炙甘草健脾益气；当归益阴补血；橘皮燥湿理气;升麻、柴胡升清透热。诸药合用，共奏补中益气、甘温除热之功。

按摩疗法

按揉大椎穴

【定位】

该穴位于颈部下端，背部正中线上，第 7 颈椎棘突下凹陷中。

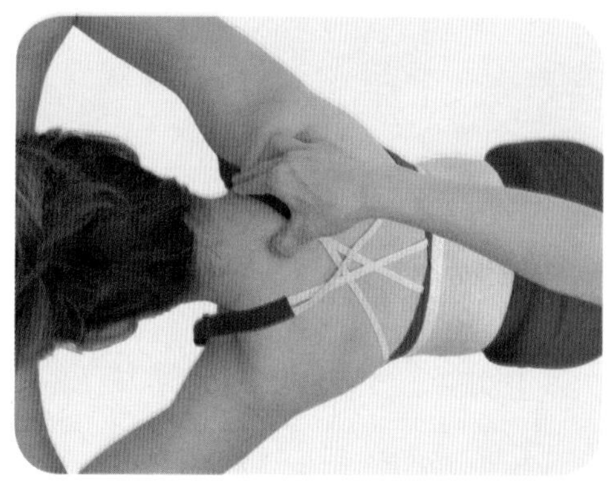

【按摩】

用大拇指按顺时针方向按揉大椎穴约 2 分钟，然后按逆时针方向按揉约 2 分钟，以局部出现酸、麻、胀感觉为佳。

按揉太阳穴

【定位】

该穴位于耳郭前面，前额两侧，外眼角延长线的上方，由眉梢到耳朵之间大约 1/3 的地方，用手触摸最凹陷处就是太阳穴。

【按摩】

用两手中指同时用力，按顺时针方向按揉太阳穴约 2 分钟，然后按逆时针方向按揉约 2 分钟，以局部出现酸、麻、胀感觉为佳。

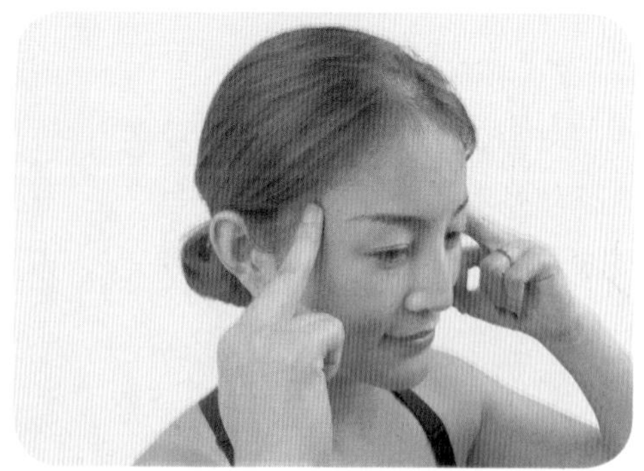

揉捏风池穴

【定位】

该穴位于项部，在枕骨之下，与风府穴相平，胸锁乳突肌与斜方肌上端之间的凹陷处。

【按摩】

用拇指指腹或食指、中指两指并

拢，用力环行揉按风池穴，同时头部尽力向前低，以局部出现酸、沉、重、胀感为宜。每次按揉10分钟，早、晚各按揉1次。

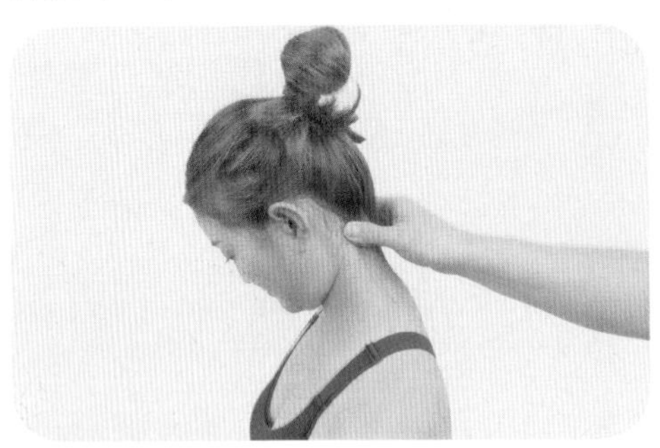

掐揉合谷穴

【定位】

该穴位于第1、2掌骨间，当第2掌骨桡侧的中点处。

【按摩】

用大拇指垂直往下按合谷穴，做一紧一按一揉一松的按压，按压的力量要慢慢加强，频率约为每分钟30次左右，按压穴位时以出现酸、麻、胀感觉为佳。

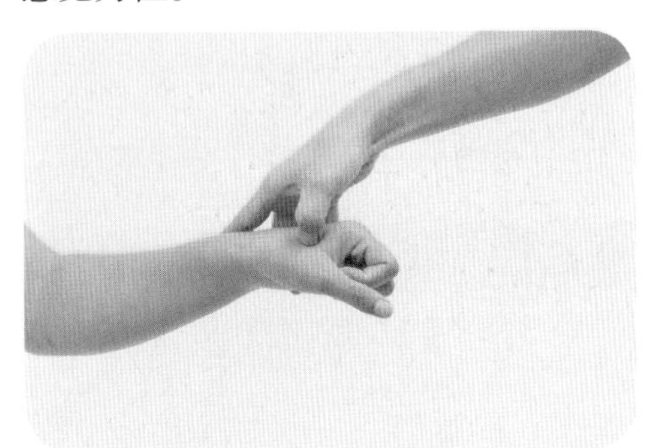

专家指导

感染邪毒型加曲池穴，外感风寒型加肺俞穴，血虚内热型加三阴交穴，饮食积滞型加梁丘穴，血瘀发热型加阴交穴，气虚发热型加气海穴。

刮痧疗法

刮拭大椎穴

【定位】

位于颈部下端，背部正中线上，第7颈椎棘突下凹陷中。

【刮拭】

被刮拭者面向椅背骑坐，手臂放在椅背上。用面刮法自上而下刮拭大椎穴30次，以局部皮肤潮红出痧为宜。

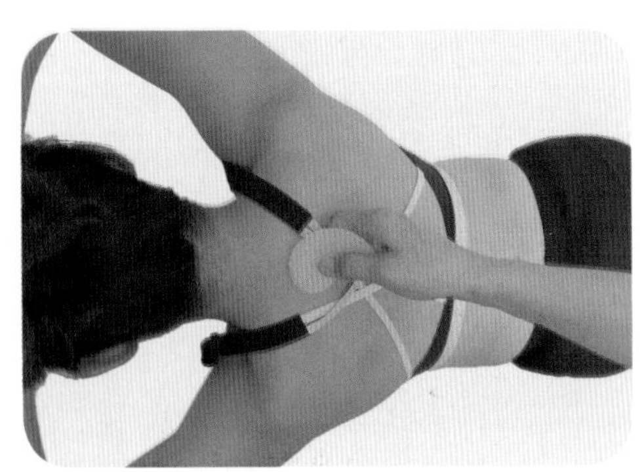

刮拭肺俞穴

【定位】

位于背部，当第3胸椎棘突下，

旁开 1.5 寸。

【刮拭】

被刮拭者面向椅背骑坐，手臂放在椅背上。用牛角刮痧板自上而下刮拭肺俞穴 30 次，以局部皮肤潮红出痧为宜。

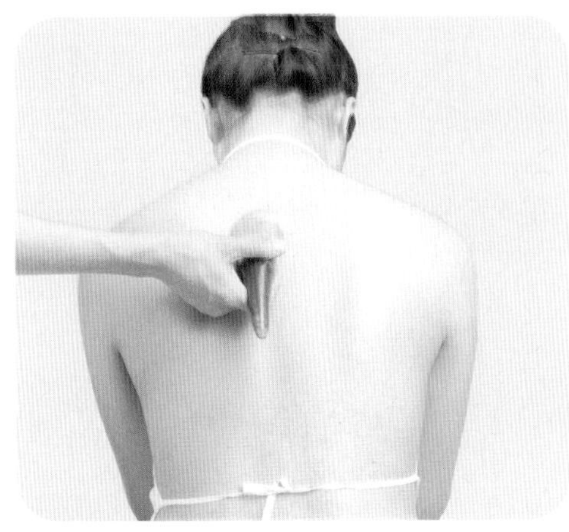

刮拭照海穴

【定位】

位于足内侧，内踝尖下方凹陷处。

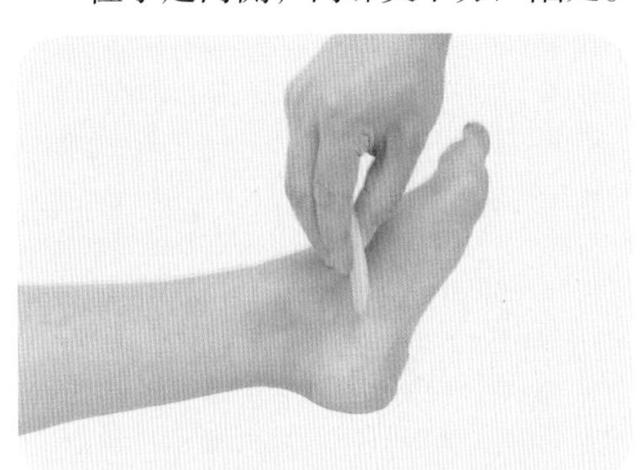

【刮拭】

用平面按揉法刮拭照海穴，至皮肤发红、出痧为止。

刮拭风门穴

【定位】

位于背部，当第 2 胸椎棘突下，旁开 1.5 寸。

【刮拭】

采取坐位，以方便刮拭和自我感觉舒适为宜。以面刮法从上向下刮拭背部大椎穴、双侧风门穴至肺俞穴。

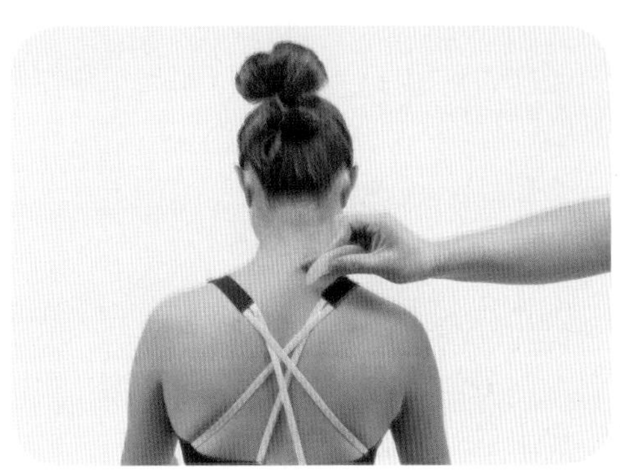

专家指导

感染邪毒型加合谷穴，外感风寒型加风池穴，血虚内热型加三阴交穴，饮食积滞型加梁丘穴，血瘀发热型加外劳宫穴，气虚发热型加气海穴。

第六节　产后恶露不止

产后恶露持续3周以上，仍淋漓不尽甚至增多者，称为“恶露不止”，又称“恶露不尽”“恶露不绝”。

本病相当于西医学产后晚期出血。

病因病机

发病机理主要为冲任不固，即恶露乃血所化，出于胞中而源于血海，气虚冲任不固，或血热损伤冲任，或血瘀冲任，血不归经，均可导致恶露不止。

一、气虚失摄

素体虚弱，或孕期脾虚，或产时亡血耗气，正气不足，或产后操劳过早，劳倦伤脾，以至脾虚气陷，冲任不固，血失统摄，发而为病。

二、阴虚血热

素体阴虚，复因产时亡血伤津，营阴亏耗，虚热内生，或产后过服辛温燥烈，或情志过极，气郁伤肝，肝郁化火伤阴，或热毒内侵，与正气相搏，以至热扰冲任，血热妄行，发而为病。

三、瘀血阻滞

新产之后，胞脉空虚，起居不填，寒邪乘袭，寒凝血滞，瘀血内阻，或胞衣残留，血不归经，发而为病。若气虚运血无力，亦可致血运不畅，发而为病。

辨证论治

辨证应以恶露的量、色、质、气味等辨别寒、热、虚、实。如恶露量多，色淡，质稀，无臭气者，多为气虚；色红或紫，黏稠而臭秽者，多为血热；色黯有块者，多为血瘀。当然也要结合全身症状。治疗应遵循虚者补之、瘀者攻之、热者清之的原则分别施治，且不可轻用固涩之剂，以致助邪，变生他病。

一、气虚失摄

【主证】产后恶露过期不止，量多，色淡红，质稀，无臭味，精神倦怠，四肢无力，气短懒言，小腹空坠，面色㿠白，舌淡，苔薄白，脉缓弱。

【证候分析】气虚统摄无权，冲任不固，则恶露过期不止，血量较多；血失气化，则色淡，质稀，无臭味；气虚中阳不振，则精神倦怠，四肢无力，气短懒言；中气不足，失于提挈，则小腹空坠；气虚清阳不升，则面色㿠白。舌淡，苔薄白，脉缓弱，为气虚之征。

【治法】健脾益气，摄血止血。

【方药】寿脾煎（《景岳全书》）加减。

白术、当归、山药、炙甘草、酸枣仁、炮姜、莲子肉、人参、黄芪、升麻、艾叶炭。

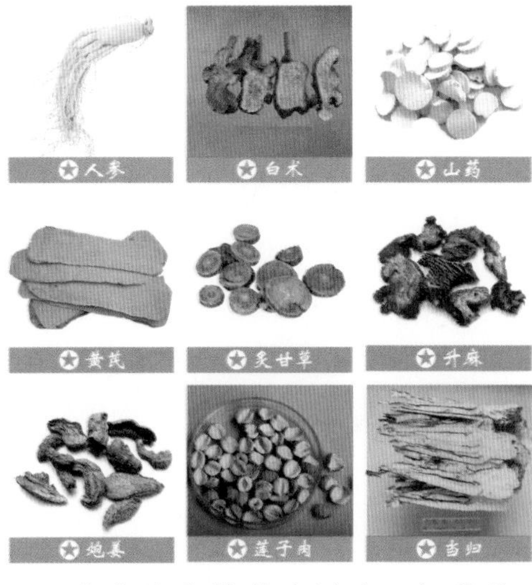

本方为寿脾煎去远志，加黄芪、升麻、艾叶炭。

方中白术、山药、炙甘草、人参、黄芪益气摄血；莲子肉健脾固涩；酸枣仁养血安神；当归补血和血；炮姜、艾叶炭温经摄血；升麻升阳举陷。

若兼瘀滞者，加益母草、蒲黄、桃仁等；若大便稀溏者，加补骨脂。

二、阴虚血热

【主证】产后恶露过期不止，量较多，色深红，质稠粘，气臭秽，口燥咽干，面色潮红，舌红，苔少，脉细数无力。

【证候分析】产后营阴耗损，虚热内生，气郁化热或外感热邪，热扰冲任，迫血妄行，则恶露过期不止，量较多；血被热灼，则色深红，质黏稠，气臭秽；虚热上浮，则面色潮红；阴液不足，则口燥咽干。舌红，苔少，脉细数无力，为阴虚内热之征。

【治法】养阴清热，凉血止血。

【方药】清化饮（《景岳全书》）加减。

白芍、麦冬、牡丹皮、茯苓、黄芩、生地黄、石斛、地骨皮、焦山栀子、旱莲草、海螵蛸、鱼腥草、紫花地丁。

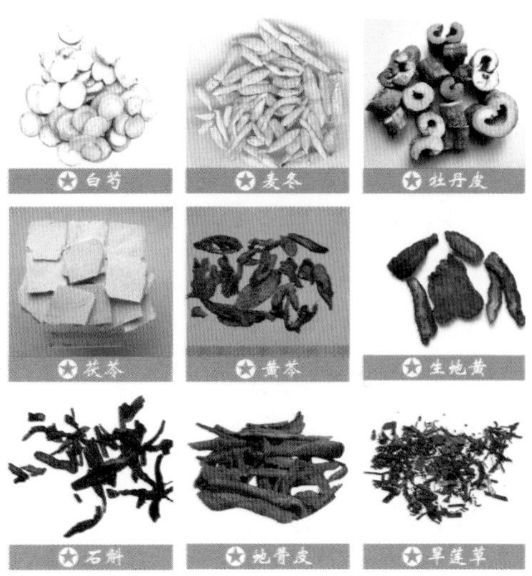

本方为清化饮去白蒺藜、苍耳，加地骨皮、焦山栀子、旱莲草、海螵蛸、鱼腥草、紫花地丁。

方中白芍、生地黄养血凉血；牡丹皮凉血散瘀；黄芩、焦山栀子凉血止血；麦冬、石斛养阴增液；地骨皮清退虚热；茯苓健脾渗湿；旱莲草滋阴止血；海螵蛸止血固冲；鱼腥草、紫花地丁清热解毒。

若见恶露不尽，兼见胁肋胀痛，心烦口渴，舌红苔黄，脉弦数者，此为肝郁化热之象，治以疏肝解郁，凉血止血；方用丹栀逍遥散（《内科摘要》）加减。

柴胡、当归、白芍、白术、茯苓、甘草、薄荷、牡丹皮、栀子、生地黄、茜草根、侧柏叶。

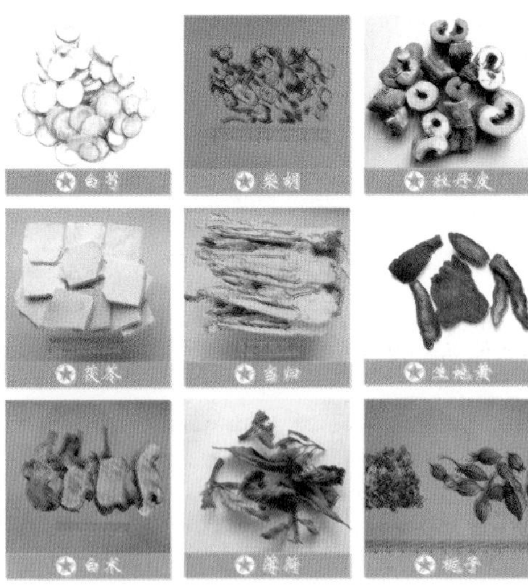

本方为丹栀逍遥散去炮姜，加生地黄、茜草根、侧柏叶。

方中柴胡、薄荷疏肝解郁；牡丹皮、栀子、生地黄清热凉血；当归、白芍养血柔肝；白术、茯苓、甘草健脾益气；茜草根、侧柏叶凉血止血。

三、瘀血阻滞

【主证】产后恶露过期不止，淋漓量少，色黯有块，小腹疼痛拒按，块下痛减，舌紫黯，或有瘀点，脉弦涩。

【证候分析】瘀血阻滞冲任，新血不得归经，则恶露过期不止，淋漓量少，色黯有块；瘀血内阻，不通则痛，则小腹疼痛拒按；块下瘀滞稍通，则使痛减。舌紫黯，脉弦涩，为瘀血阻滞之征。

【治法】活血祛瘀，引血归经。

【方药】生化汤（《傅青主女科》）合失笑散（《太平惠民和剂局方》）加益母草。

当归、川芎、桃仁、炮姜、炙甘草、蒲黄、五灵脂、益母草。

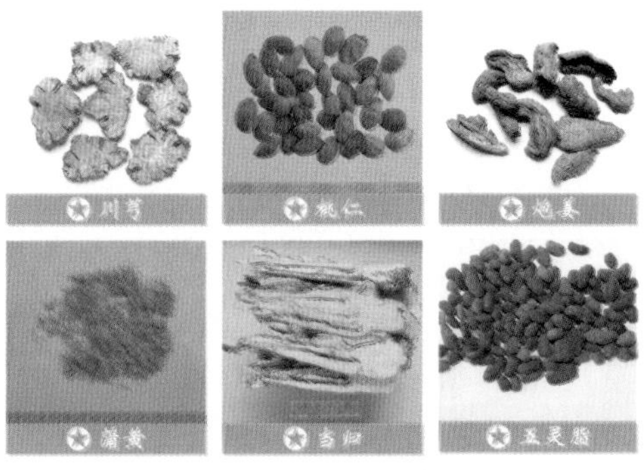

本方为生化汤合失笑散加益母草。

方中当归、川芎、桃仁活血化瘀；益母草、五灵脂活血止痛；蒲黄活血止血；炮姜温经止血；炙甘草健脾和中。

若兼见小腹空坠，此为气虚挟瘀，加入参、黄芪；若恶露臭秽，此为瘀热之象，酌加蒲公英、鱼腥草。若经治疗仍见恶露不止者，当考虑是否为胞衣残留，必要时结合西医清宫术治疗。

艾灸疗法

灸神阙穴

【定位】

该穴位于腹中部，脐中央。

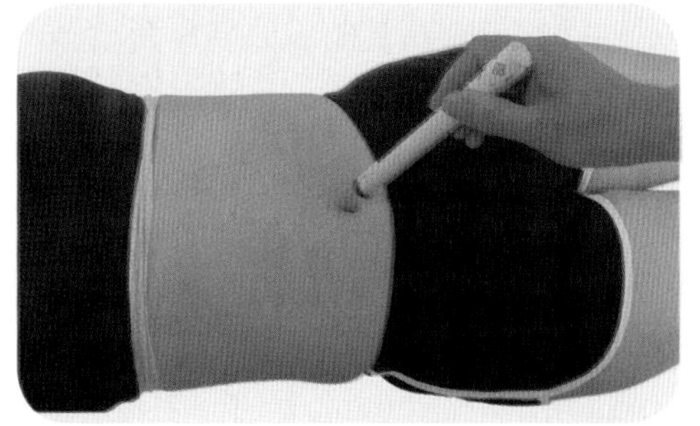

【艾灸】

艾条温和灸，每日灸 1 次，每次灸 3~15 分钟，灸至皮肤产生红晕为止。

灸中极穴

【定位】

位于下腹部，前正中线上，当脐中下 4 寸。

【艾灸】

艾条温和灸，每日灸 1 次，每次灸 3~15 分钟，灸至感到皮肤发热为度。

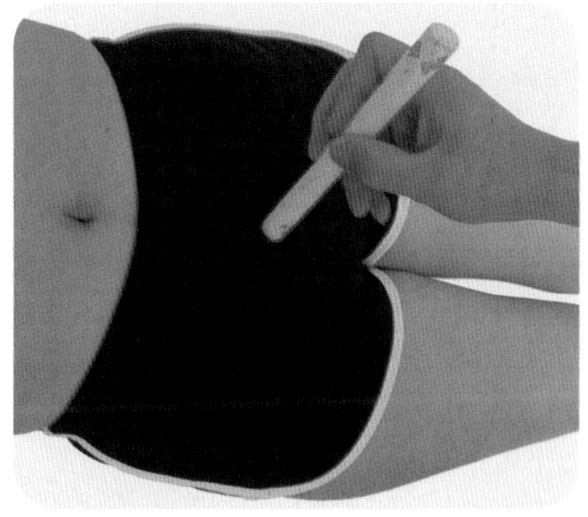

灸血海穴

【定位】

该穴位于大腿内侧，髌底内侧端上 2 寸，当股四头肌内侧头的隆起处。

【艾灸】

艾条温和灸，每日灸 1~2 次，每次灸 20 分钟左右，灸至皮肤产生红晕为止。

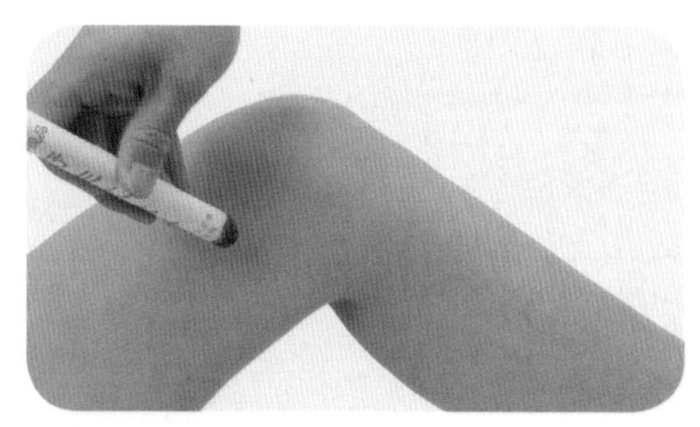

灸归来穴

【定位】

位于下腹部，当脐中下 4 寸，距前正中线 2 寸。

【艾灸】

艾条温和灸，每日灸 1 次，每次灸 3~15 分钟，灸至皮肤感到发热为度。

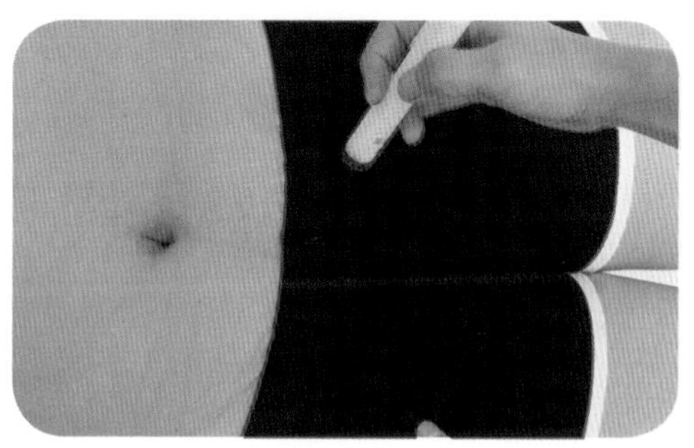

专家指导

四穴配伍艾灸，具有补虚固脱、理气行瘀、调理冲任的功效。适用于血瘀型产后恶露不止。

按摩疗法

按揉三阴交穴

【定位】

该穴位于小腿内侧，当足内踝尖

上 3 寸，胫骨内侧缘后方。

【按摩】

用拇指按顺时针方向按揉三阴交穴约 2 分钟，然后按逆时针方向按揉约 2 分钟。

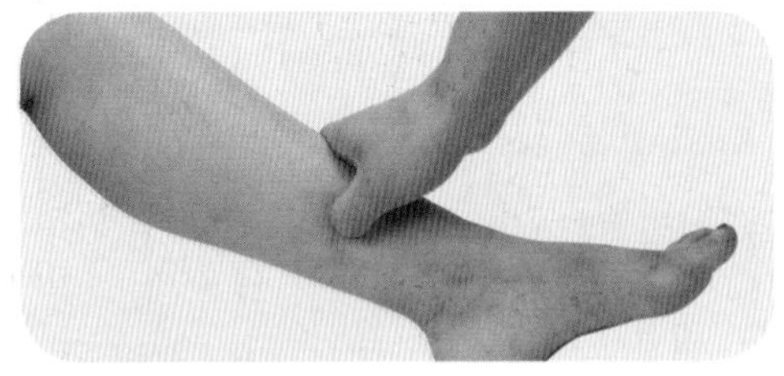

按揉血海穴

【定位】

屈膝，在大腿内侧，髌底内侧端上 2 寸，当股四头肌内侧头的隆起处。

【按摩】

用拇指指腹按揉血海穴 100 ~ 200 次，力度由轻至重再至轻，手法连贯。

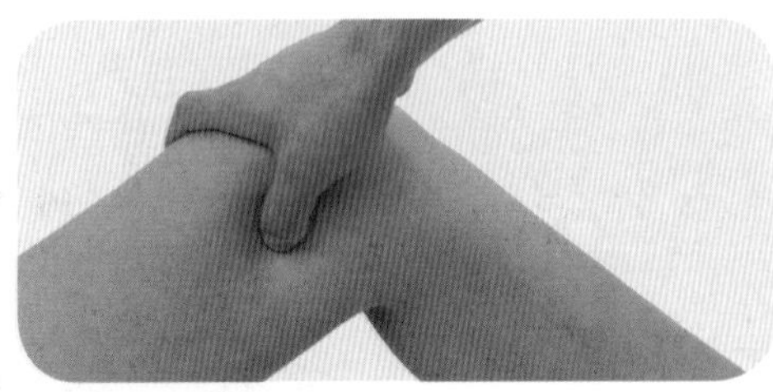

按揉关元穴

【定位】

该穴位于脐中下 3 寸，腹中线上，仰卧取穴。

【按摩】

用拇指指腹轻轻点按关元穴约 2 分钟。以局部有酸、麻、胀感并持续向腹部渗透为有效。

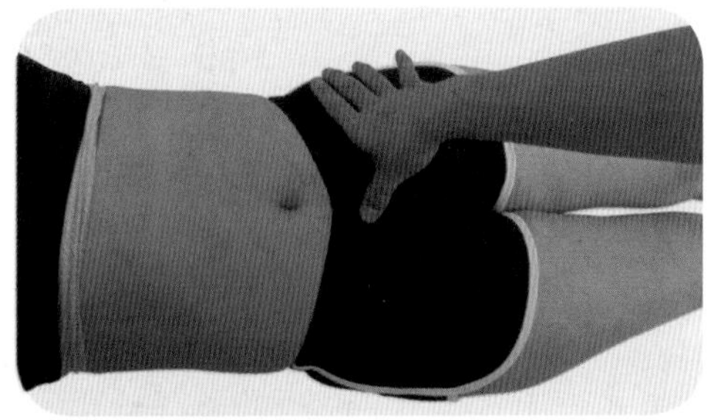

按压子宫穴

【定位】

位于下腹部，当脐中下 4 寸，中极旁开 3 寸。

【按摩】

用拇指按压住两旁子宫穴，稍加压力，缓缓点揉，以酸胀为度，操作 5 分钟，以局部有酸、麻、胀感为最佳。

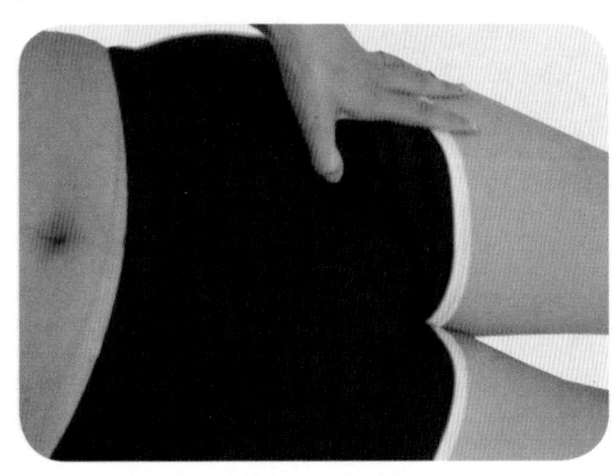

专家指导

按摩以上穴位，有健脾理血、补气回阳、清热利湿等功效，能改善产后恶露不止、血瘀、腹胀、水肿等症。

第七节　产后身痛

产褥期内，产妇出现肢体酸疼或麻木、沉重者，称为“产后身痛”。

病因病机

本病多由产后血虚，经脉失养；或肾气亏虚，胞脉失养；或瘀血阻滞，经脉不通；或外邪侵袭，留滞经络而致。

一、气血亏虚

产后失血耗气，百节空虚，筋脉失于濡养，发而为病。

二、肾气亏虚

肾气素虚，复因生产，更伤肾气，胞脉失养，发而为病。

三、瘀血阻络

产后亡血耗气，气血运行迟滞，或情志过极，气郁伤肝，肝郁血瘀；或产后瘀血未尽，留阻经脉。瘀血阻络，不通则痛，发而为病。

四、风寒湿阻

生产之后，气血俱虚，腠理不固，若起居不慎，风寒湿邪乘虚而入，留着经脉关节，营卫不调，发而为病。

辨证论治

本病临证以虚为本，即使兼有邪实，亦为本虚标实，虚实夹杂，治以扶正祛邪为大法，不可执意攻伐。若新产两三天之内，身体出现轻微疼痛不适，经休息而疼痛消失者，此为产时用力过度所致，不做病论。

一、气血亏虚

【主证】产后遍身关节疼痛，肢体酸楚、麻木，痛不甚剧，时作时止，气虚无力。

【证候分析】气血亏虚，筋脉失养。

【治法】益气养血，温经通络。

【方药】人参养荣汤（《太平惠民和剂局方》）加减。

白芍、当归、陈皮、黄芪、人参、白术、炙甘草、熟地黄、五味子、茯苓、生姜、大枣、桂枝、鸡血藤、桑寄生。

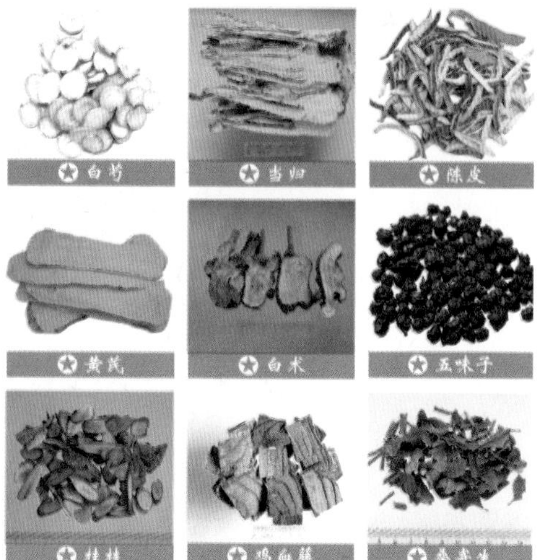

本方为人参养荣汤去桂心、远志，加桂枝、鸡血藤、桑寄生。

方中当归、鸡血藤养血和血、通络止痛；白芍、熟地黄、桑寄生补养阴血；黄芪、人参、白术、炙甘草、茯苓、五味子、大枣健脾益气；陈皮理气醒脾，使补而不腻；桂枝、生姜温经通络、调和营卫。诸药合用，共奏益气养血，温经通络之功。

二、肾阴不足

【主证】产后腰脊绵绵作痛，手感乏力，不能久立，或足跟作痛，五心烦热，夜寐不宁；舌红，少苔或有裂纹，脉细数。

【证候分析】肾阴不足，胞脉失养。

【治法】滋阴益肾，濡养胞脉。

【方药】左归丸（《景岳全书》）合大营煎（《景岳全书》）加减。

熟地黄、山药、枸杞子、山茱萸、牛膝、菟丝子、鹿角胶、龟胶、当归、炙甘草、杜仲、桑枝、桑寄生。

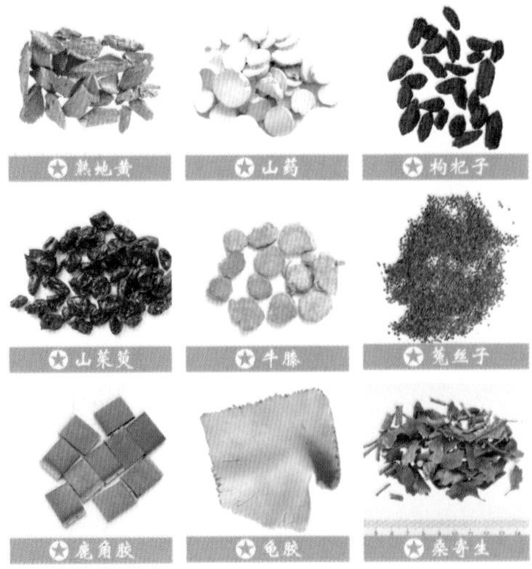

本方为左归丸合大营煎去肉桂，加桑枝、桑寄生。

方中熟地黄、山药、枸杞子、山茱萸、菟丝子、龟胶滋补肾阴；当归补血活血；牛膝益肾活血；鹿角胶、杜仲、桑寄生益肾壮腰；桑枝通络止痛；炙甘草健脾和中。诸药合用，共奏滋阴益肾，濡养胞脉之功。

三、瘀血阻络

【主证】产后身痛，逐渐加剧，四肢关节屈不利，甚则腿臂挛痛不能屈伸，或见少腹胀痛，恶露不畅。舌质紫黯有瘀点，脉弦涩。

【证候分析】瘀血内停，留阻经脉。

【治法】活血化瘀，通经止痛。

【方药】身痛逐瘀汤（《医林改错》）加桑寄生、杜仲。

秦艽、川芎、桃仁、红花、甘草、羌活、没药、当归、五灵脂、香附、牛膝、地龙、桑寄生、杜仲。

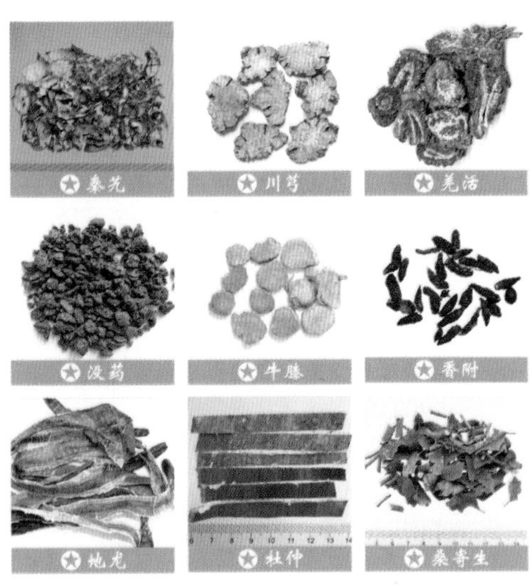

本方为身痛逐瘀汤加桑寄生、杜仲。

方中当归养血活血；香附理气；

川芎、桃仁、红花、没药、五灵脂、牛膝活血祛瘀止痛；地龙祛风通络；秦艽、羌活祛湿止痛；桑寄生、杜仲补肾强筋；甘草缓急止痛。诸药合用，具有活血化瘀，通经止痛之功。

四、风寒湿阻

【主证】产后周身关节拘急疼痛，伸屈不利，或痛无定处，或剧痛如刺，或肿胀麻木，得热则舒，遇寒加重。舌淡苔薄，脉弦紧。

【证候分析】风寒湿邪，留滞经脉。

【治法】养血祛风，散寒除湿。

【方药】独活寄生汤（《备急千金要方》）加威灵仙、红花。

独活、桑寄生、杜仲、牛膝、细辛、秦艽、茯苓、肉桂、防风、川芎、人参、甘草、当归、赤芍、熟地黄、威灵仙、红花。

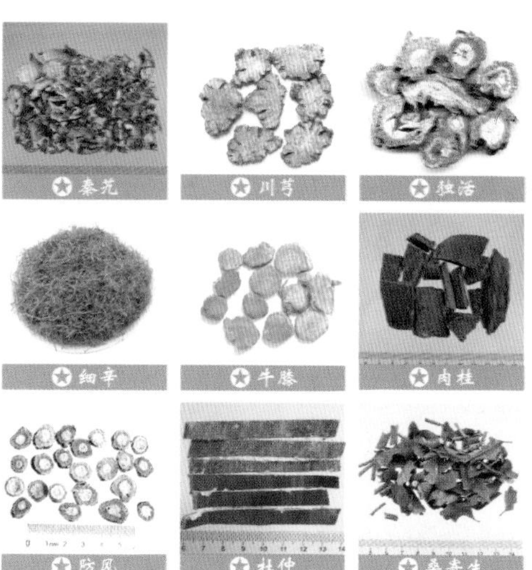

本方为独活寄生汤加威灵仙、红花。方中川芎、当归、赤芍养血活血；熟地黄益肾补血；人参、茯苓、甘草健脾益气；独活、秦艽、防风、威灵仙祛风胜湿；细辛祛风散寒；肉桂温经通络；杜仲、牛膝活血强筋；红花活血通络；桑寄生益肾胜湿。诸药合用，具有养血祛风、散寒除湿之效，共奏扶正祛邪之功。

艾灸疗法

灸足三里穴

【定位】

该穴位于外膝眼下 3 寸，距胫骨前嵴 1 横指，当胫骨前肌上。

【施灸】

采用温和灸法。取坐位，点燃艾条对准施灸部位，距离皮肤 1.5 ~ 3 厘米，以感到施灸处温热、舒适为度。

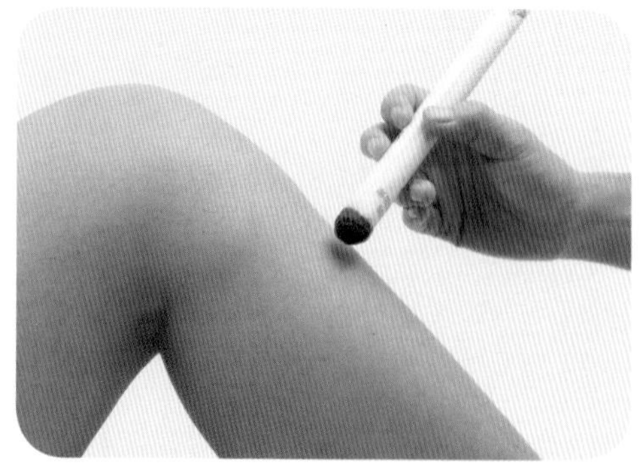

灸委中穴

【定位】

在腘横纹中点，当股二头肌腱与半腱肌肌腱的中间。

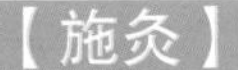

【施灸】

宜采用温和灸。手执艾条以点燃的一端对准施灸部位，距离皮肤 1 ~ 3 厘米施灸。每次灸 10 ~ 20 分钟，灸至皮肤产生红晕为止。

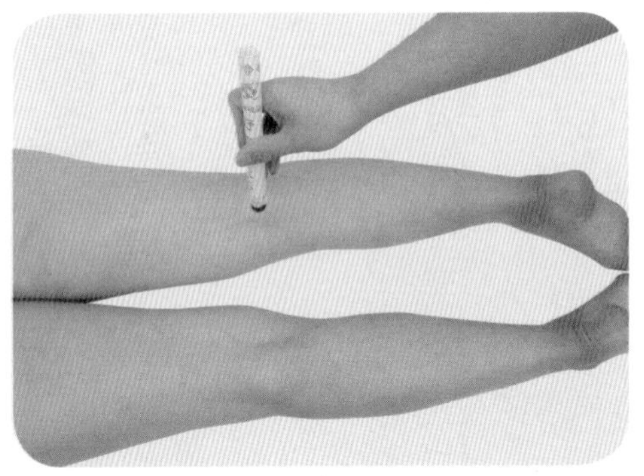

灸八风穴

【定位】

位于足背侧，第 1 至第 5 趾间，趾蹼缘后方赤白肉际处，一足 4 穴，左右共 8 穴。

【施灸】

宜采用温和灸。手执艾条以点燃的一端对准施灸部位，距离皮肤 1 ~ 3 厘米施灸。每次灸 5 ~ 10 分钟，灸至皮肤产生红晕为止。

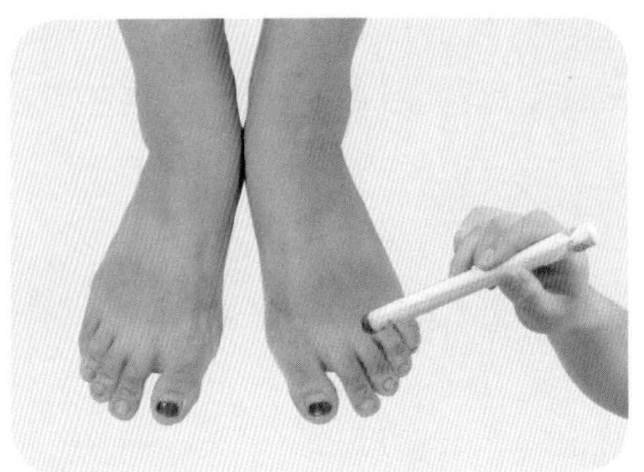

灸天柱穴

【定位】

位于项部大筋（斜方肌）外缘之后发际凹陷中，约当后发际正中旁开 1.3 寸。

【施灸】

宜采用回旋灸。手执艾条以点燃的一端对准施灸部位，距离皮肤 1 ~ 3 厘米施灸。每次灸 5 ~ 10 分钟，灸至皮肤产生红晕为止。

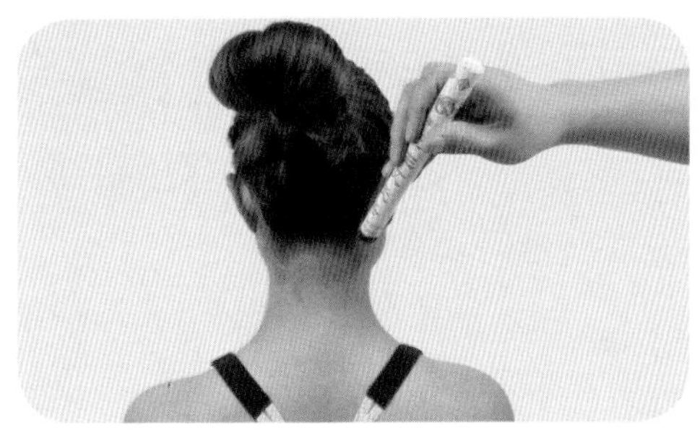

专家指导

风寒型加风池穴，血虚型加三阴交穴，血瘀型加带脉穴；肾虚型加肾俞穴。

按摩疗法

按揉内关穴

【定位】

位于前臂掌侧，当曲泽与大陵的连线上，腕横纹上 2 寸，掌长肌腱与桡侧腕屈肌腱之间。

【按摩】

用拇指指腹揉按内关穴 100 ~ 200

次，力度适中，按之局部有酸胀感为宜。

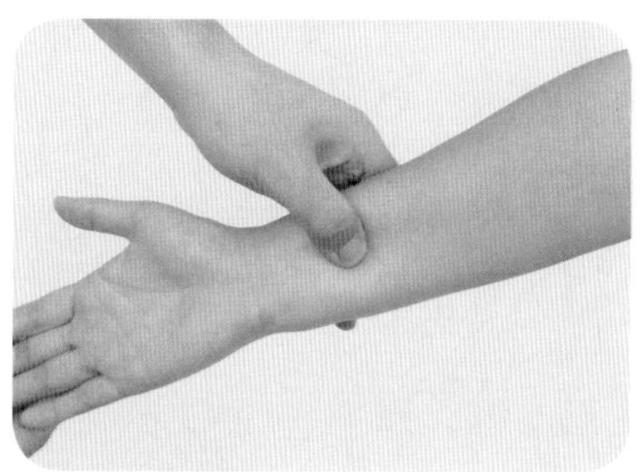

掐揉合谷穴

【定位】

该穴位于第 1、2 掌骨间，当第 2 掌骨桡侧的中点处。

【按摩】

按摩者用大拇指垂直往下按合谷穴，做一紧一按一揉一松的按压，按压的力量要慢慢加强，频率约为每分钟 30 次左右，按压穴位时以出现酸、麻、胀感觉为佳。

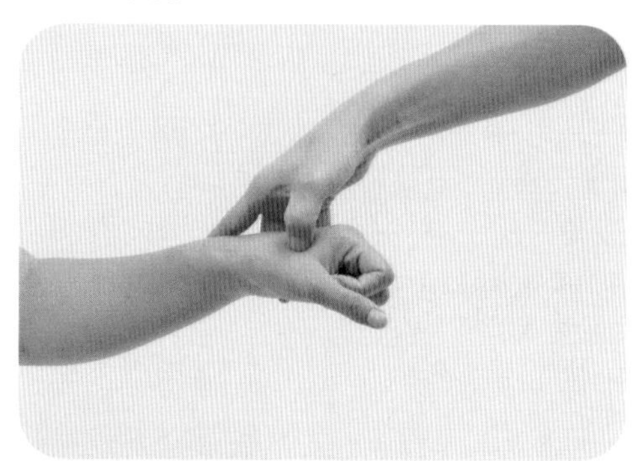

压按风市穴

【定位】

在大腿外侧部的中线上，当腘横纹上 7 寸。或直立垂手时，中指尖处。

【按摩】

用中指指尖压按风市穴 2 ~ 3 分钟。

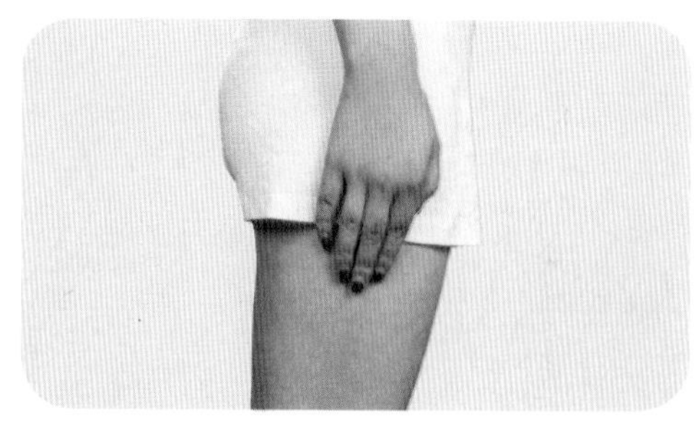

按擦巨髎穴

【定位】

位于面部，瞳孔直下，平鼻翼下缘处，当鼻唇沟外侧。

【按摩】

用手掌大鱼际按擦或拇指指腹按压巨髎穴 5 ~ 10 分钟，以局部酸、麻、胀感为度。

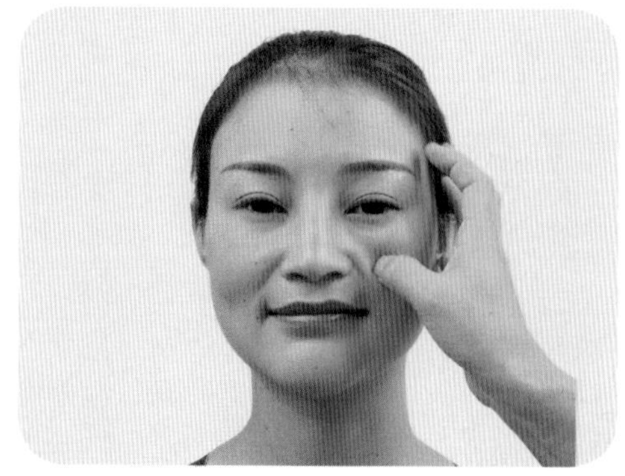

专家指导

风寒型加肺俞穴；血虚型加三阴交穴；血瘀型加阴交穴；肾虚型加肾俞穴。

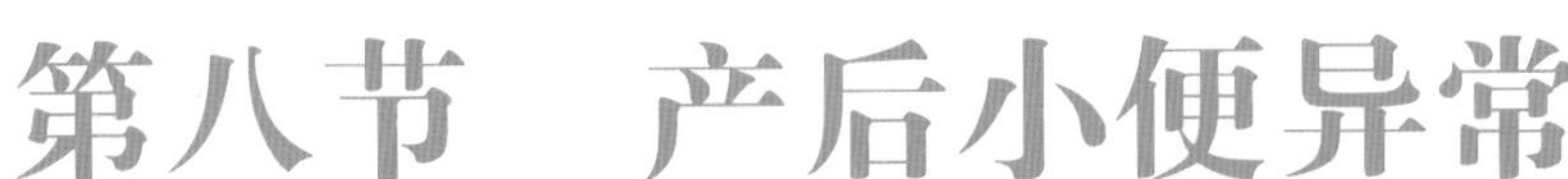

第八节　产后小便异常

新产之后小便不通，或小便频数，甚或小便失禁；或小便频急，淋漓涩痛，甚或尿血者，统称“产后小便异常”。

病因病机

本病多由气虚失约，肾虚不固，膀胱损伤；或湿热内侵，阴虚火旺、膀胱气化失司而致。

一、脾肺气虚

素体气虚，复因产时耗气太过，脾肺气虚，膀胱气失司，水道失于通调，发而为病。

二、肾虚不固

禀赋素虚，元气不足，复因产后气血耗伤，以至肾气不固，膀胱气化失司，发而为病。

三、膀胱损伤

产程过长，膀胱受压，循环受阻，组织坏死；或接生不慎，组织受损，膀胱失约，发而为病。

四、阴虚火旺

素体阴虚，复因产后亡血伤津，营阴亏耗，虚热内生，或素体阳盛，复因产后过食燥烈助阳之品，热盛伤阴，热积膀胱，气化失司，发而为病。

五、湿热下注

产后不慎，下阴不洁，湿热内侵，蕴结膀胱，气化失司，发而为病。

辨证论治

对于气虚者，临证不宜通利，而当以补气固涩为主；对于肾虚，则宜补肾化气；对于膀胱损伤，应中西医结合治疗，在服中药的同时，持续导尿，较严重者，或采用西医手术治疗；阴虚火旺者，治宜滋阴降火，利水通淋；下焦湿热者，治宜清热利湿。

一、脾肺气虚

【主证】产后小便不通，小腹胀急疼痛，精神萎靡，气短懒言，面色㿠白，舌淡，苔薄白，脉缓弱。

【证候分析】脾肺气虚，不能通调水道，下输膀胱，膀胱气化不利，则产后小便不通；膀胱尿液滞留而不得下行，则小腹胀急疼痛；气虚中阳不振，则精神萎靡，气短懒言；清阳不升则面色㿠白。舌淡，苔薄白，脉缓弱，为气虚之征。

【治法】益气生津，宣肺行水。

【方药】补气通脬饮（《女科辑要》）。

黄芪、麦冬、通草。

方中黄芪补益脾肺之气，气旺则水行；麦冬养阴滋液；通草甘淡利小便。全方共奏益气生津利尿之功。

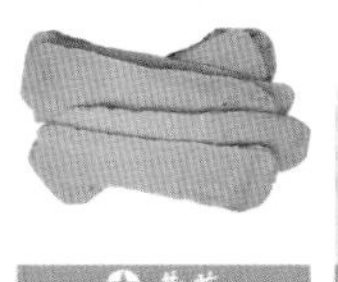
黄芪

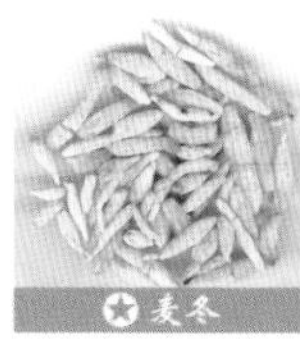
麦冬

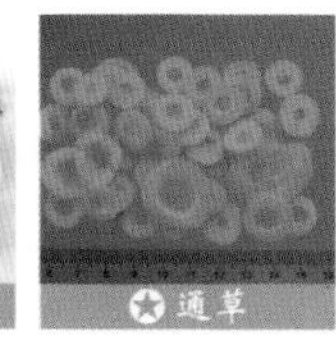
通草

若汗多不止，咽干口渴者，酌加沙参、葛根以生津益肺；伴腰膝酸软者，酌加杜仲、巴戟天以补肾壮腰膝

二、肾虚不固

【主证】产后小便不通，小腹胀急疼痛，坐卧不宁，腰膝酸软，面色晦暗，舌淡，苔薄润，脉沉细无力，尺脉弱。

【证候分析】素体肾虚，因产后肾气受损，肾阳不振，不能化气行水，膀胱气化不利，则小便不通；尿蓄膀胱不得出，则小腹胀急疼痛，坐卧不宁；腰为肾之外府，肾主骨，肾虚失养，则腰膝酸软。面色晦暗，舌淡，苔薄润，脉沉细无力，尺脉弱，为肾阳虚之征。

【治法】温肾助阳，化气利水。

【方药】济生肾气丸（《济生方》）。

炮附子、茯苓、泽泻、山茱萸、炒山药、车前子、牡丹皮、肉桂、川牛膝、熟地黄。

方中炮附子、肉桂温肾助阳；熟地黄、炒山药、山茱萸补肾滋阴；茯苓、泽泻、车前子、牛膝利水通溺；牡丹皮泻肾中伏火。诸药合用有补肾阳，益肾阴，助气化，通小便之功效。

若腰痛甚者，酌加巴戟天、炒杜仲、续断以补肾强腰；小腹下坠者，酌加黄芪、党参、升麻以益气升阳。

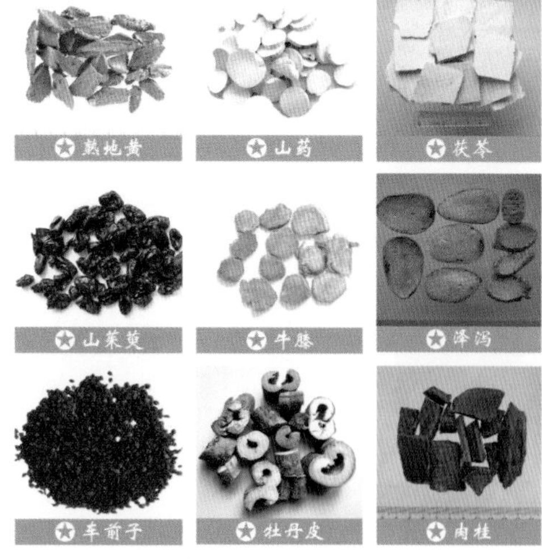

三、膀胱损伤

【主证】产后小便自遗，不能约束，或小便淋漓，挟有血丝。脉象舌象正常。

【证候分析】膀胱损伤，尿脬失约。

【治法】益气固脬。

【方药】黄芪当归散（《医宗金鉴》）加猪尿脬、白芨。

黄芪、当归、人参、白术、白芍、甘草、生姜、大枣、猪尿脬、白芨。

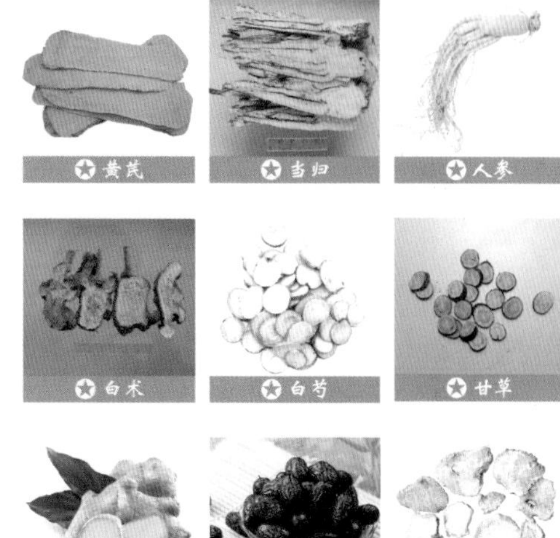

本方为黄芪当归散加猪尿脬、白芨。

方中黄芪、人参、白术、甘草益气生肌；当归、白芍养血和血；白芨生肌收敛；猪尿脬温固膀胱；生姜、大枣调胃和中。诸药合用，共奏益气固脬之功。

若膀胱伤口较大，或已形成尿瘘，当结合西医手术治疗。

四、阴虚火旺

【主证】新产之后，小便短频，淋漓涩痛，尿黄赤，有灼热感，伴见一组肾阴虚之症。

【证候分析】肾阴亏耗，虚火内炽。

【治法】滋阴清热，利水通淋。

【方药】小蓟饮子（《济生方》）加味。

生地黄、小蓟、滑石、木通、蒲黄、藕节、淡竹叶、当归、栀子、甘草、白芍、车前草、黄柏。

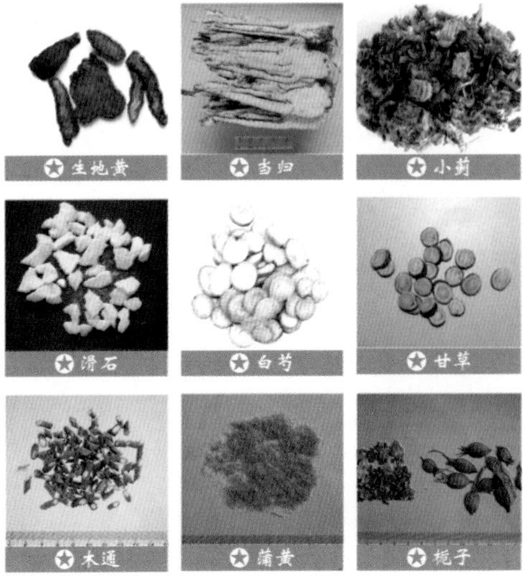

本方为小蓟饮子加白芍、车前草、黄柏。

方中生地黄凉血养阴；当归、白芍养血和血；小蓟、藕节凉血止血；栀子、黄柏清热泻火；滑石、木通、淡竹叶、车前草利水通淋；蒲黄止血化瘀；甘草和中调药；白芍配甘草缓急止痛。

五、湿热下注

【主证】产后小便突然频数而急，艰涩难行，灼热刺痛，尿涩黄赤，面色垢黄，渴不欲饮。舌红，苔黄腻，脉滑数。

【证候分析】湿热下注，膀胱不利。

【治法】清热利湿，利水通淋。

【方药】八正散（《太平惠民和剂局方》）加减。

车前子、瞿麦、萹蓄、滑石、栀子、甘草、木通、灯心、小蓟、白茅根、石菖蒲、黄柏。

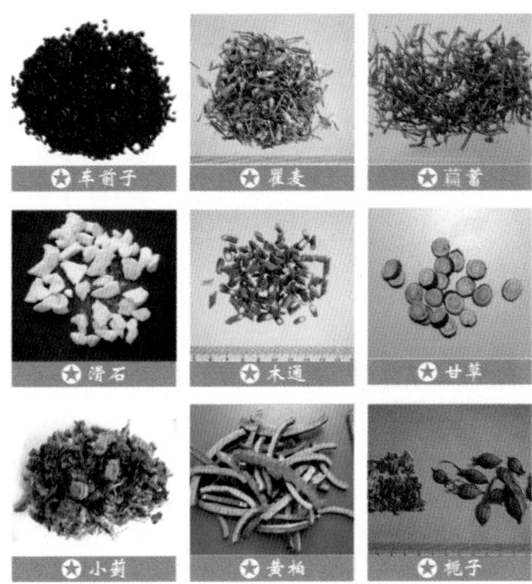

本方为八正散去大黄，加小蓟、

白茅根、石菖蒲、黄柏。

方中车前子、瞿麦、萹蓄、滑石、木通利水通淋；栀子、黄柏清热燥湿；小蓟、白茅根凉血止血；灯心导热下行；石菖蒲利湿化浊；甘草和药缓急。诸药合用，具有清热利湿，利水通淋之功。

按摩疗法

按揉膀胱俞穴

【定位】

位于骶部，当骶正中嵴旁 1.5 寸，平第 2 骶后孔。

【按摩】

食指和中指并拢按顺时针方向按揉膀胱俞穴约 2 分钟，然后按逆时针方向按揉约 2 分钟，以局部出现酸、麻、胀感觉为佳。

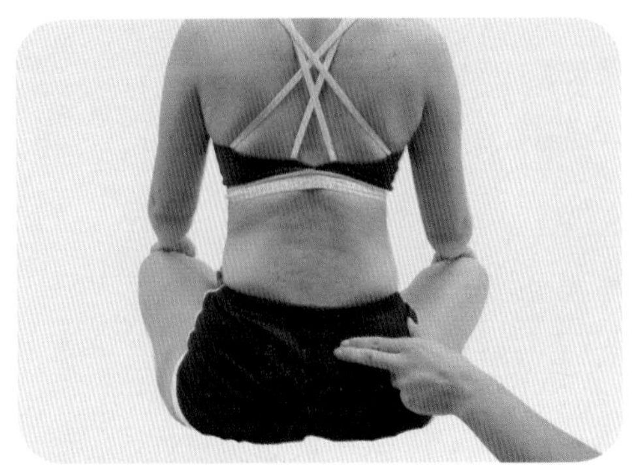

按揉漏谷穴

【定位】

位于小腿内侧，当内踝尖与阴陵泉的连线上，距内踝尖 6 寸，胫骨内侧缘后方。

【按摩】

用拇指按顺时针方向按揉漏谷穴约 2 分钟，然后按逆时针方向按揉约 2 分钟，以局部出现酸、麻、胀感觉为佳。

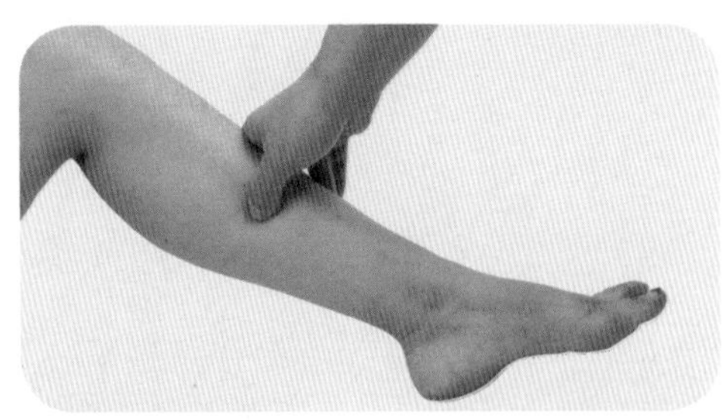

按揉阴陵泉

【定位】

在小腿内侧，当胫骨内侧髁后下方凹陷处。

【按摩】

用拇指指腹按揉阴陵泉穴 100 ~ 200 次，力度由轻至重再至轻，按摩至局部有酸胀感为宜。

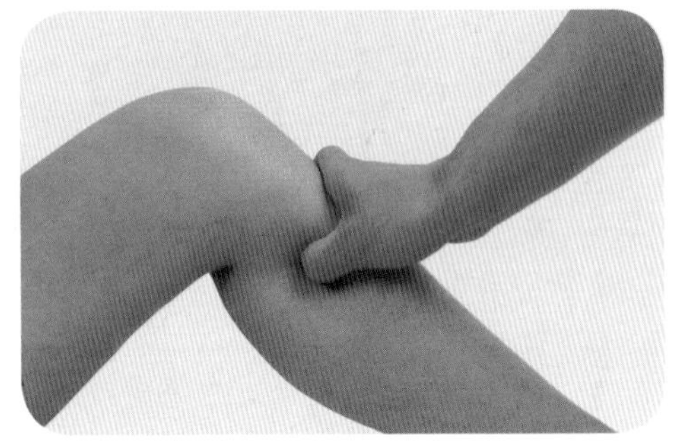

专家指导

气虚型加足三里穴，气滞型加水分穴；肾虚型家复溜穴；血瘀型加偏历穴。

艾灸疗法

灸气海穴

【定位】

该穴位于下腹部，前正中线上，当脐中下 1.5 寸。

【艾灸】

手执艾条以点燃的一端对准施灸部位，距离皮肤 1.5 ~ 3 厘米，以感到施灸处温热、舒适为度。每日灸 1 次，每次灸 3 ~ 15 分钟，灸至皮肤产生红晕为止。

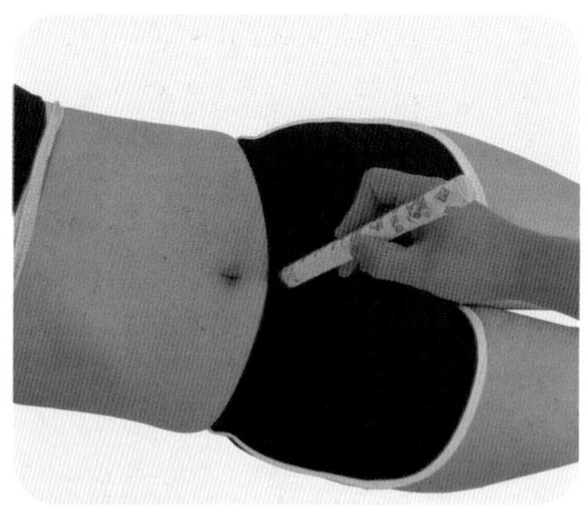

灸关元穴

【定位】

该穴位于脐中下 3 寸，腹中线上，仰卧取穴。

【艾灸】

艾条温和灸，每日灸 1 次，每次灸 3~15 分钟，灸至皮肤产生红晕为止。

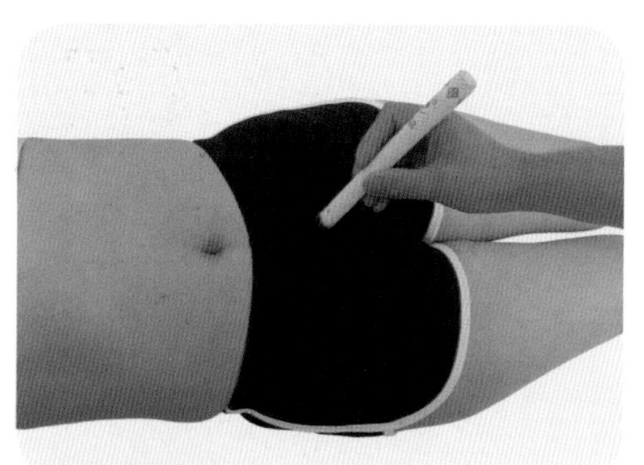

灸中极穴

【定位】

位于下腹部，前正中线上，当脐中下 4 寸。

【艾灸】

艾条温和灸，每日灸 1 次，每次灸 3~15 分钟，灸至皮肤产生红晕为止。

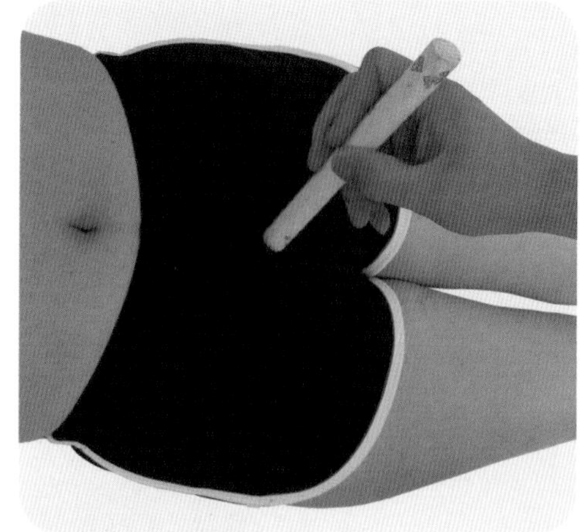

灸阴陵泉穴

【定位】

该穴位于小腿内侧，当胫骨内侧髁后下方凹陷处。

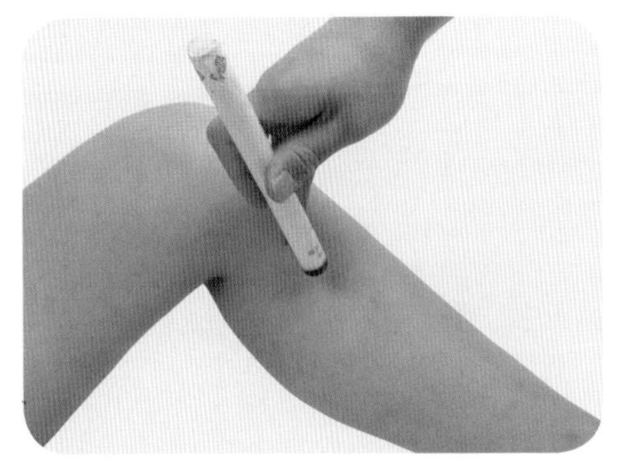

【艾灸】

艾条温和灸灸阴陵泉穴 5~15 分钟，灸至局部红晕温热为度，每日 1 次。

专家指导

气虚型加足三里穴；气滞型加水道穴；肾虚型加长强穴；血瘀型加阴交穴。

第九节　产后缺乳

哺乳期间，产妇乳汁甚少或全无，称为“缺乳”，亦称“乳汁不行”或“乳汁不足”。

病因病机

发病机理一为化源不足，二为瘀滞不行。常见分型有气血虚弱、肝气郁滞。

一、气血虚弱

素体气血虚弱，复因生产时失血耗气，气血亏虚，或脾胃虚弱，气血生化不足，以致气血虚弱无以化乳，则产后乳汁甚少或全无。

二、肝郁气滞

素性抑郁，或产后七情所伤，肝失条达，气机不畅，气血失调，以致经脉涩滞，阻碍乳汁运行，因而缺乳。

辨证论治

缺乳有虚实两端。一般乳房柔软、乳汁清稀者，多为虚证；乳房胀硬而痛，乳汁浓稠者，多为实证。虚者补气养血，实者疏肝解郁，均宜佐以通乳之品。

一、气血亏虚

【主证】产后乳少，甚或全无，乳汁清稀，乳房柔软，无胀满感，神倦食少，面色无华，舌淡，苔少，脉细弱。

【证候分析】气血虚弱，乳汁化源不足，无乳可下，则乳少或全无；乳腺空虚，则乳房柔软，无胀满感；气血不足，阳气不振，脾失健运，则神倦食少；气虚血少，不能上荣，则面色无华。舌淡，苔少，脉细弱，为气血不足之征。

【治法】益气养血，填补冲任。

【方药】通乳丹（《傅青主女科》）加减。

人参、生黄芪、当归、麦冬、桔梗、猪蹄、通草、紫河车、菟丝子。

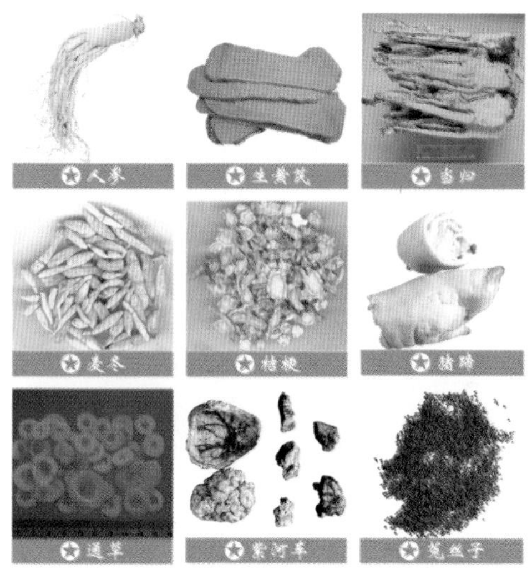

先熬猪蹄，以汤煎药。

本方为通乳丹去木通，加通草、紫河车、菟丝子。

方中紫河车、菟丝子填补冲任；人参、生黄芪补气；当归养血；麦冬增液；桔梗、通草利气宣络；猪蹄补血生乳。诸药合用，共奏益气养血，填补冲任之功。

若纳少便溏者，酌加炒白术、茯苓、山药以健脾止泻。

二、肝郁气滞

【主证】产后乳汁涩少，浓稠，或乳汁不下，乳房胀硬疼痛，情志抑郁，胸胁胀闷，食欲不振，或身有微热，舌质正常，苔薄黄，脉弦细或弦数。

【证候分析】情志不舒，肝气郁结，气机不畅，乳脉瘀滞，则乳汁不得出而乳汁涩少；乳汁淤积，则乳房胀硬、疼痛，乳汁浓稠；肝脉布胁肋，肝气郁滞，失于宣达，则胸胁胀闷；肝气不舒，则情志抑郁；木郁克土，脾失健运，则食欲不振；乳瘀日久化热，则身有微热。舌质正常，苔薄黄，脉弦细或弦数，为肝郁气滞或化热之征。

【治法】疏肝解郁，养血通络。

【方药】下乳天浆散（《外科正宗》）加柴胡、青皮。

川芎、当归、白芍、熟地黄、茯苓、天花粉、甘草、王不留行、麦冬、漏芦、穿山甲、通草、猪前蹄、柴胡、青皮。

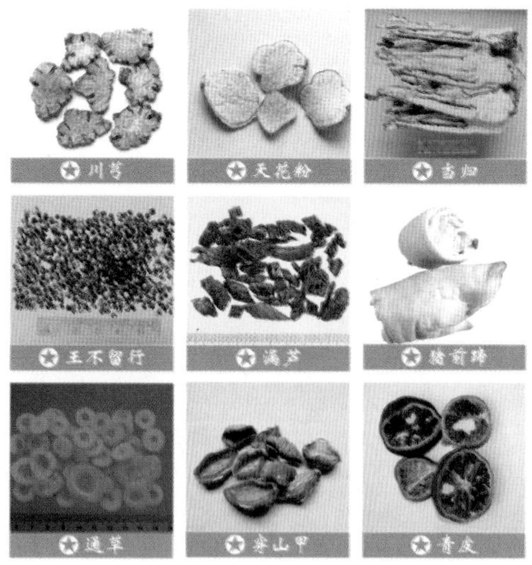

先用猪蹄熬汤，以汤煎药。

本方为下乳天浆散加柴胡、青皮。

方中柴胡、青皮疏肝解郁；川芎、当归、白芍养血行血；熟地黄滋阴补血；猪前蹄补血生乳；天花粉、麦冬滋养阴液；通草、漏芦、穿山甲、王不留行通络下乳；茯苓、甘草健脾和中。

若见身热者，酌加蒲公英、黄芩；若见乳房胀硬热痛，触之有块者，酌加丝瓜络、路路通、瓜蒌、夏枯草；若肿痛日甚，势欲成脓者，按“乳痈”辨证施治。

本证服药时，不可过剂，可先服两剂，以观察疗效。服药之后，或用热木梳梳理乳房。

艾灸疗法

灸膻中穴

【定位】

该穴位于胸部，前正中线上，两乳头连线的中点。

【施灸】

将艾条放在穴位上方约 3 厘米处，固定不移，每个穴位灸 5 ~ 10 分钟，每天 1 ~ 2 次，以穴位周围皮肤有灼热感为度。

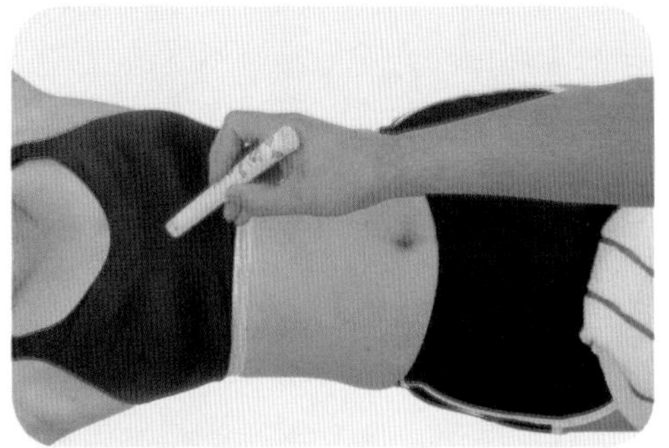

灸乳根穴

【定位】

位于乳头的正下方，乳房的根部。

【施灸】

将艾条放在穴位上方约 3 厘米处，固定不移，每个穴位灸 5 ~ 10 分钟，每天 1 ~ 2 次，以穴位周围皮肤有灼热感为度。

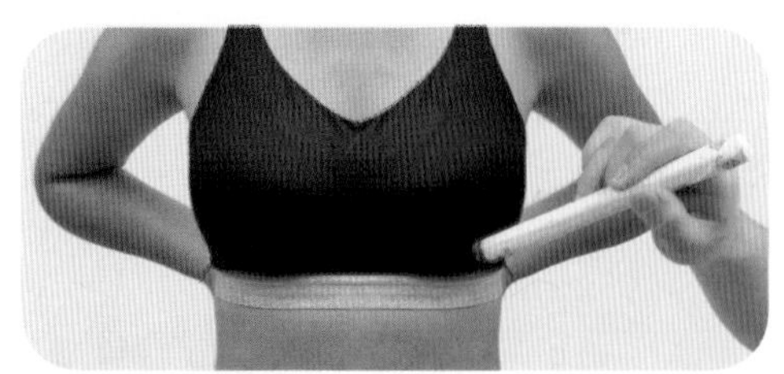

灸少泽穴

【定位】

位于小指末节尺侧，距指甲角 0.1 寸。

【施灸】

将艾条放在穴位上方约 3 厘米处，固定不移，每个穴位灸 5~10 分钟，每天 1~2 次，以穴位周围皮肤有灼热感为度。

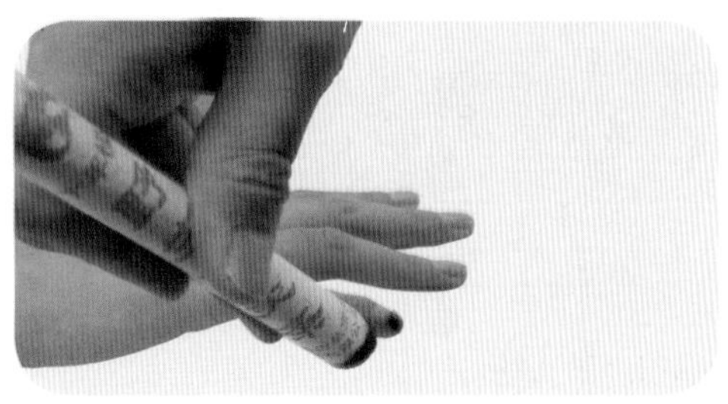

专家指导

艾条艾灸膻中穴、乳根穴和少泽穴能补气益血，疏通乳络。灸到有乳可通为止，一般一周可见效。

第十节　产后汗证

产后产妇汗出过多，持续时间长久者，称为“产后汗证”。产后汗证有“自汗”与“盗汗”之分。如在觉醒情况下，不因气候或服药影响而自然汗出，持续不止者，称为“产后自汗”；如睡中汗出湿衣，醒来即止者，称为“产后盗汗”。若新产之后，因气血尚虚，腠理不密而出现汗出较平日为多，饮食、活动后或睡眠时尤为明显，数日后不经治疗而自行好转者，此为“褥汗”，不做病论。

病因病机

本病多由产后气虚，卫阳不固，阴津外泄；或营阴骤虚，浮阳不敛，迫汗外泄而致。

一、气虚自汗

卫阳素弱，复因产时耗气伤血，气温益甚，腠理不密，卫阳失固，阴津外泄，发而为病。

二、阴虚盗汗

营阴素虚，复因产时失血伤津，营阴益虚，浮阳不敛，迫汗外泄，发而为病。

辨证论治

本病临证虽为虚证，然有气虚、阴虚之别，属气虚者，治以益气固表；属阴虚者，治以养阴潜阳。

一、气虚自汗

【主证】产后自汗不止，动则汗出加剧，时或恶风，疲乏无力，脉微而缓或虚大。

【病机】卫阳不固，阴津外泄。

【治法】益气固表，和营敛汗。

【方药】麻黄根汤(《傅青主女科》)加白芍、乌梅。

人参、当归、黄芪、白术、桂枝、麻黄根、甘草、牡蛎、浮小麦、白芍、乌梅。

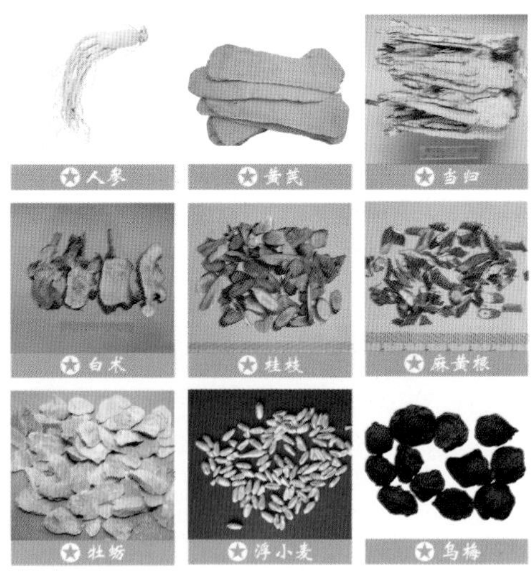

本方为麻黄根汤加白芍、乌梅。

方中人参、黄芪、白术、甘草益气固表；当归、白芍补血和营；桂枝疏邪达表；麻黄根、牡蛎、浮小麦固涩敛汗；乌梅酸收止汗。

若恶风较甚者，加防风；若见冷汗淋漓，心悸气短，肢厥脉微者，此为大汗亡阳之兆，治以回阳救逆，方易参附龙牡汤（经验方）加黄芪、山茱萸。

人参、附子、煅龙骨、煅牡蛎、黄芪、山茱萸、生姜、大枣。

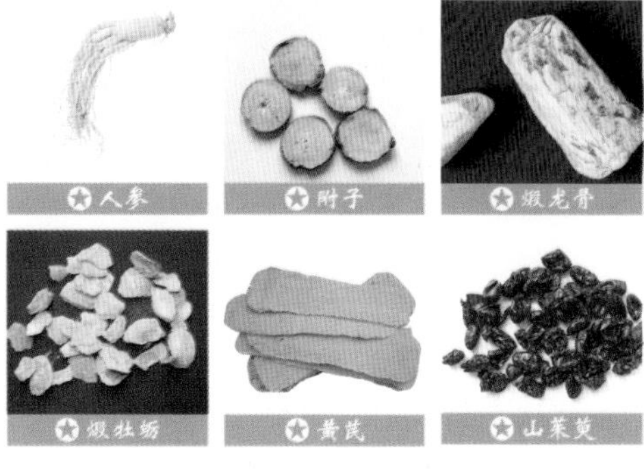

本方为参附龙牡汤加黄芪、山茱萸。

方中人参、黄芪大补元气；附子回阳救逆；山茱萸补肾固精；煅龙骨、煅牡蛎潜阳敛汗。

二、阴虚盗汗

【主证】产后睡中汗出湿衣，醒后汗止，五心烦热或午后潮热、颧红、消瘦、舌红少苔等表现。

【病机】营阴亏虚，浮阳不敛。

【治法】滋阴养血，潜阳敛汗。

【方药】生脉散（《内外伤辨惑论》）合牡蛎散（《太平惠民和剂局方》）加减。

人参、麦冬、五味子、麻黄根、牡蛎、浮小麦、当归、生地黄、地骨皮。

本方为生脉散合牡蛎散去黄芪加浮小麦、当归、生地黄、地骨皮。

方中人参益气生津；麦冬、生地黄滋阴养液；当归养血和营；麻黄根、浮小麦固涩敛汗；牡蛎潜阳固涩；五味子酸收止汗；地骨皮退热除蒸。诸药合用，共奏滋阴养血，潜阳敛汗之功。

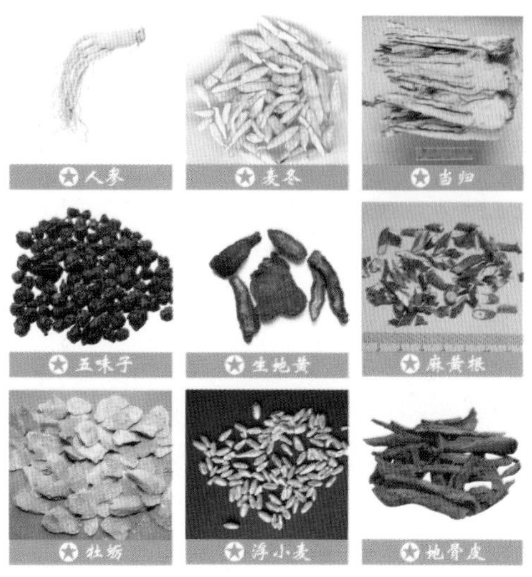

艾灸疗法

灸气海穴

【定位】

位于前正中线上，当脐下 1.5 寸。

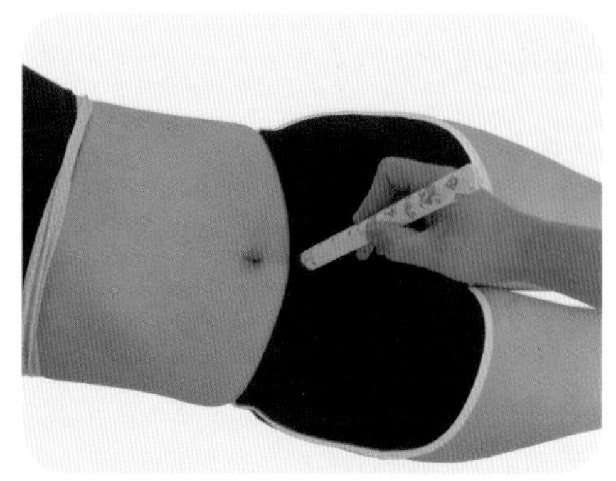

【施灸】

艾炷灸 3 ~ 5 壮，或艾条灸 5 ~ 10 分钟，每日 1 次，至汗止为度。

灸关元穴

【定位】

位于下腹部，前正中线上，脐下 3 寸。

【施灸】

艾炷灸 3 ~ 5 壮，或艾条灸 5 ~ 10 分钟，每日 1 次，至汗止为度。

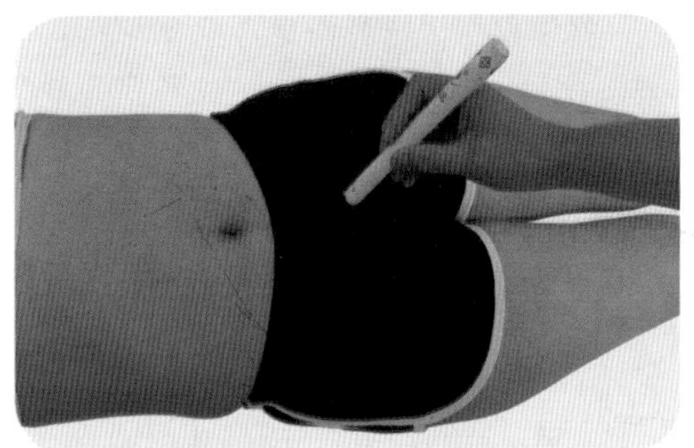

灸复溜穴

【定位】

位于小腿内侧，太溪穴直上 2 寸。

【施灸】

艾炷灸 3 ~ 5 壮，或艾条灸 5 ~ 10 分钟，每日 1 次，至汗止为度。

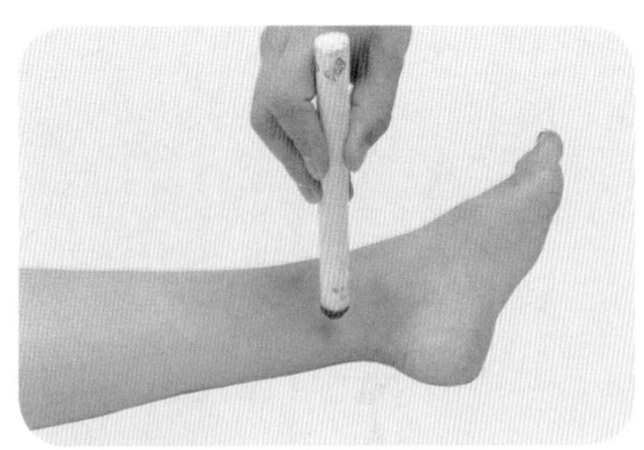

灸阴郄穴

【定位】

位于前臂掌侧，当尺侧腕屈肌腱的桡侧缘，腕横纹上 0.5 寸。

【施灸】

艾炷灸 3 ~ 5 壮，或艾条灸 5 ~ 10 分钟，每日 1 次，至汗止为度。

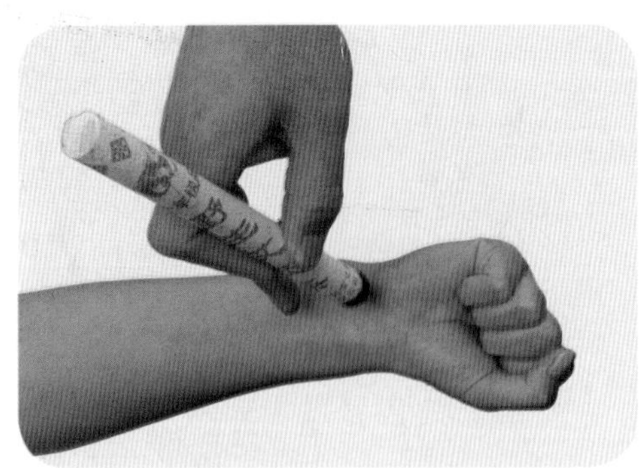

专家指导

阴虚内热型加灸照海穴。